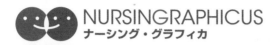

NURSINGRAPHICUS
ナーシング・グラフィカ

健康支援と社会保障③

社会福祉と社会保障

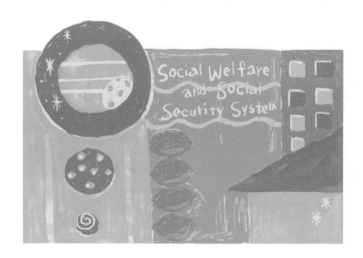

Social Welfare
and Social
Security System

MC メディカ出版

「メディカAR」の使い方

「メディカ AR」アプリを起動し, マークのある図をスマートフォンやタブレット端末で映すと, 飛び出す画像や動画, アニメーションを見ることができます.

アプリのインストール方法

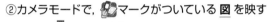 🔍 メディカ AR で検索

お手元のスマートフォンやタブレットで, App Store (iOS) もしくは Google Play (Android) から, 「メディカ AR」を検索し, インストールしてください (アプリは無料です).

アプリの使い方

①「メディカAR」アプリを起動する

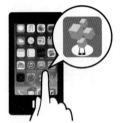

※カメラへのアクセスを求められたら, 「許可」または「OK」を選択してください.

②カメラモードで, マークがついている 図 を映す

↓

コンテンツが表示される

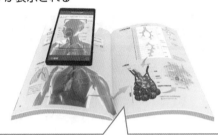

⭕ 正しい例　❌ 誤った例

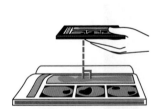

ページが平らになるように本を置き, マークのついた図とカメラが平行になるようにしてください.

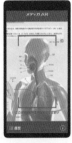 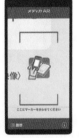

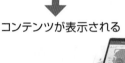マークのついた図を画面に収めてください. マークだけを映しても正しく再生されません.

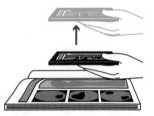

読み取りにくいときは, カメラをマークのついた図に近づけてからゆっくり遠ざけてください.

正しく再生されないときは
・連続してARコンテンツを再生しようとすると, 正常に読み取れないことがあります.
・不具合が生じた場合は, 一旦アプリを終了してください.
・アプリを終了しても不具合が解消されない場合は, 端末を再起動してください.

※アプリを使用する際は, Wi-Fi等, 通信環境の整った場所でご利用ください.
※iOS, Android の機種が対象です. 動作確認済みのバージョンについては, 下記サイトでご確認ください.
※ARコンテンツの提供期間は, 奥付にある最新の発行年月日から４年間です.

関連情報やお問い合わせ先等は, 以下のサイトをご覧ください.
https://www.medica.co.jp/topcontents/ng_ar/

はじめに

「社会福祉」という言葉から何を思い浮かべるだろうか．経済的に困っている人や障害をもった人を支える制度で，普段の自分の生活には関係ない，あるいは自分が高齢になって，介護を必要とする状態になったら身近なものとして考えるかもしれない，という答えが多いのではないだろうか．しかし，自分では気付かなくとも，生きていく上で多くの社会福祉や社会保障の制度の支えを受けている．例えば，子どものころに通った保育所，祖母が受けている介護保険サービス，医療機関を受診するときなど，社会福祉や社会保障は，現代においてはすべての人に身近な制度である．

今世紀は，少子高齢化が急速に進展し，それぞれの課題の解決に向けて，介護保険制度に始まり，高齢者医療費制度や年金制度の改正，少子化対策，医療保険制度改正など，さまざまな取り組みが行われている．

本書は，社会福祉や社会保障が変革期にある今，そこに至る歴史を学び，現在何が行われ，今後どこを目指しているのかを理解し，看護に役立てていただくことを目的としている．そこで，系統立てて学んでいただくために，大きく三つの部分から構成した．一つめは「総論」ともいえる，社会福祉や社会保障の目的や機能および歴史に触れる章である．二つめは「方法論」として，社会福祉のしくみや実践方法，地域福祉の推進に触れる．三つめは「各論」として，子ども，障害者，高齢者など対象別にみた諸制度，生活保護，社会保険制度についての章立てとなっている．そして，最後は特別編ともいえる「生活と福祉」である．ここでは障害をもちながら地域で生活するとはどういうことなのかを，また，自分や家族に起こる身近な出来事が社会福祉や社会保障とどのようにつながっているのかを，豊富な事例を通し，場面を思い描きながら読み進めていただきたい．

ともすると臨床現場では医療の提供のみに目が向いてしまいがちになり，病棟で出会った患者さんの家庭での暮らしを思い描きながら，日々のケアにあたるのは難しいかもしれない．しかし，患者さんからは医療ケアだけを求められているのではなく，看護師には地域に生活している人としての視点をもつセンスが必要である．本書がその一助となれば幸いである．

編者を代表して　島田美喜

本書の特徴

読者の自己学習を促す構成とし，必要最低限の知識を簡潔明瞭に記述しました．
全ページカラーで図表を多く配置し，視覚的に理解しやすいよう工夫しました．

学習目標

各章のはじめに学習目標を記載．ここで何を学ぶのか，何を理解すればよいのかを明示し，主体的な学習のきっかけをつくります．

用語解説 *

本文に出てくる*のついた用語について解説し，本文の理解を助けます．

plus α

知っておくとよい関連事項についてまとめています．

このマークのある図や写真に，「メディカAR」アプリ（無料）をインストールしたスマートフォンやタブレット端末をかざすと，関連する動画や画像を見ることができます．（詳しくはp.2「メディカAR」の使い方をご覧ください）

重要用語

これだけは覚えておいてほしい用語を記載しました．学内でのテストの前や国家試験にむけて，ポイント学習のキーワードとして役立ててください．

◆ 学習参考文献

本書の内容をさらに詳しく調べたい読者のために，読んでほしい文献や関連ウェブサイトを紹介しました．

考えてみよう

学習した知識を実際の看護につなげるため，課題を提示しています．

看護師国家試験出題基準対照表

看護師国家試験出題基準（令和5年版）と本書の内容の対照表を掲載しました．国家試験に即した学習に活用してください．

Contents

社会福祉と社会保障

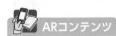

ARコンテンツ

編集・執筆

⠿ 編　集

増田　雅暢　ますだ まさのぶ　増田社会保障研究所代表，東京通信大学人間福祉学部教授

島田　美喜　しまだ みき　社会福祉法人至誠学舎立川 至誠児童福祉研究所副所長

平野かよ子　ひらの かよこ　宮崎県立看護大学名誉教授

⠿ 編集協力

山田　和子　やまだ かずこ　藍野大学医療保健学部看護学科特任教授，和歌山県立医科大学名誉教授

曽根　智史　そね ともふみ　国立保健医療科学院院長

⠿ 執　筆（掲載順）

平野かよ子　ひらの かよこ　宮崎県立看護大学名誉教授 …… 序章

大橋　謙策　おおはし けんさく　公益財団法人テクノエイド協会理事長，日本社会事業大学名誉教授 …… 1章

増田　雅暢　ますだ まさのぶ　増田社会保障研究所代表，東京通信大学人間福祉学部教授 …… 2章

渡辺　裕美　わたなべ ひろみ　東洋大学福祉社会デザイン学部社会福祉学科教授 …… 3章1・2・3節

村井　祐一　むらい ゆういち　田園調布学園大学学長補佐兼人間福祉学部長・教授 …… 3章4節

秋山　智久　あきやま ともひさ　福祉哲学研究所所長，元 大阪市立大学教授 …… 3章5節

佐藤　信人　さとう のぶと　宮崎県立看護大学看護学部特任教授 …… 4章

内田　宏明　うちだ ひろあき　日本社会事業大学社会福祉学部福祉援助学科准教授 …… 5章1節

大塚　　晃　おおつか あきら　上智大学総合人間科学部社会福祉学科特任教授 …… 5章2節

内藤佳津雄　ないとう かつお　日本大学文理学部心理学科教授 …… 5章3節

岡部　　卓　おかべ たく　明治大学公共政策大学院専任教授，東京都立大学名誉教授 …… 6章

原田啓一郎　はらだ けいいちろう　駒澤大学法学部法律学科教授 …… 7章1・2節

石田　道彦　いしだ みちひこ　金沢大学人間社会学域法学類教授 …… 7章3・4・5節

土屋　　葉　つちや よう　愛知大学文学部人文社会学科教授 …… 8章1節

田中恵美子　たなか えみこ　東京家政大学人文学部教育福祉学科教授 …… 8章2節

島田　美喜　しまだ みき　社会福祉法人至誠学舎立川 至誠児童福祉研究所副所長 …… 8章3節

序章 なぜ看護者は社会福祉や社会保障を学ぶのか

　2020年に入り，100年に一度という新型コロナウイルスによる世界的な感染拡大（パンデミック）が起こっている．この収束はまだ見通せず，治療薬やワクチンが開発されるのを待つことになるのかもしれない．このパンデミックがそれぞれの国にどのような影響を及ぼすかも十分に見通せないが，世界の感染者の状況をみると，経済格差により生活が困窮している人々がより多く罹患し，また職を失っていることがうかがえる．このような状況においては，感染症の予防・治療だけではなく，生活困窮者を支援するために社会福祉や社会保障のありかたを新たに創出しなければならない．

1 社会福祉や社会保障を学ぶ意義

　現在，このように社会の情勢が大きく変化しようとしている中で，看護者が社会の動きを幅広くとらえ，特に社会福祉や社会保障が何を行おうとしているのかについて学ぶことの意義を，以下の観点から述べてみたい．

a 看護実践の場

　看護の実践は，患者や地域住民と看護者との関わりで成立する．この関わりは，広い意味で保健・医療の実践にあり，これらは社会の中で成されている行為である．よって，看護のありかたを考えるとき，「社会」を見据えることは欠いてはならない．

b 看護の目的

　看護の目的は，人々が健康と福祉を手にして，「生活」をより良いものとすることに希望をもち，日々の「生活」の向上を目指すことにある．看護者は，人の健康なときの身体・精神の成り立ちを学び，また，健康を害して病気や障害をもったときの身体・精神を理解し，その人が，他者とどのようにつながり「生活」しているのかを理解し，関わることも重要である．なぜなら，看護の対象である人は，人々から成る社会の中に存在するからである．そして，看護者はその人の「生活」のどこに困難や不自由があるのかを知り，それらを解決する方法を学ばなければならない．また，その個人と看護者だけでは解決できない問題には，地域で共に暮らす人々を「社会」として支援するしくみができるように，看護者は地域の人々に働き掛け，解決することが期待される．

c 社会として支援するしくみ

　社会として支援するしくみには，さまざまなものがある．例えば，子どもが生まれ，安全に安心して育つために，母子保健の体系がつくられている．しかし，今の形がはじめからあったわけではない．例えば，三歳児健康診査は，当初は児童福祉法の中に位置付けられたものであった．ところが，下痢を起こす感染症で乳幼児死亡が多いことなどから，もっと予防医学を念頭に置いた，保

健・医療に着目したしくみが必要との認識が高まり，1965（昭和40）年に母子保健法が制定され，母子保健の体系が築かれてきた．その後，感染症の問題が克服されると，障害や慢性疾患をもつ子どもの問題がクローズアップされるようになり，そのような子どもの成長に伴う，長期の生活支援が必要となった．今日の子どもの健康・生活上の問題として，児童虐待や発達障害等の問題があるが，これらも日々の生活への支援を必要とする．また，保健や医療の支援だけでは対象のニーズに適当ではなく，福祉や教育，その他の関係者と連携して，保健・医療の支援と統合させた支援が不可欠になっている．今日のさまざまな支援のしくみや制度は，社会福祉や社会保障の領域でつくられることも多くなってきている．

このように，社会福祉や社会保障は看護学の関連領域であり，これらを学ぶことから，人々の生活と社会について多面的に理解する視点と，看護の実践において活用できるさまざまな社会に関わる知識を得ることができる．

2 今後の日本の課題

2040年に高齢者人口がピークを迎え，少子化は進展し，国を支える子どもは増えず，子育てを担う大人は労働力不足のため就労することが期待され，家庭において育児・介護を担う大人は少なくなると推定される．また一方で，異常気象による大規模な災害が多発し，防災・減災の観点からも地域での多様な支援の担い手が求められ，連携した活動が重要な課題となっている．

このような状況において，2015（平成27）年9月に「新たな時代に対応した福祉の提供ビジョン」が提示され，全世代型の地域支援の必要性が強調された．また，このビジョンでは，今後の地域社会のありかたとして「地域共生社会」の実現の方向が示された．地域共生社会とは，保健・医療・介護・福祉といった制度や分野の枠を超え，人と人，人と社会がつながり，生きがいや役割をもって助け合い暮らしていける地域社会であるとしている．現在の社会福祉や社会保障は，すべての世代の人々へのさまざまな支援と参加のしくみを構築しようとしている．

前述のような社会の変化が予測される中，看護は社会の中で展開されていること，人々は社会とつながり生活していることを理解し，看護者が多職種と連携しチームの一員として主体的に活動するために，社会福祉や社会保障の知見を得て，さらに，保健・医療の領域を超えて新たな看護の役割を柔軟に見いだし，積極的に活躍することを期待したい．

1 現代社会と社会保障・社会福祉

学習目標

◉ 私たちの生活と社会保障・社会福祉との関わりについて述べることができる.

◉ 社会保障・社会福祉の概念,「自助」「互助」「共助」「公助」の違いについて述べることができる.

◉ 社会保障・社会福祉の理念の変遷について説明できる.

◉ 国際的な視野で社会保障・社会福祉を考えることの必要性について述べることができる.

◉ 社会福祉における地域づくりの重要性について述べることができる.

◉「地域包括支援」の概念と考え方について理解できる.

1 はじめに

　社会福祉という言葉を聞くと，自分とは無関係な問題であるが，世の中には
かわいそうな人がいるのでなんとかしてあげなければと，ついつい考えがちで
ある．果たして，社会福祉はわれわれの生活と無関係なのであろうか．改め
て，われわれの生活と社会保障・社会福祉との関わりを考え直し，その社会保
障・社会福祉が今日どのように発展してきているのかを明らかにしたい．

　ところで，国民の生活を豊かにする「福祉の向上」という一般的な言い方と
社会福祉を同じに考えていたり，生活上の事故に対応し，生活を豊かにするこ
とだからという感覚で，社会保障と社会福祉を同義語的に使っていたりしない
だろうか．それらのことも含めて，私たちの生活と無関係どころか，私たちの
生活を守ってくれる重要な「社会の制度」「社会のしくみ」としての社会保障
と社会福祉を，国民の教養としても，看護師等の専門職の知識としても，しっ
かりと学ぶことが求められている．

➡ 社会保障や社会福祉の定義については，第2章を参照.

2 生活上の事故と社会保障・社会福祉

　日本の国民の生活を考えてみると，その生活は今日では常になんらかの事故
に遭遇する危険性をはらんでいるといわざるを得ない．地震による災害，交通
事故に遭う危険，電車や飛行機での事故，労働に伴う事故，疾病や傷害を治し
てくれるべき医療上の事故など，日常生活で受けるかもしれない事故を考えた
ら，まさに「杞憂（きゆう）」と笑えない状況が身近に存在している．しかも，人間がお
ぎゃーと生まれて，寿命を全うするまでの人生のライフコース（生涯生活）を
考えた場合には，出生時の事故，高齢に伴う疾病にかかる率の増大など，日常
生活を脅かす事態に遭遇する機会もある．

　昔から，人間は日常生活を精いっぱい生き，事故に備えて頑張って蓄えたり
してきても，自分の力では防ぎようもない，あるいは個人では解決できlike よう
もない事故に遭い，人生設計を狂わされてきた人が多くいた．社会保障・社会福
祉はそれらの生活上の事故に対する，個人の対応とは異なる「社会的な対応
策」として，「社会の制度」として発展したものである．私たちの暮らしと社
会保障・社会福祉との関わりについて，今日では次の四つの視点から考えてほ
しい．

1 家族機能の変容と社会保障・社会福祉

　第一に，社会保障・社会福祉は私たちの生活と関係ないどころか，私たちの
身近なところにあり，社会構造の変化に伴い，家族・親類のみでは対応できな
い私たちのライフコースにおける多様な事故に対応し，生活を支えてくれる制
度として歴史的に発展してきた．

　赤ちゃんは一人で暮らしていくことができない．基本的には，その赤ちゃん
を産んだ親が保護してくれなければ生きていけない．高齢者は，働く能力と働

く機会がなくなれば, 自分で蓄えてきた貯蓄に頼るか, 自分の子どもに養ってもらうかしなければ生きていけない. また, 年老いて, 自ら食事を作ったり食べたりする力がなくなったり, 身辺の自立ができなくなれば, 子どもなど誰かに介護してもらわなければ生きていけない. あるいは, 成人したものの, 仕事中に事故に遭い, 働く能力と働く機会がなくなれば, その人は親や兄弟の援助を受けなければ生きていけない.

　このように, 赤ちゃんから高齢者になるまで, その人の生涯において, 人間はなんらかの「他者の援助」がなければ生きていけないのが実際である. これらの他者の援助機能は, 親や兄弟などの家族・親類が, 相互に自然発生的に助け合って行ってきた. あるいは, 生産手段を移動できない稲作農業のような産業構造の社会にあっては, 生活圏域を同じくし, かつ同じ地域で, 共同して生産を行う上でも必要であったために, 地域における助け合いも豊かにあった. 日本の場合, 冠婚葬祭等での,「講*」と呼ばれる親類相互の助け合いや地域の助け合いが豊かにあったし, 労働力が集中的に必要な場合等の相互扶助組織である「結*」といった助け合い組織もあった.

　しかしながら, 社会の中心的産業が, 農業から生産手段, 生産場所を自由に移動させられる工業に変わると, 人口移動も激しくなり, 生活圏域も遠距離通勤によって拡大していく中で, 地域での助け合いや家族・親類による助け合いには限界が生じてきた. 例えば, 核家族で両親が働いている場合, 子育ては大変深刻な問題となる. 以前ならば, 大家族の中で, あるいは地域に, 親の保育機能を代替してくれる人がいた. しかしながら, 故郷を離れ, 都市に働きに出ていたり, 通勤時間がかかり, 労働時間を自分の思うように変えられないサラリーマン生活が主流の今日では, それも不可能となり, 多様な保育サービスが社会的な制度として整備されなければ, 核家族の共働き夫婦の生活は成り立たなくなっている.

　また, 平均寿命が延びることに伴い, 働く能力がなくなり, あったとしても働く機会がない高齢者も増えてきている. それら高齢者の生活保障の問題（年金制度など）や医療・介護問題（医療保険・介護保険制度）への対応も, 子どもの数が減り, かつ子どもが近くに居住しているとは限らない状況の中では, 子どもや親類だけでは対応できないほどに深刻化してきている.

　さらには, 近代工業の発展に欠かせなかった石炭産業労働者にみられたように, 工業化が進む中で労働災害に遭う機会が多くなり, 結果としてそれに伴う障害者や死亡者の数も増えてきた（労働災害保険制度）. また, 病気をすることにより, 働けなくなった人々の医療や医療費の負担（医療保険制度）, あるいは疾病に伴って, 働けなくなった間の所得を保障していくことも, 工業化が進展する中で大きな問題になってきた.

　このように, 自然発生的に有していた家族や地域の素朴な助け合い活動だけでは対応しきれない課題が社会的に増大していく中で, 所得保障としての社会

用語解説*
講, 結

講：民間の金融組織または相互扶助組合. 掛け金を出し合って, 一定期日にくじ・入札により順次に金を融通する組合. 頼母子（たのもし）講, 無尽（むじん）講など.
結：農作業などで, 互いに労力を提供して助け合うこと.

保険制度や介護，養育等の対人援助としての福祉サービスの提供という「社会の制度」として社会保障・社会福祉が歴史的に発展した．

2 社会のセーフティネットと社会福祉

　第二に，社会保障・社会福祉は私たちの生活を保障するという立場よりも，どちらかといえば社会を維持し発展させていくという立場から，社会の**セーフティネット**（➡p.33参照）の制度，あるいは労働力確保や社会統合の制度として発展してきた側面もある．

　いつの時代にあっても，働く能力もなく身寄りもない人，あるいは親が死んで保護してくれる人がいない子どもなど，「鰥寡孤独」（61歳以上で妻のない者，50歳以上で夫のない者，16歳以下で父を亡くした者，老いて子のない者．対象となる年齢は時代によって異なっている）の人々はいた．また，自然災害等で田畑を失い，生活が困窮に陥った人もいた．あるいは，生まれながらにして身体的，精神的に障害を有しており，働く能力をもてない人々もいた．このような生活困窮者が増大してくると，社会全体が不安定になることもあり，社会的に放置しておくこともできない．そこで，社会の安寧秩序を保つ上からも，これらの課題への対応が求められてくる．それは，封建時代にあっては為政者の慈善として行われる場合もあるし，宗教家の活動として，あるいは資産家による慈善活動として行われることもあった．

　しかしながら，それらの活動を個人の恣意的な活動として行うのではなく，社会のセーフティネット，あるいは「治安維持上の対策」として生活困窮者を救済する「社会の制度」として行うべきであるという考え方が登場した．その考え方は，産業革命以降の近代社会の進展に伴い，社会体制を維持していくために必要な政策としてより意識され，発展してきた．歴史的には，救貧制度としての公的扶助（生活保護制度）がその代表的制度であり，現在も社会保障制度の一翼を担っている．

3 ネットワーキング型ヨコ社会と福祉コミュニティーの創造

　第三の視点は，地域における支え合いのシステムとしての社会保障・社会福祉である．近代社会の発展，工業化の進展に伴い，社会保障・社会福祉は生活上なんらかの問題を抱えている人に対して，その個人と社会保障・社会福祉の制度・サービスとを，いわば「点と点」を結ぶ形で援助しようとするシステムを整備・発展させてきた．入所型社会福祉施設はその代表といえるかもしれないが，全国各地に「コロニー」と呼ばれる大型入所施設を建設し，同じような障害を有していて，生活上問題を抱えている人々をそれらの施設に集約的に入所させて，生活を援助してきた．

　しかしながら，それは必ずしもよいことではないのではないかという反省が起こり，障害を有し，生活上のしづらさや問題を抱えている人も，できるだけ地域で，一般住民と同じような生活リズムをもてるようにしようという**ノーマライゼーション**（➡p.34，154参照）という考え方が出てきた．

　そのような背景もあって，2000（平成12）年には，戦後社会福祉行政の基本を規定していた社会福祉事業法が改正・改称され，社会福祉法が公布・施行された．そこでは，福祉サービスを必要としている人々の地域での自立生活を支えることが目的と明記され（➡p.25 **表1-2**，社会福祉法第3条および第4条参照），そのような人々を地域や社会から排除しないで，共に生きていこうという共生社会を創造する**ソーシャルインクルージョン**（社会的包摂）という考え方が標榜された．そのためには，地域住民が有している社会福祉のイメージや，日本の社会がつくり上げてきた人間観を変えていくことが必要となる．

　日本の20世紀は，富国強兵政策や高度経済成長政策に伴う「強さ」と「速さ」をよしとする人間観，「タテ社会」と呼ばれる社会システムであった．しかも，稲作農業社会の中で，日本の社会は「長いものには巻かれろ」「寄らば大樹の陰」「出る杭は打たれる」という処世観に基づく社会観，生活観，人間観をつくり上げた．それは住民の主体性を育てるというより，「タテ社会」と呼ばれる社会システムの中で上意下達的な，組織に従順な，没個性的な人間をつくり上げるために，「……をしなさい」「……をしてはいけない」という子育てや教育をしてきた．

　しかしながら，21世紀はノーマライゼーションやソーシャルインクルージョンといった考え方に基づき，子どもと高齢者が交流し，共存できる社会づくり，「障害者」というレッテルを貼って人を評価するのではなく，かつまた，その人の身体的障害に着目するのではなく，その人が生活上どのような機能障害を有しているかに着目して（WHOが2001年にまとめた**ICF***の視点），その生活機能障害を社会的になくすユニバーサルデザインを基にした社会づくり，在住外国人とも地域で共生できる社会づくりを行うことが必要となる．そこでは，弱さも認めた一人ひとりの個人の尊厳が守られ，個人の自立と連帯を前提とした「**ネットワーキング型ヨコ社会**」「地域共生社会」の創造が求められることになる．

　そのためには，日常生活の場である地域での，近隣住民で支え合える「**福祉コミュニティーづくり**」「ケアリングコミュニティーづくり」が重要であり，それを具現化できる社会福祉観と人間観を多くの住民が体得できるようにしていくことが必要となる．

　地域自立生活支援には，行政が制度として提供する「制度的サービス」（フォーマルケア）だけでは十分でなく，どうしても近隣住民による見守り，声掛け，触れ合い，支え合いといったインフォーマルケアとしてのボランティア活動（互助）が欠かせない．このような地域づくりが，今，地域での子どもの安全を守る上からも，一人暮らし高齢者の孤独死をなくす上からも，地域の防犯・防災の上からも求められている．

用語解説*

ICF

WHOは2001年に，ICF（International Classification of Functioning, Disability and Health, 国際生活機能分類）を採択した．これは1980年に国際疾病分類（ICD）の補助として発表したWHO国際障害分類（ICIDH）の改訂版である．

ICFは，人間の生活機能を「心身機能・身体構造」「活動」「参加」の三つの次元で示し，その否定的側面である「機能障害」「活動制限」「参加制約」の総称を「障害」としている．ICIDHが身体機能の障害による生活機能の障害（社会的不利）を分類するという考え方が中心であったのに対し，ICFはこれらに環境因子という観点を加え，例えば，バリアフリー等の環境を評価できるように構成されている．このような考え方は，障害者はもとより，全国民の保健・医療・福祉サービス，社会システムや技術のあり方の方向性を示唆しているものと考えられる．

4 地球規模でのヒューマンセキュリティーの構築

　最後に，21世紀の世界においては，地球規模で物事を考えないと国民の生活の安定と社会保障・社会福祉の安定は保てないところにきている．

　近代における社会保障・社会福祉制度の発展は，いわば「一国ソーシャルセキュリティー」（一国の国民のみを考えた社会保障制度）をどう構築するかということだった．しかしながら，経済が地球規模で行われ，日本の食料自給率が大幅に下がり，貿易によって日本の経済と生活が支えられている現状や，その経済を支えるための日本人の海外派遣や地球規模での人口移動，世界規模での金融活動，そして日本における在住外国人の増大等を考えると，鎖国でも考えない限り，一国ソーシャルセキュリティーを維持していくことは困難である．

　一方，日本は憲法前文において，「全世界の国民が，ひとしく恐怖と欠乏から免れ，平和のうちに生存する権利を有することを確認し」とうたい，その達成のために努力することを世界に約束した．それだけに，全世界の国民がどうすれば恐怖と欠乏から免れられるか，また豊かな生活がどうすれば保障されるのか，政府レベルでも，国民レベルでも真剣に考えなければならない時期にきている．自らの生活の安定を考えれば考えるほど，持続可能な地球，国際社会を維持していくために，国際的貧困や児童虐待，公衆衛生などの問題にも目を向け，世界的規模での**ヒューマンセキュリティー**（人間安全保障）を構築していくに当たり，どういう役割を担えるかが問われている．

3 「社会の制度」としての社会保障・社会福祉の分類

　「社会の制度」としての社会保障・社会福祉は，いろいろな要因，背景により制度化され，発展してきた．それについて，日本では，1950（昭和25）年に社会保障制度審議会*がその勧告として整理し，分類している．

　社会保障制度審議会の勧告では，「社会保障制度とは，疾病，負傷，分娩，廃疾，死亡，老齢，失業，多子その他の困窮の原因に対し，保険的方法又は直接公の負担において経済保障の途を講じ，生活困窮に陥った者に対しては，国家扶助によって最低限度の生活を保障するとともに，公衆衛生及び社会福祉の向上を図り，もってすべての国民が文化的社会の成員たるに値する生活を営むことができるようにすることをいう」と述べ，社会保障制度は，**社会保険**，**国家扶助**（公的扶助），**社会福祉**，**公衆衛生**から成り立つものと整理した．

　この勧告では，「社会福祉とは，国家扶助の適用を受けている者，身体障害者，児童，その他援護育成を要する者が，自立してその能力を発揮できるよう，必要な生活指導，更生補導，その他の援護育成を行うこと」とし，**対人援助**を伴うことを明記していて，ほかの社会保険，公的扶助のような経済的金銭給付，サービスの現物給付とは異なるものであるとしている．したがって，社会福祉は，国民の生活を豊かにする意味で使われる「福祉の向上」という抽象

用語解説*

社会保障制度審議会

1948年に制定された社会保障制度審議会設置法に基づいて設けられた総理府の付属機関．社会保障制度全般にわたる企画・立案・運営に関する調査・審議を行い，総理大臣等に対して勧告や意見具申等を行ってきた．2001（平成13）年1月，中央省庁の再編成により廃止された．

的な概念でもなく，社会保障と同義語でもない．社会福祉は，社会保障制度の一翼を担う対人援助に関わる営みである．

また，社会保障制度には，公衆衛生が含まれており，国民の生活環境の劣悪な状態が疾病等をもたらすことを考えると，「蚊と蠅の撲滅」や上下水道の整備などは大変重要な課題である．

さらには，社会保障制度審議会の社会保障制度の分類には入っていないが，狭い，不衛生な住宅等の劣悪な生活環境を改善することも，国民の生活を豊かにしていく上で重要である．国土交通省は，2007（平成19）年に住宅確保要配慮者に対する賃貸住宅の供給の促進に関する法律（**住宅セーフティネット法**）を制定し，生活困窮者への支援における住宅確保の重要性を明らかにした．

1950年の勧告は，その当時の時代状況を反映して，どうしても救貧的な面が大きかった．1995（平成7）年7月に出された「**社会保障体制の再構築**」（社会保障制度審議会勧告）では，1950年の勧告を「当時は戦後の社会的・経済的混乱の中にあったので，当面，最低限の応急的対策に焦点を絞らざるを得なかった」と述べ，「今日の社会保障体制は，すべての人々の生活に多面的にかかわり，その給付はもはや生活の最低限度ではなく，その時々の文化的・社会的水準を基準と考えるものとなっている」とし，社会保障制度の新しい理念とは，「広く国民に健やかで安心できる生活を保障することである」と整理している．

このように，社会保障・社会福祉の考え方も時代に応じて変化してきた．社会の治安対策上における最低限の生活という視点から，国民一人ひとりの幸福追求，自己実現を図ることへの支援へと転換し，それは，日本国憲法第25条の最低限度の生活保障から，第13条に基づく幸福追求，自己実現を図る社会保障・社会福祉へと発展してきている．

4 社会福祉サービスへのニーズの拡がりと地域包括ケアシステム

1 救貧的社会福祉から個人の尊厳を旨とする社会福祉基礎構造改革へ

先にも述べたように，今日では社会保障・社会福祉はすべての国民に必要な不可欠の制度であり，国民が求める社会サービスになっている．とはいうものの，多くの国民は，社会福祉に対して暗いイメージをもち，今でもそれは貧困者の問題であると考えている．それは，社会福祉が，医療保険や介護保険，雇用保険のように国民が社会保険料を拠出して行われる国民共助型の社会保険制度（共助）とは異なり，税金によって賄われるサービスであることと，その水準は応急処置的な救貧であるためであろう．社会福祉の歴史（**表1-1**）が，時には，自助できなければこういう生活になるという一種の「みせしめ」的な，

表1-1　社会保障・社会福祉の主な法律等の変遷

年	事項	年	事項
1929年	救貧法制定	1997年	児童福祉法改正（保育制度の改正等）
1935年	日本で初めての公立保健所の設置		医療保険制度改革（本人負担2割）
1937年	母子保護法制定		介護保険法制定
1938年	厚生省設置		特定非営利活動促進法制定
1946年	（旧）生活保護法制定	2000年	介護保険法施行
1947年	労働基準法制定		児童虐待防止法制定
	保健婦助産婦看護婦令制定		社会福祉基礎構造改革関連法案成立
	保健所法制定		健康保険法等の一部改正法成立
	児童福祉法制定	2002年	健康増進法制定
1948年	民生委員法制定	2003年	医療保険制度改革（本人負担3割など）
	医師法，医療法，保健婦助産婦看護婦法制定		次世代育成支援対策推進法制定
1949年	身体障害者福祉法制定		少子化社会対策基本法制定
1950年	社会保障制度審議会勧告	2004年	年金制度改正（給付と負担の見直し）
	新生活保護法制定		発達障害者支援法制定
1951年	社会福祉事業法制定	2005年	介護保険法改正（地域包括支援センター創設）
1963年	老人福祉法制定		高齢者虐待防止法制定
1964年	母子福祉法制定	2006年	障害者自立支援法施行
1965年	母子保健法制定	2007年	住宅セーフティネット法制定
1970年	心身障害者対策基本法制定	2008年	高齢者医療確保法施行（老人保健法の改正）
1971年	児童手当法制定	2011年	障害者基本法改正
1973年	70歳以上の老人の医療費無料化開始		障害者虐待防止法制定
1981年	母子及び寡婦福祉法（母子福祉法の改正）		第二次一括法（社会福祉の地方分権化の促進）
1982年	老人保健法制定	2012年	子ども・子育て支援法制定
1987年	社会福祉士及び介護福祉士法制定		改正介護保険法施行（地域包括ケアの推進）
	精神保健法（精神衛生法の改正）	2013年	障害者総合支援法施行（障害者自立支援法の改正）
1989年	高齢者保健福祉推進十か年戦略（ゴールドプラン）		障害者差別解消法制定
	児童の権利に関する条約	2015年	生活困窮者自立支援法施行
1990年	福祉関係8法改正	2016年	成年後見制度の利用の促進に関する法律成立
1993年	障害者基本法（心身障害者対策基本法の改正）		厚生労働省「我が事・丸ごと」地域共生社会実現
1994年	エンゼルプラン		本部設置（塩崎厚生労働大臣）
	新ゴールドプラン	2017年	住宅セーフティネット法改正（新たな住宅セーフティネット制度）
	地域保健法（保健所法の改正）		
1995年	障害者プラン	2018年	改正社会福祉法施行（地域福祉計画を「上位計画」として位置付け）
	精神保健福祉法（精神保健法の改正）		
	社会保障制度審議会勧告（社会保障体制の再構築）	2020年	社会福祉法改正（地域共生社会の実現）

救貧的制度（生活保護に代表される「公助」）として発展してきたことに由来しているといってよい．

　しかしながら，今日では，対人援助としての社会福祉はすべての国民がそのライフコースにおいて必要とする社会サービスになってきている．超高齢社会の進展の中で，老親の介護問題のように，介護保険によって「介護の社会化」が進められたり，ほとんどの子どもが保育園やこども園に通ったりするという状況下では，社会福祉サービスを必要としている人は，特定の，低所得者等のごく少数の人ではなく，すべての国民が社会福祉を必要とする生活ニーズを有している．つまり，「社会福祉の普遍化」が進んでいるのである．

　それに伴い，先に述べた1995年の社会保障制度審議会の勧告の通り，戦後救貧的制度としての意味合いを色濃くもって出発した日本の社会福祉制度は大きく変わることになる．1951（昭和26）年に制定された社会福祉事業法に基づく「社会福祉基礎構造」が，2000（平成12）年には改革され，救貧システムの一環としての社会福祉ではなく，新たなノーマライゼーションの視点に立った地域共生社会のしくみを展望することとなった（表1-2）．

表1-2　社会福祉法条文の比較

■社会事業法（1938年制定）
第三条　地方長官ハ社会事業ヲ経営スル者ニ対シ保護ヲ要スル者ノ収容ヲ委託スルコトヲ得
2　前項ノ規定ニ依ル委託アリタル場合ニ於テ社会事業ヲ経営スル者ハ正当ノ事由アルニ非ザレバ之ヲ拒ムコトヲ得ズ

■社会福祉事業法（1951年制定）
（社会福祉事業の趣旨）第3条　社会福祉事業は，援護，育成又は更正の措置を必要とする者に対し，その独立心をそこなうことなく，正常な社会人として生活することができるように援助することを趣旨として経営されなければならない．

■社会福祉事業法（1951年制定，1990年改正）
（基本理念）第3条　国，地方公共団体，社会福祉法人その他社会福祉事業を経営する者は，福祉サービスを必要とする者が，心身ともに健やかに育成され，又は社会，経済，文化その他あらゆる分野の活動に参加する機会を与えられるとともに，その環境，年齢及び心身の状況に応じ，地域において必要な福祉サービスを総合的に提供されるように，社会福祉事業その他の社会福祉を目的とする事業の広範かつ計画的な実施に努めなければならない．
（地域等への配慮）第3条の2　国，地方公共団体，社会福祉法人その他社会福祉事業を経営する者は，社会福祉事業その他の社会福祉を目的とする事業を実施するに当たつては，医療，保健その他関連策との有機的な連帯を図り，地域に即した創意と工夫を行い，及び地域住民等の理解と協力を得るよう努めなければならない．

■社会福祉法（2000年社会福祉事業法より改称，2004年改正）
（福祉サービスの基本的理念）第3条　福祉サービスは，個人の尊厳の保持を旨とし，その内容は，福祉サービスの利用者が心身ともに健やかに育成され，又はその有する能力に応じ自立した日常生活を営むことができるように支援するものとして，良質かつ適切なものでなければならない．
（地域福祉の推進）第4条　地域住民，社会福祉を目的とする事業を経営する者及び社会福祉に関する活動を行う者は，相互に協力し，福祉サービスを必要とする地域住民が地域社会を構成する一員として日常生活を営み，社会，経済，文化その他あらゆる分野の活動に参加する機会が与えられるように，地域福祉の推進に努めなければならない．
（福祉サービスの提供の原則）第5条　社会福祉を目的とする事業を経営する者は，その提供する多様な福祉サービスについて，利用者の意向を十分に尊重し，かつ，保健医療サービスその他の関連するサービスとの有機的な連携を図るよう創意工夫を行いつつ，これを総合的に提供することができるようにその事業の実施に努めなければならない．

　一般的に「社会福祉基礎構造改革」と呼ばれるこの改革において，「個人の尊厳の保持を旨とし，その**地域での自立生活を支援すること**」を目的に，福祉サービスを必要としている人への行政権力の措置によるサービス給付から，契約による個々人のサービスの選択・利用へと制度が変わってきた．そして，それらのサービスが住民の身近なところで提供され，利用できると同時に，住民の意見やニーズを反映させやすいように，社会福祉行政の市町村への地方分権化が推進された．市町村における住民参加による**地域福祉計画**の策定は，いわばその象徴ともいえる．

　2017（平成29）年の社会福祉法改正で，地域福祉計画は，従来の高齢者分野，子育て分野，障害者分野の各計画を横断的に，かつ統合的に地域福祉の視点で策定する「**上位計画**」となった．同時に，健康増進計画や自殺予防，再犯防止，成年後見推進，農福連携*等も包含させた，従来の社会福祉行政の枠を超えて地域住民の健康と暮らしを守り，生きがいのある，差別・偏見のない，住んでいて良かったと思える市町村をつくる計画と位置付けられた．

　これからの社会福祉は，従来のように行政が住民を統治（ガバメント）し，サービスを提供するという方法ではなく，行政と住民とが対等の立場で協働して自治体を運営していくというソーシャルガバナンスの考え方や，**ソーシャルインクルージョン**という社会哲学に基づき，共に生きる福祉社会「地域共生社会」を目指すことになる．

用語解説*

農福連携

障害者等が農業分野で活躍することを通じ，自信や生きがいをもって社会参画を実現していく取り組みをいう．障害者等の就労や生きがいづくりの場を生み出すだけでなく，担い手不足や高齢化が進む農業分野において，新たな働き手の確保につながる可能性もある．

② 住民の「自助」「互助」と行政による「公助」「共助」の協働の必要性

2000年の，社会福祉事業法からの社会福祉法への改称・改正により，戦後日本の社会福祉の理念，構造は大きく転換し，地域での自立生活を支援する考え方，システムがメインストリーム（主流）になった．そこでは，救貧的な社会福祉の時代の基本であった経済的貧困に対する金銭的給付による自立支援だけではなく，より多様な自立生活支援が求められてくる．そのためには，従来の属性分野ごとの「縦割り的福祉行政」でなく，新たな包括支援システムが求められることになる．

厚生労働省は，2008（平成20）年に「地域における『新たな支え合い』を求めて：住民と行政の協働による新しい福祉」という研究会報告書を公表した．そこでは，従来のような生活保護に代表される「**公助**」，医療保険や介護保険に代表される「**共助**」といった制度的サービスを行政責任において整備するだけでは，国民，住民の抱えるすべての生活問題の解決には限界があるとした．国民，住民が求める地域自立生活支援には，**住民と行政による新たな社会福祉のありかた**が必要であり，地域における「新たな支え合い」（互助）の確立を指摘した．この考え方は，2016（平成28）年から始まる「地域共生社会実現」への取り組みを先取りしたものであると考えられる．

今日求められている**自立生活支援の要件**は，①労働的・経済的自立支援，②精神的・文化的自立支援，③身体的・健康的自立支援，④社会関係的・人間関係的自立支援，⑤生活技術的・家政管理的自立支援，⑥契約的・政治的自立支援の六つである．これらの要件がなぜ今必要なのかを理解することが，今日の社会福祉サービスや自立生活支援には欠かせない．高齢化が進み，「**限界集落***」と呼ばれる地域にみられるように，地域生活を維持する機能までも崩壊の危機に瀕している．また，単身高齢者や認知症高齢者にみられるように契約能力が脆弱化し，成年後見制度が必要になったり，あるいは知的障害者や精神障害者の地域自立生活を支えるためには，生活技術や健康管理，人間関係の保ち方などの支援も必要になったりしてくる．したがって，入院や入所型社会福祉施設での日常生活動作（ADL）を軸とした自立生活支援の考え方や社会福祉サービス提供のしかたとは異なる発想，対応，システムが求められる．

社会保障・社会福祉は，生活上なんらかの事故により，生活がしづらくなったり，困難になったりした人への救済・支援の制度として発展してきたことは先に述べた通りである．しかしながら，今日のように「個人の尊厳を旨とした地域自立生活支援」という社会福祉の考え方がメインストリームになってきた状況下では，従来の枠を超えて，行政による「公助」，国民の社会保険による「共助」，国民が地域で支え合う「**互助**」，自分の生活を自分自らが自律的に維持する「**自助**」といった考え方がばらばらに提供されるのではなく，国民，住民が抱えるおのおのの生活課題に即して，自覚的に，かつ総合的に調整されて

提供される新しい社会システムを創らなければ対応できない．個別問題解決の上でも，少子高齢社会における「世代間格差」の是正においても，世代を超えて共生・連帯する地域づくりの上からも，かつまた国家財政，地方自治体財政上の見地からも，日本の社会は立ち行かないところにきている．

上述した六つの自立生活支援の要件は，ある意味，個人の生活力，個人の生活習慣，行動様式，意欲に深く関わる要件でもある．生活習慣病により，体を壊し，働けなくなり，収入が減り，社会福祉サービスを利用するという悪循環を断ち切るためには，まず自らが主体的に生活を営む力，努力（自助）が求められる．

今日の社会保障・社会福祉は，その個人の主体性，自律性を尊重した上で，社会的要因による生活のしづらさや困難さを軽減，回復させるために，時には予防的に，時には生活保障的に対応するシステムとして，その人の，あるいはその人の家族も含めて，統合的にサービスの提供のありかたを考える時代になってきている．

その中でも重要なことは，地域において生活のしづらさを抱えている人を排除，蔑視することなく，その人を地域住民の1人として包摂し，その人を支えられる地域共生型の地域づくり，「互助」活動といえる．それには，市町村において**コミュニティーソーシャルワーク**という機能を発揮できるシステムを創ることが重要である．

地域での自立生活を支援する上において，ハウス（House, J.S.）のいうように，**四つのソーシャルサポートネットワーク**（情緒的支援，評価的支援，手段的支援，情報的支援）が必要である[1]．そのソーシャルサポートネットワー

コミュニティーソーシャルワーク

コミュニティーソーシャルワークとは，①地域にある潜在化しているニーズ（生活のしづらさや生活問題を抱え，福祉サービスを必要としている人々）を発見し，その人や家族とつながる，②それらの問題を解決するために，問題の調査・診断（アセスメント）を行い，その人々の思いや願い，意見を尊重し，「求めと必要と合意」に基づいて問題解決方策を立案する，③その問題解決方策に基づき，活用できる福祉サービスを結びつけ，ケアプラン（サービス利用計画）をつくる，④もし，問題解決に必要なサービスが不足している場合，あるいはサービスがない場合には，新しいサービスを開発する，⑤その上で，制度的サービス（フォーマルサービス）と，近隣住民による非制度的助け合いや支え合い活動（インフォーマルサービス）とを有機的に結び付け，両者の協働によってサービスを必要としている人々の力に応じた自立生活支援を支えるための継続的対人援助活動を展開することである．住民による支え合いが十分でないときには，その活動の活性化も図る．

クを生活のしづらさを抱えている個々人にどのように形成，構築できるかという点が，ある意味，今日の最大の課題である．行政は，行政が有しているサービスの要件が住民のニーズに合うかどうか，点と点を結ぶ機能は行えるが，生活のしづらさを抱えている個々人のソーシャルサポートネットワークを創ることは，近隣住民の協力なくしてはできない．今日の社会福祉の課題である高齢者の孤立・孤独の問題，障害者の地域生活支援等においては，地域住民の参加と協働を得て，コミュニティーソーシャルワークの機能を展開できるシステム（互助）を構築しないと問題解決にはつながらない．

3 地域自立生活支援における包括支援

　地域における自立生活支援は，入院や入所型社会福祉施設のように，限定された空間の中で，常に看護師やケアワーカーのような従事者が見守りをするシステムの中で考え出されてきた支援方法や考え方では通用しない．

　先に述べた六つの自立生活支援の要件のすべてを必要とする人もいれば，ある要件のみを必要とする人もいる．地域で自立生活支援を必要とする人の中には，単身者のみならず，多くの問題を抱えて生活している家族もいる．したがって，高齢者，障害者といった，従来行ってきた属性分野ごとの単身者への「縦割り的な」サービス提供では対応できない．

　また，その支援のありかたも，環境を整備し，利用しやすくしておけば，本人の力で自立できる人もいれば，必要なときに相談援助できる体制を整備しておけばいい人もいるし，直接的に，常時寄り添いながら，相談支援する対応を求めている人もいる．したがって，サービス提供のありかたは，個々の事例，症例ごとに，何が必要かを丁寧に分析・診断（アセスメント）し，どのようなサービスを活用して支援していくのかというケアマネジメントの手法が重要になる．その際には，六つの自立生活支援の要件に照らして，就労の機会の提供や医療との関係，あるいは住宅保障の問題等，生活を包括的にとらえて支援することが求められる．

　さらには，先に述べたように四つのソーシャルサポートネットワークを構築し，フォーマルサービスと，住民のソーシャルサポートネットワークによるインフォーマルサポートとを有機的に結び付けて提供することも求められている．

　属性分野を超えた世帯全体に対応するワンストップの総合相談体制，かつ個別課題の解決に必要な制度的サービスと近隣住民のインフォーマルケアとの有機的包括的ケア，さらには個別課題を抱えている人を排除，蔑視せず，地域住民として包摂し，支え合う福祉コミュニティー（ケアリングコミュニティー）づくりを総合的に展開する，すなわちコミュニティーソーシャルワーク機能が市町村に求められているのである．

■ 引用・参考文献

1) 浦光博. 支えあう人と人：ソーシャル・サポートの社会心理学. サイエンス社, 1992.
2) 広井良典編. ケアとは何だろうか：領域の壁を越えて. ミネルヴァ書房, 2013.
3) 大橋謙策編. ケアとコミュニティ：福祉・地域・まちづくり. ミネルヴァ書房, 2014.
4) 西平直編. ケアと人間：心理・教育・宗教. ミネルヴァ書房, 2013.
5) 近藤克則編. ケアと健康：社会・地域・病い. ミネルヴァ書房, 2016.
6) 大橋謙策編. 社会福祉入門. 改訂新版, 放送大学教育振興会, 2012.
7) 稲垣久和. 公共福祉という試み：福祉国家から福祉社会へ. 中央法規出版, 2010.
8) 厚生労働省社会・援護局障害保健福祉部企画課. "「国際生活機能分類：国際障害分類改訂版」（日本語版）の厚生労働省ホームページ掲載について". 厚生労働省. 2002-08-05. https://www.mhlw.go.jp/houdou/2002/08/h0805-1.html, （参照2023-11-14）.
9) 宮城孝ほか編. コミュニティソーシャルワークの新たな展開：理論と先進事例. 日本地域福祉研究所監修. 中央法規出版, 2019.

重要用語

家族機能	ネットワーキング型ヨコ社会	地域包括ケアシステム
セーフティネット	福祉コミュニティー（ケアリングコミュニティー）	限界集落
ソーシャルインクルージョン		コミュニティーソーシャルワーク
ICF（国際生活機能分類）	ヒューマンセキュリティー	

2 暮らしと社会保障・社会福祉

学習目標

◑ 社会保障や社会福祉の定義, その範囲や法体系, 予算や規模などについて述べることができる.

◑ 社会保障制度がどのようにつくられ, 現在の姿になっているのか, 社会福祉や社会保険の動向も含め, わが国の社会保障制度の歴史について述べることができる.

◑ 先進国における社会保障制度の発展の歴史を概説できる.

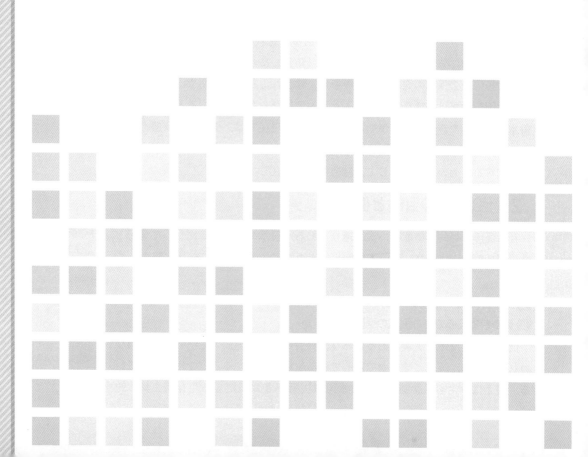

1 社会保障・社会福祉とは何か

1 社会保障の定義

社会保障とは何だろうか．1993（平成5）年の社会保障制度審議会「社会保障将来像委員会第1次報告」によれば，社会保障は，「国民の生活の安定が損なわれた場合に，国民に健やかで安心できる生活を保障することを目的として，公的責任で生活を支える給付を行うもの」と定義している．もう少し具体的にいえば，社会保障とは，病気や事故，失業，退職などで生活が不安定になった場合に，健康保険や年金，社会福祉制度などの公的なしくみを活用して，健やかで安心できる生活を保障することである．

日本で本格的に社会保障制度が整備され始めたのは，第二次世界大戦後のことであるが，当初は，社会保障とは，低所得者などの貧困な状態にある人々を救済するための公的なしくみとして認識されていた．

第二次世界大戦後，日本の社会保障制度構築の契機となった1950（昭和25）年の**社会保障制度審議会の勧告**では，生活上の困窮を引き起こしかねない事態に対して，保険的方法（**社会保険**）か，直接公の負担による方法（**社会扶助**）を用いた経済保障で対応すること，現に生活に困窮している者に対しては，国家扶助（生活保護）によって最低限度の生活を保障すること，これらの方法とあわせて，公衆衛生および社会福祉の向上を図ることが，社会保障制度の内容と位置付けている．

このように社会保障は，貧困な状態にある者を救済すること（**救貧**），または貧困な状態に陥らないようにすること（**防貧**）にねらいが置かれた．

その後の社会保障の発展過程をみると，社会保障制度の範囲や内容，対象者が生活困窮者だけではなく一般の人々も対象になるなど拡大するとともに，給付水準の向上や規模の拡大が進んできている．現在では，低所得の状態だけではなく，なんらかの形で生活の安定が損なわれたときに，安心して生活できるようにするためのしくみとして，社会保障が存在している．

2 社会保障の目的と機能

社会保障の目的と機能は，次の通りである（日本の社会保障について分析した『平成11年版厚生白書』や『平成24年版厚生労働白書*』を基に整理している）．

1 社会保障の目的

a 健やかで安心できる生活の保障

前述の社会保障の定義にあるとおり，社会保障は，国民の生活の安定が損なわれた場合に，国民に健やかで安心できる生活を保障することを目的にしている．例えば，生活保護制度は，日本国憲法第25条に規定する生存権を具体的

に保障する制度として，収入が途絶えた状態でも健康で文化的な最低限度の生活を営むことができるようにしている．雇用保険は，企業の倒産等により失業した者に対して給付金を支給することにより，生活の安定を図るとともに，次の職探しを支援する．

b 個人の自立支援

現代社会は，個々人が自らの生活を自らの責任で営むことが基本であるが，疾病や企業の倒産，現役から引退した後の高齢期など，自分の努力だけでは解決できず，自立した生活を維持できない場合が生じてくる．また，要介護状態になると，自らの力では，食事や排泄も困難になる場合が生じる．社会保障は，こうした場合に，社会保険制度や社会福祉制度を通じて金銭やサービスの提供を行うことにより，自らの意思に基づき，自分の責任と判断により行動できるようにすること，すなわち自立を支援することを目的とする．

2 社会保障の機能

a 生活安定・向上機能

社会保障には，生活の安定を図り，安心をもたらす「生活安定・向上機能」がある．例えば，病気や負傷の場合には，医療保険により低額の自己負担で必要な医療を受けることができる．業務上の傷病等を負った場合には，労災保険により，自己負担なしで受診できる．現役引退後の高齢期には，老齢年金や介護保険により安定した生活を送ることができる．不慮の事故により障害を負った人に対しては，障害基礎年金の制度がある．社会保障によって，生活上の危険（リスク）が生じた場合でも，生活の安定が図られ，安心を得ることができるため，社会保障を「社会的セーフティネット*」と呼ぶことがある．

b 家族機能の支援

子どもの育児や障害（児）者の介護，高齢の親の扶養等，かつては家族や親族の私的扶養で対応してきたものが，家族規模の縮小，生活環境や経済情勢の変化等により，家族等では対応できなくなってきている．社会保障には，こうした育児や介護，老親扶養などの家族機能を代替，または支援する機能がある．例えば，共働き家庭の育児に対しては，保育所がある．要介護の高齢者に対しては，介護保険制度による介護サービスが提供される．

c 所得再分配機能

社会保障には，租税制度と同様に，所得を個人や世帯の間で移転させることにより，所得格差を縮小したり，低所得者の生活の安定を図ったりする所得再分配*の機能がある．例えば，生活保護制度は，税を財源にして「所得の多い人」から「所得の少ない人」への所得再分配である．医療保険制度は，主として保険料を財源とした「健康な人」から「病気の人」への所得再分配である．公的年金制度は，保険料を主要財源にした，現役世代から高齢者への世代間の所得再分配である．

用語解説*
セーフティネット

safety net. サーカスの空中ブランコなどで，落下してもけがをしないように床の上に張られた網（安全網）のこと．または，事態が悪化しないように防止するしくみや装置を指す．本文では，後者の意味で使用している．

用語解説*
所得再分配

所得配分の不均衡の是正や公平化を図るため，所得の高い人から所得の低い人に対して所得を移転すること．税制度や社会保障制度が所得再分配機能をもつ．所得再分配は現金だけでなく，サービス給付による場合もある．なお，所得格差を表す指標としてジニ係数が使われる．

plus α
ジニ係数

イタリアの経済学者であるコラド・ジニが考案した所得格差を測る指標で，0から1までの間をとり，1に近づくほど所得格差が大きいと判断する．0.2〜0.3が望ましいとされ，0.4以上で警戒ライン，0.5以上は是正が必要となる．厚生労働省「平成29年所得再分配調査報告書」によると，日本のジニ係数は当初所得ジニ係数0.5594，所得再分配による再分配所得ジニ係数0.3721で33.5％改善しており，税や社会保障を通じた再分配による．

社会保障は，生活に安心感を与えることや，所得再分配機能があることから，社会を安定化させる機能をもつ．また，景気変動を緩和する経済安定機能がある．例えば，年金が高齢者の消費活動の財源となって，景気を下支えする機能，すなわち**スタビライザー**（安定化装置）機能がある．さらに，医療・福祉分野で約908万人もの就業者がいること（全就業者の13.5％．労働力調査，2022年平均）など，医療・福祉産業と呼ばれるような主要産業の一分野になっている．

3 社会保障を支えるもの

1 相互扶助と社会連帯

社会保障は，生活に困ったときには互いに助け合うという「**相互扶助の精神**」と，社会の一員であるからには皆で協力し合うという「**社会連帯の精神**」によって支えられている．社会保障制度が整備されていなかった時代においては，生活が苦しくなったときには助け合いが行われてきたが，家族や親族の間，あるいは狭い地域内のものであった．こうした個人や地域の助け合いだけでは限界がある．そこで，法律で社会保険制度をつくったり，いろいろな社会福祉制度をつくったりして，日本中のすべての人々を対象にした社会的な助け合いと社会連帯のしくみができた．これが社会保障制度であるといえる．

例えば，かつては年老いた親の扶養は，基本的にはその子どもたちが行うべきものであった．現在でも精神的には子どもたちの世代の役割は重要であるが，金銭的な扶養については公的な年金制度が中心となり，介護については介護保険制度により対応が図られている．病気や事故によって働けなくなり収入の道が閉ざされたときでも，社会保障制度が整備されていない時代には，家族や親族間の助け合いがあるくらいであったが，現在では，生活保護制度により最低限の生活保障が行われる．

2 ノーマライゼーション

社会福祉の分野においては，**ノーマライゼーション**（normalization）の考え方が重要である．ノーマライゼーションとは，障害がある人もない人も，共に地域社会の一員として生活をしていくことができる社会が望ましいとする考え方である．身体や精神に障害というハンディキャップを負った場合でも，個人の尊厳が尊重されつつ，健やかで安心できる生活を送れるようにするために，障害者福祉施策をはじめ，各種の福祉施策が展開されている．また，障害者は人里離れた地域の施設で生活するのではなく，住み慣れた地域で在宅生活を送るほうが望ましいとされる．各種の福祉施策の基本理念として，ノーマライゼーションの考え方がある．

➡ ノーマライゼーションについては，p.154 plus α参照.

3 社会保障の財源

社会保障制度の給付を支える財源は，租税や社会保険料であるが，これらの負担は大勢の人々によって支えられている．特に社会保険制度の場合には，被

保険者が保険料を負担することによって，疾病や要介護状態になったとき，あるいは高齢期に，医療保険制度や介護保険制度，年金保険制度から給付が行われるものであり，保険料負担は制度を支えるものとして大変重要なものである．

4 社会保障の範囲

　社会保障の範囲は，欧米先進国の例をみても，国により異なっているが，日本では伝統的に，1950年の社会保障制度審議会勧告の定義（➡p.22参照）を踏まえて，社会保障の範囲を，**公的扶助（生活保護）**，**社会保険**，**社会福祉**，**公衆衛生**に区分してきた（**図2.1-1**）．

　このように日本では，社会保障という用語は，社会保険や社会福祉，公衆衛生などを含む広い範囲を指す言葉として用いることが一般的である．しかし，「社会保障の定義」の項で述べた通り，社会保障を国民に対して「生活を支える給付を行うもの」ととらえたときには，公衆衛生や環境衛生は，社会保障そのものというよりは，社会保障の基盤を形作る制度として位置付けたほうがよいとする見方もある．

　また，厚生労働白書では，社会保障の範囲を制度の目的や機能に着目して，次のような区分にすることが多い．

❶**所得保障**　生活保護や年金制度のように，現金を支給することにより，低所得者や高齢者などの所得を保障するもの．

❷**医療保障**　医療保険制度や医療制度のように，疾病や傷害の治療のための医療費の保障や医療サービスの提供を保障するもの．

❸**社会福祉**　保育が必要な児童や，障害児や障害者，要介護の高齢者など，ハンディキャップ（不利な状態）を負った人々に対して，福祉サービスの提供や手当の支給により生活を支援するもの．対象者により，児童福祉，母子・父子・寡婦福祉，障害者福祉，高齢者福祉等に区分される．

　なお，日本国憲法第25条第2項で「国は，すべての生活部面について，社会福祉，社会保障及び公衆衛生の向上及び増進に努めなければならない」と規定して，「社会福祉」と「社会保障」という言葉を並列的に使用している．この場合の「社会保障」とは，英語の"social security"と同様に，年金制度などの所得保障的な制度を指しているものと解されている．

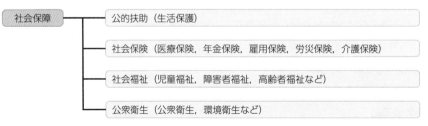

図2.1-1　社会保障の区分

そこで，本章では，「社会保障」という言葉を用いるときには，社会保険や社会福祉も含めた広い概念でとらえることとする．

5 社会保障の法体系

1 社会保障と日本国憲法

社会保障関係の各種の法律に基づき，具体的な社会保障制度が創設される．法律では，法の目的，国や地方公共団体の責務，国民に対する給付の内容，給付を受ける手続き，国や地方公共団体の負担等が定められる．

日本国憲法で，社会保障制度の法的基礎（法学では「法源」という）となっている中心的な規定は，**第25条**である．

第1項において，国民の基本的人権の一つである**生存権**を保障している．第2項では，国（地方公共団体を含む）に対して，社会福祉や社会保障，公衆衛生の向上および増進に努めるべき責務があることを明確にしている．なお，第1項の生存権の保障という理念を具体的な法制度にしたものが，生活保護法である．

日本国憲法第25条
　第25条　すべて国民は，健康で文化的な最低限度の生活を営む権利を有する．
　2　国は，すべての生活部面について，社会福祉，社会保障及び公衆衛生の向上及び増進に努めなければならない．

憲法第25条をめぐっては，朝日訴訟*や堀木訴訟*など，最高裁判所まで争われた裁判を通じて，その法的性格について一定の解釈が示されている．

憲法第25条の法的性格に関する三つの学説
●**具体的権利説**
　憲法第25条は，直接に国民に対して具体的な権利を与えたものである．法律が存在しない場合でも，本条を根拠として訴訟を起こすことができる．
●**抽象的権利説**
　生存権は法律によって初めて具体的な権利になるものであるが，憲法第25条は，国に立法・予算を通じて生存権を実現すべき法的義務を課している．
●**プログラム規定説**
　憲法第25条は，国政の目標または方針を宣言したプログラム規定である．国民の生存権を保障するよう政治的・道徳的義務を国に課したものにすぎず，個々の国民に対して具体的な権利を保障したものではない．
（注）最高裁の判決は，基本的にプログラム規定説の立場に立つが，学説では，抽象的権利説が多数説である．

２ 社会保障の法体系

社会保障関係の法律は，社会保険や社会福祉関係，公衆衛生関係など多数に上る．その上，毎年，国会で10本程度の社会保障関係の法律の一部改正や，新たな法律の制定が行われている．こうした多数の法律を，社会保障のしくみと，社会保障の範囲で整理したものが，**表2.1-1**である．

表2.1-1　日本の社会保障制度の体系

		所得保障	医療保障	社会福祉	法制度の例
社会保険	年金保険	老齢基礎年金 老齢厚生年金 遺族年金 障害年金　等			国民年金法 厚生年金保険法 各種共済組合法 農業者年金基金法
	医療保険	傷病手当金 出産育児一時金 葬祭費　等	医療費保障 健診・保健指導		国民健康保険法 健康保険法（全国健康保険協会管掌健康保険，組合管掌健康保険） 各種共済組合法 船員保険法 高齢者医療確保法
	介護保険		施設サービス 居宅サービス 福祉用具購入 住宅改修費		介護保険法
	雇用保険	失業等給付 （求職者給付， 高年齢雇用継続給付 　等）			雇用保険法
	労働者災害補償保険	休業補償給付 障害補償給付 遺族補償給付 介護補償給付　等	療養補償給付		労働者災害補償保険法
社会扶助	公的扶助（生活保護）	生活扶助 教育扶助 住宅扶助　等	医療扶助	介護扶助	生活保護法
	社会手当	児童手当			児童手当法
		児童扶養手当			児童扶養手当法
	社会サービス　児童福祉			保育所サービス 児童健全育成 児童養護施設　等	児童福祉法
	社会サービス　障害（児）者福祉		自立支援医療 （育成医療・更生医療・精神通院医療）	在宅サービス 施設サービス 社会参加促進　等	障害者総合支援法 身体障害者福祉法 知的障害者福祉法 児童福祉法
	社会サービス　老人福祉			老人福祉施設 生きがい，生活支援施策　等	老人福祉法
	社会サービス　母子父子寡婦福祉	母子父子寡婦福祉資金貸付		自立支援 生活指導　等	母子父子寡婦福祉法

注）主要な社会保障制度を整理したもので，個々の給付や事業は例示であり，本表に記載できないものが数多くあることに注意．
　なお，高齢者医療確保法は「高齢者の医療の確保に関する法律」の略称，障害者総合支援法は「障害者の日常生活及び地域生活を総合的に支援するための法律」の略称，母子父子寡婦福祉法は「母子及び父子並びに寡婦福祉法」の略称である．

ここで，社会保険と社会扶助という社会保障のしくみについて説明をしよう．

　社会保険とは，保険の技術を用いて保険料を財源として給付を行うしくみである．生命保険会社等の民間の保険と類似点もあるが，基本的に異なる点は，社会保険の場合，国や公的な団体が保険者となること，被保険者は強制加入であること，財源が保険料だけでなく国庫負担等が加わる場合が多いこと，低所得者に対しては保険料の減免等の方法が導入されることである．

　社会扶助とは，租税を財源にして保険の技術を用いずに給付を行うしくみである．国や地方公共団体の施策として，国民や住民に対して現金給付またはサービスの提供が行われる．社会福祉制度は，ほとんどが社会扶助の手法で実施されている．

6 社会保険と社会福祉

　前項で説明したように，社会保険と社会福祉では，社会保障としてのしくみが異なっている．

　社会保険と社会福祉の理解を深めるために，両者を比較すると**表2.1-2**のようになる．**社会保険**は，被保険者が保険料を拠出して，傷病（医療保険）や高齢期（年金保険），要介護状態（介護保険），失業（雇用保険），労働災害（労災保険）等の保険事故にあったときに，保険からサービスや現金の給付が行われるものである．

　一方，**社会福祉**は，障害をもっている人々（障害者福祉）や保育に欠けている乳幼児（児童福祉），母子・父子・寡婦家庭など，なんらかのハンディキャップをもっている人に着目して，行政機関が社会的支援を行うものである．

　したがって両者を比較すると，**表2.1-2**の通り，さまざまな相違がある．自己負担について補足すると，社会保険の場合には定率負担という**応益負担**が，

表2.1-2　社会保険と社会福祉の比較

項　目	社会保険	社会福祉
対象となるもの	誰でも起こり得る可能性がある事故（リスク）	ハンディキャップをもった人間
目　的	生活の保障・生活の安定，保険事故からの回復	生活の保障・生活の安定，自立支援，社会参加
保障方法	現金給付が中心 現物給付もある	現物給付が中心 現金給付もある
保障の特徴	一定の要件に該当すれば誰でも受給，一律的な給付	一定の要件の中に所得要件が入ることが一般的，個別的な給付
保障する者	保険者（国，地方自治体，組合等）	行政機関（地方自治体が中心）
財　源	保険料（公費負担，自己負担あり）	租税（自己負担あり）
制度の例	年金保険，医療保険，介護保険，雇用保険，労災保険	生活保護，児童福祉，障害者福祉，老人福祉，母子父子寡婦福祉
社会保障給付費 （2021年度）兆円	厚生年金23.4，国民年金24.4，健康保険11.4，国民健康保険9.3，高齢者医療15.8，介護11.0ほか	生活保護3.6，社会福祉11.6，家族手当2.6ほか

社会福祉の場合には負担能力に応じて負担するという**応能負担**がとられることが一般的である。

7 ライフサイクルからみた社会保障

社会保障制度は、私たちが生まれてから亡くなるまでの過程（ライフサイクル）において、さまざまな場面で私たちの生活に関係している。

図2.1-2は、日本の社会保障制度について、生まれてから亡くなるまでの個人のライフサイクルに応じて、出産、育児、病気、障害、失業、高齢期の退職など、生活を不安定にさせる要因が生じたときに、どのような施策（サービス

plus α
ゆりかごから墓場まで
第二次世界大戦後、他国よりも一足早く社会保障制度の整備に取り組んだイギリスの社会保障を表す言葉として、「ゆりかごから墓場まで (from the cradle to the grave)」という表現が使われた。生まれてから亡くなるまでの間、社会保障制度が整備されている状態を示す言葉である。

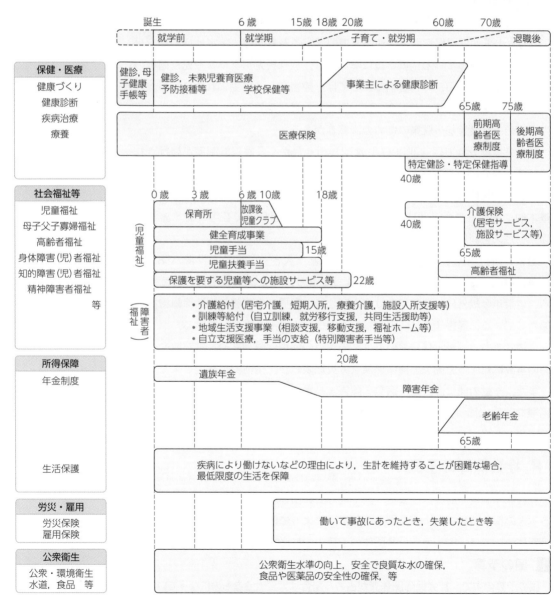

図2.1-2　ライフサイクルからみた社会保障制度

や金銭給付など）があるのかを示したものである．

　具体的な例を挙げて説明してみよう．保健・医療分野では，誕生前には母子保健制度による妊婦健診があり，生まれてからは定期健診や予防接種，学校保健等がある．生涯の医療費保障としては，**医療保険制度**により，医療費の３割（義務教育就学前の児童は２割）の一部負担のほかは保険給付で対応される．70～74歳では２割の一部負担（現役並み所得の者は３割負担），75歳以上では１割負担（現役並み所得の者は３割負担）となる．2020年10月現在，毎日約714万人の人々が医療機関に通院し，約121万人の人々が入院して，傷病の治療を受けている．

　社会福祉分野では，児童福祉として，中学３年まで**児童手当**が支給され，共働き世帯の場合には保育所サービスがある．2023年４月１日現在では，約272万人の乳幼児が保育所等（幼保連携型認定こども園等，特定地域型保育事業を含む）に通っている．就学後においては，放課後児童クラブや児童館等の健全育成事業がある．障害者福祉としては，障害をもって生まれたり，事故等により障害をもったりした場合には，居宅サービスや施設サービスの提供や手当の支給，社会参加・就業のための訓練等がある．

　高齢者福祉分野では，2000（平成12）年４月から**介護保険制度**が施行されている．要介護（要支援）認定者数は約690万人（2022年３月末）であり，このうち約589万人（令和３年度１ヵ月平均）が，介護保険制度に基づき，基本的に１割（高所得者は２割または３割）の自己負担で在宅介護や施設介護サービスを利用している．

　老後の所得保障では，**公的年金制度**の役割は大きく，高齢者世帯の58.2％は家計収入の８割以上が公的年金となっており，年金が老後生活を支えている．老齢年金以外に，遺族年金は本人死亡後の配偶者や家族の生活保障機能を果たしている．障害年金は，障害者の所得保障の役割を果たしている．

　労働者である現役世代においては，失業時の**雇用保険制度**や，就業時や通勤時の事故に対する労働災害補償保険（**労災保険**）が，生活安定機能を果たす．

　また，一生の間に，失業・病気・障害・高齢などさまざまな理由から，生活困難な状態に陥ったときには，**生活保護制度**が「最後のよりどころ（セーフティネット）」として生活を支える役割を果たす．

8 社会保障の予算

　社会保障制度の財源は，公費（国や地方公共団体の負担）や保険料（被保険者本人の保険料負担および事業主の負担）によって賄われている．このうち，公費については，国や地方公共団体の予算の中に必要経費が計上される．

1 国の予算

　国の予算の中で，**社会保障関係費**が占める割合は大変大きなものになっている．2023（令和５）年度の政府予算では，社会保障関係費は36.9兆円，一般会

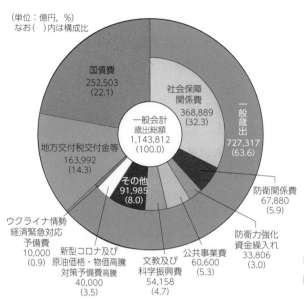

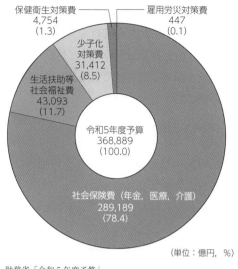

（単位：億円，%）
なお（ ）内は構成比

国債費
252,503
(22.1)

社会保障
関係費
368,889
(32.3)

一般会計
歳出総額
1,143,812
(100.0)

一般歳出
727,317
(63.6)

地方交付税交付金等
163,992
(14.3)

その他
91,985
(8.0)

防衛関係費
67,880
(5.9)

ウクライナ情勢
経済緊急対応
予備費
10,000
(0.9)

新型コロナ及び
原油価格・物価高騰
対策予備費高騰費
40,000
(3.5)

文教及び
科学振興費
54,158
(4.7)

公共事業費
60,600
(5.3)

防衛力強化
資金繰入れ
33,806
(3.0)

注）計数はそれぞれ四捨五入によっているので，端数において合計とは合
致しないものがある.

財務省「令和5年度予算」

図2.1-3　2023（令和5）年度一般会計歳出予算

保健衛生対策費
4,754
(1.3)

雇用労災対策費
447
(0.1)

少子化
対策費
31,412
(8.5)

生活扶助等
社会福祉費
43,093
(11.7)

令和5年度予算
368,889
(100.0)

社会保険費（年金，医療，介護）
289,189
(78.4)

（単位：億円，%）

財務省「令和5年度予算」

**図2.1-4　2023（令和5）年度
社会保障関係費の内訳（政府予算案）**

計全体の32.3%を占めている．国の行政経費にあてる一般歳出（一般会計歳
出から国債費と地方交付税交付金を除外したもの）の中では50.7%を占める
最大の支出項目となっている（図2.1-3）．社会保障関係費を，生活保護費，
社会福祉費，社会保険費（年金・医療・介護保険給付費），保健衛生対策費及
び雇用労災対策費という項目に分けてみると，社会保険費が全体の78.4%を
占めている（図2.1-4）．

2　地方公共団体の予算

　社会保険については，年金保険や雇用保険および労災保険は国が保険者であ
るので，地方公共団体はほとんど関与していない（従来，国が保険者であった
政府管掌健康保険は，2008年10月から全国健康保険協会の運営となった）.

　ただし，国民健康保険制度および介護保険制度の場合には，市町村が保険者
である（国民健康保険については，2018年度から都道府県との共同運営と
なった）．市町村では国民健康保険と介護保険の特別会計を設置し，その中に
保険料や公費負担を財源として必要経費を計上している．例えば，介護保険給
付費に対する公費負担部分（全体の2分の1．残りは保険料負担）は，国が
50%，都道府県および市町村が各25%（施設サービスの場合，国40%，都道
府県35%，市町村25%）の負担となっている.

　また，社会福祉分野では，事業の実施主体の中心は市町村である．事業に要
する費用については，国が2分の1，都道府県が4分の1，市町村が4分の
1という負担割合の制度が多い．生活保護制度の場合には，国が責任をもっ

て実施する法定受託事務という性質から，国が4分の3，都道府県または市（福祉事務所を設置する町村を含む）が4分の1という負担割合となっている．なお，社会福祉分野のサービス利用者に対しては，所得水準に応じた自己負担（社会福祉分野の専門用語としては「**費用徴収**」という）が義務付けられることが多い．

9 社会保障の規模

社会保険や社会福祉などの社会保障制度を通じて1年間に国民に給付される金銭またはサービスの合計額を，**社会保障給付費***という．社会保障制度の充実・拡大や人口の高齢化に伴う年金給付額の増大等により，社会保障給付費は急増している．

2021年度では，社会保障給付費は，約138.7兆円となっている．これは，国の一般会計予算の規模を上回る大きさとなっている．その内訳は，年金が約55.8兆円（全体の40.2%），医療が約47.4兆円（同34.2%），福祉その他（介護保険を含む）が約35.5兆円（同25.6%）である．日本が高齢化社会（総人口に占める65歳以上人口の割合が7%を超えること）の仲間入りをした1970年と比較をすると，給付費全体で約40倍もの伸びとなっている．一人当たりで見ると，110.5万円となっている（**図2.1-5**）．

用語解説 *
社会保障給付費

社会保障の規模を表す指標．社会保障制度を通じて国民に提供される給付費のことであり，ILO（国際労働機関）が定めた基準に基づき，厚生労働省の付属機関である国立社会保障・人口問題研究所が，毎年推計・発表している．給付費の総額や年金，医療，社会福祉などの分野別の内容，給付費に対する負担の内容などがまとめられている．

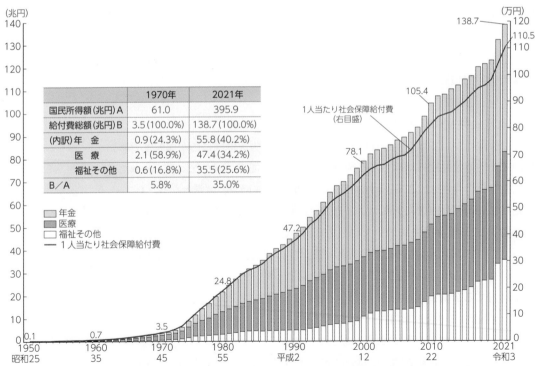

注）図中の数値は，1950，1960，1970，1980，1990，2000，2010，2021年の社会保障給付費（兆円）である．
資料：国立社会保障・人口問題研究所「社会保障費用統計（令和3年度）」

図2.1-5 社会保障給付費の推移

10 社会保障給付費

1 社会保障給付費の特徴

社会保障給付費の内容から，日本の社会保障の特徴が浮かび上がってくる．主な特徴は，次の通りである．

❶社会保険中心型の社会保障　社会保障給付費からみると，社会保険中心型の社会保障である．すなわち，社会保障給付費の約8割は社会保険制度によるものである．また，収入面でも全体の46.2％は保険料（被保険者本人の保険料と事業主拠出分）であり，公費（国や地方公共団体の負担）は40.4％である．

❷年金・医療中心型の社会保障　社会保障給付費の40.2％は年金が占め，次いで医療が34.2％，福祉その他（生活保護における生活扶助や各種福祉制度からの給付）が25.6％となっている．なお，介護保険給付（全体の8.1％）は，福祉その他に分類されている．

❸高齢者関係給付中心型の社会保障　社会保障給付費の60.1％は，年金，高齢者医療等の高齢者関係給付費（83.4兆円）が占める．これに対して，児童・家族関係の給付費は13.3兆円で，全体の9.6％にすぎない．少子高齢社会において，児童・家族関係の充実が求められている．

2 社会保障の課題

増大する社会保障給付費をどのように負担していくのかが最近の大きな政治課題の一つとなっている．**図2.1-5**の通り，国民所得に対する社会保障給付費の割合は，1970年度の5.8％から，2021年度では35.0％と大きく増加し，私たちの家計や企業の経営において，社会保障負担が重くなってきていることを示している．社会保障給付費が138.7兆円（2021年度）ということは，国民全体で138.7兆円の負担をしていることを意味する．保険料で75.5兆円，公費で66.1兆円の負担である．国の税収全体で約69兆円の規模（2023年度予算）であるので，社会保障給付の負担の大きさがわかる．

財務省では，**国民負担率***という概念を利用し，経済成長を維持するためには国民負担率が50％を超えないよう，社会保障制度改革が必要であると指摘してきた（2023年度では，国民負担率は46.8％．財政赤字の部分を含めると，53.9％となる）．ただし，社会保障が充実している西欧諸国では，国民負担率が50％を超えていても経済成長率が日本よりも高い国が多いことから，国民負担率という概念が有効かどうかについては異論も多い．

日本の場合，長期間にわたって税収が落ち込んでいること，国の歳入予算に占める公債依存度が他の先進国よりも高いこと（2023年度予算で31.1％）や，「国の借金」である長期政府債務残高がGDPの約2倍を超える巨額なものとなっているなど，財政状況はきわめて厳しい．国と地方自治体の長期債務残高は，1,280兆円（2023年度予算）に達している．また，高齢化の進行によ

用語解説 *

国民負担率

租税負担額と社会保障負担額（社会保険料負担額）の合計額が国民所得に対する割合．

り，年金，医療などの社会保障給付が増える一方で，少子化の進行により社会保障を支える現役世代の人口が減少しつつある．このため，各種制度における給付と負担の公平化や効率的運営を絶えず図りつつ，新たな財源確保の検討など，将来に向けて持続可能な社会保障制度の構築と社会保障の機能強化を図ることが課題となっている．

📎 **重要用語**

社会保障	社会連帯	応益負担と応能負担
社会保険	ノーマライゼーション	社会保障関係費
社会扶助	所得保障	社会保障給付費
救貧と防貧	医療保障	国民負担率
所得再分配	社会福祉	
相互扶助	憲法第25条と生存権	

2 社会保障・社会福祉の歴史

1 社会保障の歴史を学ぶ

　前節でみた通り，現在では，生まれてから亡くなるまでのライフサイクル（一生の過程）の各時期に応じて，さまざまな社会保障制度が整備されている．これらの制度の多くは，第二次世界大戦後につくりあげられてきたものであるが，制度創設に当たっては，政府内部の検討や国会での審議，国民や関係団体の運動など，実に多くの時間と労力を費やしている．本節では，日本の社会保障制度がどのような経緯を経て現在のような姿になってきたのか，その歴史を説明する（なお，前節で説明した通り，ここでは「社会保障」という用語を，社会福祉や社会保険なども含めた幅広い概念として使用する）．

　社会保障の歴史を学ぶ上で重要なポイントは，政治・経済など各時代の状況について把握する必要があるということである．社会保障制度は，各時代の政治や経済状態，産業構造，人口規模や人口構成，家族形態，国民の生活水準や社会保障に対するニーズ等，さまざまな要因と密接に関係しながらつくられてきているのである．こうした時代背景についても認識する必要がある．

　現在の日本の社会経済体制は，第二次世界大戦の敗戦を経て，民主国家として再出発してから構築されたものであるが，第二次世界大戦終結からすでに70年以上の月日がたっている．そこで，社会保障の歴史を各時代の変化と社会保障分野の法制度の動向から考えて，①戦後の10年間，②高度経済成長期，③1970年代後半から80年代，④90年代，⑤2001年以降から現在まで，の5期に分けて概観してみる（表2.2-1）．また，最初に第二次世界大戦前の状況についても簡単にふれておく．

表2.2-1　社会保障制度の変遷（1945年以降）

時代区分	時代背景	社会保障制度の動向
1945〜54年 （昭和20年代）	・戦後の混乱 ・生活困窮者と衛生問題 ・引揚者対策	**戦後の緊急援護と基盤整備** ・栄養改善，伝染病予防 ・福祉三法体制
1955〜74年 （昭和30・40年代）	・高度経済成長と生活水準 　の向上 ・インフレの進行	**国民皆保険・皆年金と社会保障制度の発展** ・国民皆保険・皆年金の達成（1961） ・福祉六法体制，福祉元年（1973）
1975〜89年 （昭和50・60年代）	・高度経済成長の終焉 　（オイルショックの影響） ・行財政改革	**社会保障制度の見直し** ・老人保健制度（1982），医療保険制度改革（1984），基礎年金の創設 　（1985）
1990〜2000年 （平成以降〜平成12 年）	・少子高齢化の進展 ・低成長経済 ・デフレ基調 ・就業構造の変化	**少子高齢社会に対応した制度構築** ・福祉3プラン（ゴールドプラン，エンゼルプラン，障害者プラン） ・厚生年金の支給開始年齢引上げ（1994） ・介護保険制度の施行，社会福祉基礎構造改革（2000）
2001年〜現在 （平成13年以降）	・財政等の構造改革 ・政権交代 ・人口減少社会 ・情報化社会	**構造改革と社会保障・税の一体改革** ・年金制度改正（2004），医療制度改正（2006） ・後期高齢者医療制度の施行（2008） ・社会保障・税の一体改革（2012）

2 第二次世界大戦前（1945年以前）の状況

　日本の社会福祉は，聖徳太子が四天王寺に悲田院や施薬院等の四院を建て，貧困者や病人の収容，施薬を始めたことが，その始まりと伝えられている．しかし，江戸時代まで，生活困窮者に対して，基本的には親族による私的扶養や地域共同体による救済が一定の役割を果たしていて，全国民を対象とする制度は存在しなかった．日本が近代国家の道を歩み始めた明治時代になって，現在の社会保障制度の萌芽とでも呼ぶべき制度が創設され始めた．

　まず，社会福祉分野であるが，貧困者の救済（救貧）を目的とする制度が中心であった．最初の法制度は，1874（明治7）年に制定された恤救規則である．これは，身寄りがなく，高齢・幼少・疾病・傷害等により労働に従事できない極貧の人々に米を給与するというもので，日本最初の公的扶助制度と位置付けられる．しかし，貧困者の救済は国の義務ではなく，家族や隣人等の互いの助け合い（隣保相扶）を基本原則としているほか，対象者や救済内容をみてもはなはだ不十分なものであった．

　その後，1929（昭和4）年に，今日の生活保護法の前身ともいうべき**救護法**が制定された．救護法は，貧困者の救済を国の義務とするなど，恤救規則よりは進歩したものであったが，被救護者に欠格条項が設けられ，対象が限定されているほか，給付内容・水準，対象者の権利等，まだ不十分な内容であった．

　社会保険制度については，まず官吏（公務員）や軍人に対する恩給制度（一種の退職年金・退職一時金制度）が，1890（明治23）年の官吏恩給法と軍人恩給法によって始められた．また，民間企業でも，相互扶助としての共済制度

が徐々に整備されていき，社会保険の前身としての機能をもち始めたが，企業内福利厚生という性格のものであった．

　日本で最初の社会保険は，1922（大正11）年に公布され，1927（昭和2）年から実施に移された健康保険法に基づく公的な医療保険制度であった．これは，工場・鉱業労働者を対象に，強制加入で，保険料は労使の折半負担，制度の運営は政府管掌と健康保険組合管掌の2本立てといった内容で，ドイツの社会保険制度を参考にして整備されたものであった．続いて，1938（昭和13）年には，自営業者，農業従事者を対象に国民健康保険制度が創設された．1941（昭和16）年には，労働者を対象とした年金保険制度（厚生年金保険の前身）が創設された．また，1938（昭和13）年には，保健衛生や社会事業，労働関係の行政を行う新しい省として，政府に**厚生省**が創設され，社会保険業務を行う官庁として，保険院が厚生省の外局として設けられた．

　このように，戦前においては，明治以降の資本主義の発展に伴い経済規模が拡大する一方で，経済恐慌による失業問題や生活困窮者の増大，拡大する労働問題等を背景として，特に20世紀に入ってから社会保障制度の整備が進められた．しかし，これらの制度は，現在の制度と比べれば，その内容，対象者数，事業規模等，さまざまな点で不十分なものであり，かつ，第二次世界大戦による戦時経済体制や終戦直後の財政難や経済混乱の中で破綻状態に陥ってしまった．

3 戦後の緊急援護と基盤整備 （表2.2-2）

　第二次世界大戦後から1955（昭和30）年ごろまでは，終戦後の混乱した社会において，数多くの生活困窮者や戦災孤児，浮浪児，あるいは戦争による

表2.2-2　主な法制度の動向〔1945〜54（昭和20〜29）年〕

主な社会情勢		社会福祉関係の法		他の社会保障関係法	
45年	終戦 国際連合成立				
46年	日本国憲法公布 農地改革	46年	（旧）生活保護法制定		
47年	教育基本法制定 労働基準法制定 民法改正 第1回総選挙実施	47年	児童福祉法制定	47年	保健所法制定 労働基準法制定 職業安定法制定 労働災害補償保険法制定
				48年	保健婦助産婦看護婦法制定 予防接種法制定 医療法制定
		49年	身体障害者福祉法制定		
		50年	（新）生活保護法制定 〈福祉三法体制〉	50年	精神衛生法制定
51年	サンフランシスコ講和会議，対日 平和条約・日米安全保障条約調印	51年	社会福祉事業法制定 児童憲章	51年	結核予防法制定
52年	GHQ廃止			52年	栄養改善法制定 戦傷病者戦没者遺族等援護法制定
				54年	厚生年金保険法全面改正

傷^{しょうい}痍者に対する緊急援護が行われるとともに，社会保障制度の基盤整備が進められた時期である．

　第二次世界大戦における敗戦は，日本にとって約310万もの人命の喪失をはじめ，領土の縮小，国富や国民所得の大幅な減少と，国民生活に多大な影響を及ぼした．そればかりでなく，明治以来の日本の政治・経済・社会の体制を否定し，これを一変させる改革をもたらした．終戦直後から，サンフランシスコ講和会議で平和条約が結ばれた1952（昭和27）年まで，日本は連合国軍の占領下に置かれた．GHQ（連合国最高司令官総司令部）の強力な指導の下に，民主国家の建設を目指して，日本国憲法の制定，農地改革，教育改革，財閥解体，女性の参政権を認めた上での総選挙の実施等，さまざまな改革が行われた．GHQの指導は，社会保障制度全般にも及んだ．

　戦後の激しいインフレーションと失業による生活困窮者を救済するために，1946（昭和21）年に**生活保護法**が制定され，不完全ながらも，国家責任の原則，無差別平等の原則，最低生活保障の原則という三原則に基づく**公的扶助制度**が確立された．その後，1947（昭和22）年には児童福祉法，1949（昭和24）年には身体障害者福祉法が制定された．1947年5月には，国民主権，平和主義，基本的人権の尊重を基本とした日本国憲法が施行された．1950（昭和25）年に，憲法第25条（生存権）の趣旨を明確にするなどの観点から，生活保護法が改正された．さらに，1951（昭和26）年には，戦後の日本の社会福祉事業発展の基礎となった**社会福祉事業法**が制定された．

4 国民皆保険・皆年金と社会保障制度の発展 (表2.2-3)

　1955（昭和30）年ごろから1973（昭和48）年の石油危機（オイルショック）までの期間は，高度経済成長とともに，社会保障制度の整備と拡大が行われた時期である．

　1955年に始まった大型景気により，日本は本格的な経済成長過程に入り，以後，石油危機に見舞われた1973年まで，他国に例を見ないほど長期間にわたって高度経済成長を遂げる．経済成長と歩調を合わせ，欧米先進国と同様に，国民の福祉増進の確保を重要な目的とする**福祉国家***を目標に掲げて，各種の法制度の整備が図られていった．

　高度経済成長による国民の生活水準の向上に伴い，生活困窮者や援護が必要な人々に対して，貧困から救済する施策（救貧施策）に加え，一般の人々が疾病にかかる，老齢になるなどにより貧困状態に陥ることをあらかじめ防いでおく施策（防貧施策）の重要性が増していった．救貧施策の代表的なものが生活保護制度であり，防貧施策の代表的なものが社会保険制度である．

　昭和30年代には，国民健康保険法の改正や国民年金法の制定が行われ，この二つの法律の全面施行により，1961（昭和36）年に**国民皆保険・皆年金**の体制が確立した．これにより，すべての国民が必ずなんらかの医療保険制度お

用語解説*
福祉国家

社会保障制度の充実と完全雇用の実現により，国民生活の安定と向上を図ることを国政の中心目標とする国家．

表2.2-3　主な法制度の動向〔1955～74（昭和30～49）年〕

主な社会情勢		社会福祉関係の法		他の社会保障関係法	
55年	GATT正式加盟				
56年	国連に加盟				
	経済白書「もはや戦後ではない」，第1回厚生白書				
				58年	国民健康保険法改正
				59年	最低賃金法制定
					国民年金法制定
60年	国民所得倍増計画	60年	精神薄弱者福祉法制定（後に知的障害者福祉法に改正）		
	安保闘争	61年	児童扶養手当法制定	61年	国民皆保険・皆年金の実施
		63年	老人福祉法制定		
64年	OECD加盟	64年	母子福祉法制定（後に母子及び寡婦福祉法，さらに後に母子及び父子並びに寡婦福祉法に改正）		
	東京オリンピック				
	東海道新幹線開通		〈福祉六法体制〉		
				66年	国民健康保険法改正（7割給付実現）
68年	GNPが世界第3位				
70年	高齢化社会へ			69年	厚生年金保険法改正（2万円年金）
	大阪万国博覧会開催				
		71年	児童手当法制定		
72年	札幌オリンピック				
73年	第一次オイルショック	73年	老人福祉法改正（老人医療費の無料化）	73年	健康保険法改正
					年金制度改正（5万円年金，物価スライドの導入等）
74年	経済成長率が戦後初めてマイナスに				

よび年金保険制度に加入することになり，病気にかかった場合の医療費保障や，老後の所得保障が確保されることとなった．国民皆保険・皆年金体制は，その後現在に至るまで，日本の社会保障制度の根幹をなしている．

さらに，この時期は，社会保障制度の拡充や給付改善が活発に行われた時期である．社会福祉分野では，老人福祉法の制定をはじめ，福祉関係の主要な法制度が整備され，**福祉六法***体制が確立した．給付改善の代表例としては，生活保護制度の生活扶助基準の引き上げや，年金制度における年金給付水準の引き上げ等のほか，1973（昭和48）年に行われた老人医療費支給制度の実施による，70歳以上の高齢者の医療費の自己負担無料化がある．このほかに年金制度での給付水準の大幅引き上げや，医療保険制度での保険給付率の改善等が行われたことから，1973年は「**福祉元年**」とも呼ばれた．

用語解説 *
福祉六法
生活保護法，児童福祉法，身体障害者福祉法，知的障害者福祉法，老人福祉法，母子及び父子並びに寡婦福祉法の六つの法律を総称する言葉．

5　社会保障制度の見直し期（表2.2-4）

1970年代から80年代は，石油危機後の経済基調の変化と財政問題などから，社会保障制度全般の見直しが行われた時期である．

1973年秋に起きた石油危機から，石油価格の高騰を主たる原因とする経済不況と産業構造の転換の必要性から，日本経済の高度成長は終焉を迎え，安定成長時代に入った．経済不況や低成長による税収の落ち込み等から国の財政赤字が増大し，財政は**国債**に依存する状態となった．こうした経済情勢を反映

表2.2-4 主な法制度の動向〔1975～89（昭和50～平成元）年〕

	主な社会情勢		社会福祉関係の法	他の社会保障関係法
75年	国際婦人年，戦後生まれが人口の過半数に			
79年	国際児童年，第二次オイルショック			
81年	第二次臨時行政調査会 国際障害者年			
				82年 老人保健法制定
				84年 対がん10か年総合戦略 健康保険法等を改正
84年	世界一の長寿国に			85年 年金制度改正（基礎年金の導入等）
87年	JR発足 バブル景気		87年 社会福祉士及び介護福祉士法制定	
89年	元号の変更（「平成」へ）消費税の創設		89年 高齢者保健福祉推進十か年戦略（ゴールドプラン）策定	

して，70年代前半から80年代にかけては，国の行財政改革が大きな課題となった．臨時行政調査会の答申等を踏まえ，社会保障制度についても，医療費の急増をもたらした老人医療費支給制度や医療保険制度の見直し等，給付内容・水準の見直し，国庫負担の効率化等が進められることとなった．

石油危機の影響は他の先進諸国も同様であり，経済成長の伸びの鈍化や失業者の増加，人口高齢化等に伴う財政負担の増大等から「福祉国家の危機」が叫ばれ，社会保障制度や行財政制度の見直しが進められていった．

この時期の代表的な制度改正等として，医療保険制度では，まず1982（昭和57）年，老人医療費の自己負担無料化を見直して**患者の一部負担**を導入するとともに，老人医療費を各医療保険者間で公平に負担することを目的とする**老人保健制度**の創設がある．次に1984（昭和59）年，従来被保険者本人に対しては10割給付であった保険給付を見直し，定率1割負担を導入した健康保険法等の一部改正がある．また，年金制度では，1985（昭和60）年に従来職域集団ごとに分立していた制度を見直し，全国民共通の**基礎年金制度**を導入した大規模な制度改正が行われた．

6 少子高齢社会に対応した制度構築（表2.2-5）

1990年代から現在までは，少子高齢社会に対する取り組みが大きな課題となり，社会保障制度においても将来を見据えた見直しが行われた時期である．

1980年代ごろから高齢社会に対する取り組みが大きな課題となってきた．平均寿命の延伸と少子化により日本の人口の高齢化は急速に進み，1994（平成6）年には**高齢化率***が14％を超えた．2022年10月1日現在では29.0％と，世界トップクラスである．

高齢化の進展は，社会保障制度では，増大する老人医療費の負担，年金制度の設計，高齢者介護のありかたに問題を投げかけた．医療保険制度や年金制度では，増大する医療費，年金給付に対する保険料や公費負担の増大を抑制する

用語解説*
高齢化率

総人口に占める65歳以上人口の割合．国連の定義では，7％を超えると「高齢化社会」，14％を超えると「高齢社会」という．日本は，1970年に7％を超え，1994年に14％を超えた．7％から14％に要した年数を倍加年数といい，高齢化のスピードを示す．

表2.2-5　**主な法制度の動向〔1990～2000（平成2～12）年〕**

	主な社会情勢		社会福祉関係の法		他の社会保障関係法
90年	株価下落始まる（バブル景気の崩壊の始まり）, 1.57ショック	90年	老人福祉法等社会福祉関係八法の改正		
91年	ソビエト連邦消滅. ロシア連邦その他の誕生				
		92年	福祉人材確保法, 看護婦等人材確保法制定		
		93年	障害者基本法制定		
94年	高齢化率14%を超える	94年	エンゼルプラン策定 新ゴールドプラン策定	94年	年金制度改正（厚生年金の支給開始年齢の引上げ等）
95年	阪神・淡路大震災	95年	障害者プラン策定	95年	高齢社会対策基本法制定
97年	消費税率引き上げ（3%→5%）	97年	児童福祉法改正 介護保険法制定	97年	介護保険法制定
98年	長野オリンピック				
99年	国際高齢者年	99年	ゴールドプラン21策定		
		00年	社会福祉法制定 児童虐待防止法制定	00年	年金制度改正 介護保険制度施行

ために, 給付と負担の公平を図る方向で種々の改正が行われた. 例えば, 健康保険法等の改正による被保険者本人の一部負担割合の増大, 長期入院の是正, 在宅医療の推進, また, 厚生年金法の改正による厚生年金の支給開始年齢の引き上げ（60歳から65歳へ）や給付水準の見直しと保険料負担の上昇抑制などの対策が講じられた.

　高齢者介護問題に対しては, 1990（平成2）年からの高齢者保健福祉推進十か年戦略（**ゴールドプラン**）の推進, 1994（平成6）年の新ゴールドプランの策定, 1997（平成9）年の介護保険法の制定, 1999（平成11）年ゴールドプラン21の策定, 2000（平成12）年4月からの介護保険制度の施行などの対策が講じられた.

　少子化対策としては, 1990年に前年の合計特殊出生率が戦後最低であることが判明した「1.57ショック」以来, 政府としての取り組みが行われることとなった. **エンゼルプラン**（1994年12月）や新エンゼルプラン（1999年12月）の策定・実施により, 保育所定員の増大や育児休業制度の創設等が行われた.

➡ 合計特殊出生率については, p.138 plus α 参照.

7 介護保険と社会福祉基礎構造改革 (表2.2-5)

　1990年代以降の社会保障制度では, 社会福祉分野に大きな変化がみられた.

　すなわち, ノーマライゼーションの理念の一般化や, 在宅福祉の強化, 保健・医療・福祉の連携, 住民に身近な市町村中心の福祉行政の展開, 利用者本位・自立支援, 民間活力の活用といった, 社会福祉分野における新しい考え方を基盤として, 戦後の社会福祉制度のしくみを大きく変える制度改正が行われた.

　一つ目は, 1990（平成2）年の老人福祉法等の**福祉関係八法の改正**であった. 福祉行政推進の中心を市町村とし, 老人保健福祉計画の策定を義務付ける

➡ 福祉関係八法の改正については, p.113 plus α 参照.

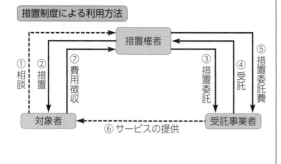

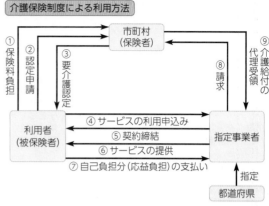

図2.2-1　措置制度による利用と介護保険制度によるサービス利用

ことにより，各市町村では計画的に老人保健福祉の基盤整備を図ることとされた．

　二つ目は，**介護保険制度の創設**である．介護保険制度は，高齢期の不安要因である介護問題について社会全体で支えていこうとする新たな社会保険制度である．従来，日本の福祉サービスの一般的な利用手続きであった**措置制度***を改め，社会保険を活用した利用契約（利用契約制度）に切り換えた点に大きな意義がある（図2.2-1）．介護保険制度により，介護サービスの利用者はサービス事業者を選択し，契約を結んで事業者と対等な関係でサービスを利用できることとなった．措置制度時代の「行政機関中心」から，「利用者本位」あるいは「利用者主体」のサービス利用手続きとなった．

　三つ目は，2000（平成12）年に行われた社会福祉事業法の改正（改正により社会福祉法と改称）を中心とする**社会福祉基礎構造改革***である．これにより，2003（平成15）年4月から，障害者福祉分野においても障害者がサービス事業者や施設を選択して，契約によりサービスを利用する障害者支援費制度が導入されることとなった．また，社会福祉法に社会福祉事業の情報提供の規定が盛り込まれ，福祉分野の情報公開が進められた．

8 構造改革と社会保障・税の一体改革 (表2.2-6)

　1990年代における長引く経済不況から税収が落ち込む一方で，政府は，不況脱出を目的とする公共事業実施のための財源や税不足の補填として，国債を大量に発行することとなった．その結果，国の財政状態は国債依存と大量の国債残高を抱えるという，先進国の中では最悪の状態となった．2001（平成13）年に誕生した小泉内閣では，「構造改革なくして成長なし」をスローガンに，経済の構造改革や規制改革，社会保障改革，郵政改革等，多くの制度改正が進められた．

用語解説 *

措置制度

市町村等の行政機関が，法に基づく要件に合致すると判断する人を対象に必要な福祉サービスを決定し，それを提供するしくみ．利用者にとってサービスを選択できない，手続きに時間がかかる，利用に当たって心理的抵抗感があるなどの問題が指摘されていた．介護保険制度が導入されるまで，日本の社会福祉分野では措置制度によるサービス利用が一般的であった．

用語解説 *

社会福祉基礎構造改革

社会福祉事業，社会福祉法人，措置制度など，社会福祉の共通基盤制度について，当時の厚生省（現厚生労働省）が行った改革．利用者の立場での社会福祉制度の構築，サービスの質の向上，社会福祉事業の充実・活性化，地域福祉の推進などがうたわれた．

表2.2-6 主な法制度の動向〔2001（平成13）年〜現在〕

主な社会情勢	社会福祉関係の法	他の社会保障関係法
01年 中央省庁再編 小泉内閣，構造改革推進		02年 健康保険法等改正（被保険者本人の3割負担等）
03年 合計特殊出生率1.29と1.3を下回る	03年 障害者支援費制度施行 次世代育成支援対策推進法制定	03年 少子化社会対策基本法制定
	04年 発達障害者支援制度 子ども・子育て応援プラン策定	04年 年金制度改正
05年 総人口が前年よりも減少する 合計特殊出生率1.26と過去最低	05年 障害者自立支援法制定 高齢者虐待防止法制定	05年 介護保険制度の改正
		06年 医療制度改革
07年 高齢化率21％を超える	07年 児童手当法，社会福祉士及び介護福祉士法改正	
08年 リーマンショック 09年 政権交代（民主党内閣）		08年 後期高齢者医療制度施行
	10年 子ども・子育てビジョン策定 子ども手当の支給	
11年 東日本大震災	11年 障害者基本法改正 障害者虐待防止法制定	11年 介護保険制度改正
12年 社会保障・税の一体改革 政権交代（自民党・公明党内閣）	12年 障害者総合支援法制定 子ども・子育て関連3法制定	
	13年 生活困窮者自立支援法制定	13年 社会保障制度改革プログラム法施行
14年 消費税率8％に		14年 医療介護総合確保推進法制定
	15年 認知症施策推進総合戦略（新オレンジプラン）	15年 国保改革（国保の都道府県単位化等）
18年 高齢化率28％を超える 19年 元号の変更（「令和」へ） 消費税率10％に	19年 幼児教育・保育の無償化 認知症施策推進大綱策定	19年 年金生活者支援給付金法施行
20年 新型コロナウイルス問題	20年 社会福祉法改正	

　社会保障制度では，社会保障給付の増大に伴い税や社会保険料負担も増大していることから，給付の抑制と負担増の抑制が課題となった．2004（平成16）年の公的年金制度の改正，2005（平成17）年の介護保険制度の改正，2006（平成18）年の医療制度の改正等が行われた．

　2009（平成21）年の総選挙の結果，従来の自民党中心の政権から民主党中心の政権へと，政権交代が行われた．民主党政権では，子ども手当の創設等が行われた．さらに，社会保障改革とそのための財源の確保と財政健全化を同時に行う「社会保障と税の一体改革」を行うこととし，2012（平成24）年8月，消費税引き上げのための税制改正法や子ども・子育て支援法，年金制度改正法等の関連法が成立した．2012年の総選挙の結果，再び政権交代が行われ，2013（平成25）年には，社会保障改革の当面の方向性を明らかにする**社会保障制度改革プログラム法***が成立した．

　2014（平成26）年から2019（令和元）年にかけて，消費税が5％から10％に引き上げられ，その増税財源を活用して，2014年度に医療介護総合確保基金の創設，2019年度には年金生活者支援給付金制度の実施，幼児教育・保育の無償化等が行われた．また，マイナンバー制度（社会保障・税番号制度）が，「行政手続きにおける特定の個人を識別するための番号の利用等に関する法律」（マイナンバー法）により創設され，市町村から住民に対して**マイ**

用語解説＊
社会保障制度改革プログラム法

正式には「持続可能な社会保障制度の確立を図るための改革の推進に関する法律」という．

用語解説＊
マイナンバー（個人番号）

日本に住所を有するすべての人（外国人も含む）に対して，市町村が交付する12桁の番号．マイナンバーによって，社会保障・税・災害対策の3分野で，複数の機関に存在する個人情報が同一人の情報であることを確認できる．申請によりこの番号を記載したマイナンバーカード（個人番号カード）が発行される．

ナンバー*（個人番号）が付与されている．マイナンバーは，社会保障・税・災害対策の3分野で活用することとされている．

2010年代に長期政権となった安倍内閣においては，「全世代型社会保障」の構築が目標に掲げられ，前述の幼児教育・保育の無償化や，「働き方改革」として70歳までの雇用の延長等の政策が展開された．また，介護保険制度においては，2025年度を目途に，市町村による**地域包括ケアシステム**の構築に向けての取り組みが進められた．

9 世界の社会保障の歴史

社会保障の発展の歴史を世界史的にみると，イギリスの救貧法とドイツで誕生した社会保険制度が重要な位置を占めている．この両国の社会保障の歴史を概観しよう．

1 イギリスの社会保障

イギリスでは，エリザベス朝時代の1601年，放浪して物乞いをする者や浮浪者をなくすことを目的として**救貧法**（Poor Law）が制定された．これが，世界の社会保障の歴史の中で，公的扶助制度の起源といわれている．

その内容は，教区ごとに治安判事から任命された貧民監督官に対し，家族から支援が得られない貧困者を救済する義務を課す一方で，その財源として資産に対して地方税（救貧税）を課すことができる権限を与えた．後に，18世紀の産業革命によって生じた都市部の新たな貧困層に対応するために，1834年，救貧法の大改正（新救貧法の制定）が行われた．

後述するように社会保険の発祥の地はドイツであるが，イギリスでは1911年に，健康保険と世界で初めての失業保険とからなる国民保険法が制定された．

第二次世界大戦中の1942年，「社会保険と関連サービス」という報告書（**ベヴァリッジ報告**）が発表された．これは，イギリスの学者で失業問題の権威であるウィリアム・ベヴァリッジ（Beveridge, W.H.）を長とする委員会が，イギリス政府の求めにより作成した報告書である．ベヴァリッジ報告では，完全雇用の実現，児童手当制度および国民保健サービスの整備を前提に，全国民が加入する均一負担・均一給付の社会保険制度を構築することにより，全国民に必要最低限度の生活（**ナショナルミニマム**）を保障することを提言した．戦後，イギリスでは労働党政権が誕生し，この報告書の提言に従って，1946年，国民保険法や国民保健サービス（NHS）法を制定するなど，「福祉国家イギリス」がつくられていくこととなった．

1980年代の保守党のサッチャー政権時代には，国が主体となっている福祉制度の見直しが行われ，国営医療（NHS）や社会福祉の分野に一部民営化を導入し，競争原理を高めていくNHS改革およびコミュニティケア改革が行われた．

2 ドイツの社会保障

　ドイツでは，19世紀後半にドイツ帝国が成立した後，「鉄血宰相」と呼ばれたビスマルク首相のもとで，社会主義鎮圧法（1878年）によって労働組合の解散等，社会主義運動を弾圧する一方，労働者の保護政策として，1880年代に世界で初めての社会保険制度がつくられた．これが「アメとムチの政策」と呼ばれたものである．ビスマルクが構築した社会保険は，医療保険にあたる「疾病保険」（1883年），労働災害保険にあたる「災害保険」（1884年），老齢年金にあたる「廃疾老齢保険」（1889年）である．

　こうしたドイツの取り組みは，他の西欧諸国や日本においても，社会保険制度が整備されていく契機となった．

　第二次世界大戦後のドイツでは，東西ドイツに分断されて，それぞれの社会経済体制のもとで社会保障の充実が図られていった．西ドイツから現在のドイツに至るまで，社会保障制度の中心は社会保険であるが，医療費の増大や年金給付の増大に対して，さまざまな制度改正が行われている．また1994年には，世界で初めての本格的な介護保険制度が創設され，1995年1月から施行されている．ドイツの介護保険制度は日本の介護保険制度創設の検討に影響を及ぼした．

10 社会保障の国際比較

　社会保障制度を国際比較して優劣を論ずるような議論があるが，実際には国際比較には難しい面が多々存在する．まず，各国で「社会保障制度」と呼ばれているものは，医療費保障制度や年金制度，福祉サービス等で構成されているという外見は似ていても，個別の制度を詳しくみると，財源のありかたから給付水準・給付対象・給付要件など，細かな違いが多い．各国の社会保障制度は，その国の国民性や価値観などを基礎にして，社会体制・経済体制・政治的条件等を反映しながら形成されてきたものであり，相違があって当然である．

　例えば，医療費保障といっても，日本やドイツ，フランスのように医療保険制度で対応する国もあれば，イギリスのように租税財源を基にした国民保健サービス（NHS）で対応する国もある．一方，世界最大の経済大国アメリカでは，公的な制度はメディケアと呼ばれる高齢者医療費保障制度と，メディケイドと呼ばれる低所得者向けの医療扶助制度があるだけで，勤労者を中心とする一般の人々に対する公的制度がなく，民間保険に依存している．この結果，約4,600万人といわれる無保険者が存在し，医療費に不安感をもっている人々が多かった．そこでオバマ政権では，公的補助の充実により大多数の国民を医療保険に加入させる医療保険改革法を成立させた（2014年施行）．

　OECD基準による社会支出＊の対GDP比を比較してみると，図2.2-2の通り，日本はイギリスより上回っているが，アメリカ，ドイツ，フランス，スウェーデンよりは低い．スウェーデンは「高福祉・高負担の国」であり，仮に

日本の対GDP比をスウェーデン並みに引き上げるとすれば，社会保障にあてる保険料や税の負担を現行の2倍程度に引き上げなければならなくなる．ちなみに，スウェーデンの消費税率は25％である．ただし，スウェーデン国民が高負担に苦しんでいるわけではなく，高負担の見返りに高水準の育児休業手当や失業給付，医療費保障などが行われている．国民から支持されているから，現在の「福祉先進国」の姿がある．

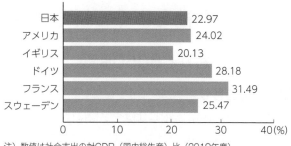

注）数値は社会支出の対GDP（国内総生産）比（2019年度）.
国立社会保障・人口問題研究所. 社会保障費用統計（令和3年度）.

図2.2-2　OECD基準の社会支出の国際比較

　社会保障給付費の財源構成で欧米先進国の社会保障の姿を類型化してみると，ドイツやフランスは社会保険中心型であり，日本もこの類型に入る．一方，イギリスやスウェーデンは租税中心型である．

　福祉国家論の研究者として世界的に著名なエスピン–アンデルセン（Esping-Andersen, G.）は，福祉国家の類型を，自由主義，保守主義，社会民主主義の三つのレジーム（体制）に分けている[1]．

①自由主義レジーム：アメリカが典型で，個人の努力と責任が重視され，市場中心型であり，社会保障は低所得者向けなど選別的である．

②保守主義レジーム：フランスやドイツなどのヨーロッパ大陸の主要国が該当し，伝統的な職能団体が中心となる社会政策という歴史のもとに，家族や職域の役割が大きい福祉国家が形成されている．

③社会民主主義レジーム：スウェーデンなどの北欧諸国が該当し，国家の役割が大きく，行政機関中心の普遍的・平等主義的な社会保障の体系をつくっている．

■ 引用・参考文献

1）エスピン–アンデルセン, G. 福祉資本主義の三つの世界.
　岡沢憲芙ほか監訳. ミネルヴァ書房, 2001.

重要用語

公的扶助制度	高齢化率	ビスマルク
福祉国家	社会福祉基礎構造改革	社会福祉事業
国民皆保険・皆年金	介護保険制度	社会保障・税の一体改革
福祉六法	ベヴァリッジ報告	地域包括ケアシステム
福祉元年	ナショナルミニマム	マイナンバー（個人番号）

3 社会福祉をめぐる新たな課題

1 ひきこもりと8050問題

1 ひきこもり

ひきこもりとは，一般に仕事や学校に行かず，かつ家族以外の人との交流をほとんどせずに，6カ月以上続けて自宅にひきこもっている状態，あるいは近所のコンビニ等に出かける程度の状態をいう．

内閣府による2016（平成28）年9月に公表した15歳から39歳までの者を対象にした調査では，全国の15歳から39歳までのひきこもりの推計数は約54万人，2019（平成31）年3月公表の40歳から64歳までの者を対象にした調査では，中高年のひきこもりの推計数は約61万人であった．これらを合わせると，全国では約100万人以上のひきこもりの人がいるものと考えられる．

国の施策として，厚生労働省はひきこもりの状態にある本人や家族を支援し，本人の自立等を図る「**ひきこもり対策推進事業**」を実施している．まず，2009（平成21）年度から，都道府県・指定都市にひきこもりに特化した相談窓口を有する「**ひきこもり地域支援センター**」の整備が進められた．2013（平成25）年度からは，市区町村の職員を対象とする「ひきこもり支援従事者養成研修」や，当事者に対する訪問支援等に関心のある人を対象に「ひきこもりサポーター養成研修」が実施されている．2018（平成30）年度からは「**ひきこもりサポート事業**」が創設され，市区町村はひきこもり支援の基盤の構築，ひきこもり状態にある人の状況に応じた支援を図るための相談窓口の周知，ひきこもりの本人やその家族が安心して過ごせる居場所づくり，「ひきこもりサポーター」の派遣等を行っている．

さらに，2018年には自治体において，生活困窮者自立支援法の任意事業である就労準備支援事業の一事業として，ひきこもりの状態にあり家族や地域住民等との関係が希薄な者を支援するために，訪問支援（アウトリーチ等）による早期からの継続的な個別支援を実施するとともに，地域において対象者が馴染みやすい就労体験先を開拓・マッチングする取り組み（地域におけるアウトリーチ支援等推進事業）が展開されている．

また，内閣府は2010（平成22）年4月から，**子ども・若者育成支援推進法**に基づき，教育・福祉・雇用などの各分野にまたがる施策を総合的に推進するとともに，ニートやひきこもりの若者への支援を行うための地域ネットワークづくりを進めている．

2 8050問題

8050問題とは，80代の親がひきこもりなどにより自立しない50代の子どもの生活を年金などで支えている問題を指す．こうした親子は，概して社会から孤立しており経済的に苦しい場合が多い．親が身体的に衰弱して介護等が必

plus α

内閣府調査

2022（令和4）年度に実施された「こども・若者の意識と生活に関する調査」によると，15～39歳の層では，2016年度の調査の1.57％から2.05％に，40～64歳の層では，2019年度の調査の1.45％から2.02％に増加し，ひきこもりは推計146万人の上る．

要になってくると，親子の生活が成り立たなくなる「親子共倒れ」の危険性を有している．高齢者人口の増大と中高年のひきこもりにより，8050問題に直面している家族が多く存在しているものと考えられる．

ひきこもりの子どもに対しては，前述の支援に結び付けるとともに，高齢の親に対しては，地域包括支援センターや民生委員の活動等を通じて，適切な相談・助言や必要に応じた介護サービスの利用を促すことが重要である．

2 自殺対策

近年の日本の自殺者は約2万人である．警察庁の「自殺統計」によると，1998（平成10）年以降自殺者は3万人台で推移し，2003（平成15）年には約34,400人であった．しかし，2012（平成24）年から3万人を下回り，2019（令和元）年では20,169人で，1978（昭和53）年に統計を始めて以来，最少の数値となった．その後増加に転じ，2022（令和4）年には21,881人となった．

自殺の原因は多様かつ複雑であるが，2022年の警察庁の分類によると，最も多いのが「健康問題」で，次いで「家庭問題」「経済・生活問題」「勤務問題」の順となっている．不況のときに自殺者が増加する傾向にある．

自殺対策として2006（平成18）年に**自殺対策基本法**が施行された．2016（平成28）年に自殺対策基本法の一部が改正され，政府が策定した**自殺総合対策大綱**を踏まえて，都道府県・市町村に地域の実情に応じた自殺対策計画を定めることを義務付けた．また国は，自殺対策計画に基づいて，事業や取り組みを行う都道府県・市町村に対し交付金を交付することができるとした．

日本の**自殺死亡率**は先進諸国の間では高い水準にあるため，2017（平成29）年に改められた自殺総合対策大綱では，今後10年間の目標として自殺死亡率を先進諸国の水準まで低下させることを目指し，2015（平成27）年比で30％以上下げることが目標とされている．

3 就職氷河期世代の就職問題

就職氷河期は，就職が困難な時期を表す言葉として1990年代半ばに求人情報誌の発行会社によってつくられ，バブル景気崩壊後の1990年代半ばから2000年代前半にかけて企業への就職が困難になった時代を指すことが一般的である．このような厳しい雇用情勢の中で就職活動を行った世代を「就職氷河期世代」という．2023（令和5）年現在の年齢でいえば，30代後半から40代後半の世代が該当する．

就職氷河期では，経済不況により企業が求人数を絞り込んだことから希望する企業へ就職できず，アルバイトやパート等の非正規労働者となる大学卒業者が多数発生した．就職氷河期世代で，不本意に非正規雇用で働いたり無業状態であったりする者は，約100万人と推計されている．ひとたび非正規労働者に

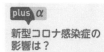

plus α
新型コロナ感染症の影響は？
2020年には新型コロナ感染症問題が起きたが，自殺者数では前年に比べ男性は0.2％減，女性は15.4％増であった．

なるとなかなか正規労働者の職に就くことができず，その結果，低収入や結婚も考えられない状態が続くことになる．公的年金制度の適用においては，アルバイト等の者は国民年金加入者で，正規労働者が加入する厚生年金に比べれば低い年金額となり，高齢期の不安も抱えることになる．

そこで2019（令和元）年6月に内閣府により，これらの者の就職等を支援する「就職氷河期世代支援プログラム」が策定され，政府として3年間の集中的な支援に取り組む方針が示された．このプログラムでは，伴走型の就職相談体制やリカレント教育の確立，採用増加につながる環境整備等を図ることとし，同世代の正規雇用者を30万人増やすことが目標となっている．地方自治体によっては，就職氷河期世代に対象を絞った採用試験を行うところも現れた．

4 人生100年時代

「人生100年時代」という言葉は，2017年ごろに『ライフシフト：100年時代の人生戦略』（リンダ・グラットン，アンドリュー・スコット著）が日本で30万部を超えるベストセラーとなったことを契機に，世の中で広く使われるようになった．

政府は2017（平成29）年9月に，安倍総理（当時）を議長とする「人生100年時代構想会議」を立ち上げ，同年末に中間報告を取りまとめた．人生100年時代では，例えば働き方においては，一つの仕事に一生従事するのではなく，能力の再開発を行いながら複数の仕事を行うことが想定されている．また，「生涯現役」という考え方から，仮に60歳で定年を迎えてもその後も働き続けることができる制度がつくられている．

高年齢者雇用安定法では，定年廃止や定年延長，再雇用などの継続雇用により，従業員が65歳まで働ける機会をつくることを企業に義務付けている．2020年には同法が改正され，さらに70歳まで働く機会を確保することを，企業に努力義務付けた．

また，高齢期の所得保障として公的年金制度の重要性が一層増している．2019（令和元）年に公表された金融審議会の市場ワーキング・グループ報告書の中で，安心できる老後のためには約2,000万円の金融資産が必要であると述べられたことを契機に「老後2,000万円問題」が話題を集めた．

📎 **重要用語**

ひきこもり	自殺対策基本法	就職氷河期世代支援プログラム
ひきこもり地域支援センター	自殺死亡率	人生100年時代
8050問題	就職氷河期	高齢者雇用安定法

◆ 学習参考文献

❶ **厚生労働省編．厚生労働白書（各年版）．**

2000年以前は『厚生白書』．厚生労働省のホームページからアクセス可能．特に『平成11年版厚生白書』と『平成24年版厚生労働白書』は社会保障の全体像を分析していて参考になる．

❷ **厚生労働統計協会編．国民の福祉と介護の動向・厚生の指標（各年版）．厚生労働統計協会．**

制度の内容，動向を詳しく解説し，データも豊富．同じシリーズとして『国民衛生の動向』および『保険と年金の動向』があり，それぞれ保健医療分野，社会保険分野の参考書として利用価値が高い．毎年出版される．

❸ **社会保障入門編集委員会編．社会保障入門（各年版）．中央法規出版．**

図表を多用しながら，社会保障制度全般の概要を解説．

❹ **国立社会保障・人口問題研究所ホームページ．https://www.ipss.go.jp/**

社会保障給付費等を示す「社会保障費用統計」や，日本の将来推計人口等の人口関係のデータが多い．

3 社会福祉のしくみと社会資源

学習目標

◉ 社会福祉に関わる機関とその機能について基本的な事項を理解し，説明できる．

◉ 社会福祉施設や在宅サービスの概要について述べることができる．

◉ 社会福祉分野の実践分野と資格制度について述べることができる．

◉ 社会福祉と看護との連携・支援について述べることができる．

◉ 社会資源を利用する意義について述べることができる．

◉ 社会資源の活用方法について述べることができる．

◉ 社会資源の活用・調整・開発について説明できる．

◉ 社会福祉実践の目的と概念について述べることができる．

◉ ソーシャルワーク実践の体系と諸技術を説明できる．

1 社会福祉サービスの体系と提供組織

　社会福祉サービスの多くは，社会福祉の諸法令を根拠として提供されている．社会福祉全般にわたる共通の基本事項のありかたを規定した社会福祉法では，社会福祉事業を，**第1種社会福祉事業**（主として入所施設）と**第2種社会福祉事業**（主として通所・居宅サービス）に分類している（**表3.1-1**）．

　国や地方公共団体は，公的責任として，制度の企画・立案や運営・管理の役割を果たすべき主体であるとされている（社会福祉法第6条：福祉サービスの提供体制の確保に関する国及び地方公共団体の責務）．具体的には，施設・整備費補助金などによる福祉サービスを提供する側の体制確保や，利用者のサービス選択を保障するためのしくみや，福祉サービス利用者の利益を保護するためのしくみの整備などによる福祉サービスの適切な利用の促進に関する施策を担う．地方公共団体は，地域福祉計画など社会福祉を目的とする事業の広範かつ計画的な実施に取り組むことが求められている．

表3.1-1　社会福祉事業

第1種社会福祉事業	第2種社会福祉事業
• 生活保護法に規定する救護施設，更生施設 • 生計困難者を無料または低額な料金で入所させて生活の扶助を行う施設 • 生計困難者に対して助葬を行う事業 • 児童福祉法に規定する乳児院，母子生活支援施設，児童養護施設，障害児入所施設，児童心理治療施設，児童自立支援施設 • 老人福祉法に規定する養護老人ホーム，特別養護老人ホーム，軽費老人ホーム • 障害者総合支援法に規定する障害者支援施設 • 困難な問題を抱える女性への支援に関する法律に規定する女性自立支援施設 • 授産施設 • 生計困難者に無利子または低利で資金を融通する事業 • 共同募金を行う事業	• 生計困難者に対して日常生活必需品・金銭を与える事業 • 生計困難者生活相談事業 • 生活困窮者自立支援法に規定する認定生活困窮者就労訓練事業 • 児童福祉法に規定する障害児通所支援事業，障害児相談支援事業，児童自立生活援助事業，放課後児童健全育成事業，子育て短期支援事業，乳児家庭全戸訪問事業，養育支援訪問事業，地域子育て支援拠点事業，一時預かり事業，小規模住居型児童養育事業，小規模保育事業，病児保育事業，子育て援助活動支援事業 • 児童福祉法に規定する助産施設，保育所，児童厚生施設，児童家庭支援センター • 児童福祉増進相談事業（利用者支援事業など） • 就学前の子どもに関する教育，保育等の総合的な提供の推進に関する法律に規定する幼保連携型認定こども園 • 母子及び父子並びに寡婦福祉法に規定する母子家庭日常生活支援事業，父子家庭日常生活支援事業，寡婦日常生活支援事業 • 母子及び父子並びに寡婦福祉法に規定する母子・父子福祉施設 • 老人福祉法に規定する老人居宅介護等事業，老人デイサービス事業，老人短期入所事業，小規模多機能型居宅介護事業，認知症対応型老人共同生活援助事業，複合型サービス福祉事業 • 老人福祉法に規定する老人デイサービスセンター（日帰り介護施設），老人短期入所施設，老人福祉センター，老人介護支援センター • 障害者総合支援法に規定する障害福祉サービス事業，一般相談支援事業，特定相談支援事業，移動支援事業，地域活動支援センター，福祉ホーム • 身体障害者福祉法に規定する身体障害者生活訓練等事業，手話通訳事業又は介助犬訓練事業若しくは聴導犬訓練事業 • 身体障害者福祉法に規定する身体障害者福祉センター，補装具製作施設，盲導犬訓練施設，視聴覚障害者情報提供施設 • 身体障害者更生相談事業 • 知的障害者更生相談事業 • 生計困難者に無料または低額な料金で簡易住宅を貸し付け，または宿泊所等を利用させる事業 • 生計困難者に無料または低額な料金で診療を行う事業 • 生計困難者に無料または低額な費用で介護老人保健施設，介護医療院を利用させる事業 • 隣保事業 • 福祉サービス利用援助事業 • 各社会福祉事業に関する連絡 • 各社会福祉事業に関する助成

厚生労働省. 令和5年版厚生労働白書：資料編. 2023, p.195. 一部改変.

1 社会福祉の行政機関

都道府県における社会福祉に関する専門の行政機関には，福祉事務所，児童相談所，身体障害者更生相談所，知的障害者更生相談所，女性相談支援センター，精神保健福祉センターなどがある.

1 福祉事務所

福祉事務所は，社会福祉法に基づいた福祉に関する事務所で，都道府県および市・特別区に設置が義務付けられており，住民にとって最も身近な行政機関である. 例えば，市役所にある福祉事務所では，市役所の職員が福祉事務所職員として生活保護等の業務を行っているが，生活保護の開始・変更・廃止の通知は，市長名ではなく福祉事務所長名で出される. 福祉事務所は，地方分権が促進され，各地方公共団体によって組織が変わっても，社会福祉行政の第一線機関の核として位置付けられており，さらなる役割の充実が期待されている.

2 児童相談所

児童相談所は，児童福祉法に基づき，子ども（18歳未満の児童）の権利を守り，子どもと家庭に必要な支援を行う. 各都道府県・指定都市には必ず1カ所以上の児童相談所の設置義務が課されている. 児童相談所は，市町村による児童・家庭の相談を援助し，専門的な知識や技術を要する相談に対しては，総合的に調査・診断・判定を行い，援助方針を定めて子どもの援助を行う. また，保護者のもとで養育できない状況にある子どもの児童養護施設や医療機関への入所決定，里親への委託の手続きを行うのも児童相談所の機能の一つである.

児童相談所の機能は，大きく分けて**相談**，**一時保護**，**措置**に分類できる. 虐待をしたくなる／してしまうといった親には助言，指導し，周囲からの虐待の通告等に対しては，必要な調査や判定に基づいて指導を行う. 児童相談所には一時保護所が併設されており，必要があれば子どもを一時保護する. 児童相談所の児童虐待相談対応件数は年々増加しており，体制強化のため，2016年の児童福祉法改正で，中核市や特別区にも児童相談所を設置すること，児童相談所に弁護士を配置して法的支援を強化すること等が規定された.

3 更生相談所

a 身体障害者更生相談所

身体障害者更生相談所は，身体障害者福祉法に基づいて設置されている. 設置主体は都道府県，政令指定都市である. 18歳以上の身体障害者やその家族からの相談に応じ，専門的な指導や判定業務などを行う. 身体障害者手帳の交付，補装具の処方・判定，巡回相談のほか，リハビリテーションの推進に関する業務を行う.

b 知的障害者更生相談所

知的障害者更生相談所は，知的障害者福祉法に基づいて設置されている. 設

置主体は都道府県，政令指定都市である．18歳以上の知的障害者やその家族からの相談に応じ，専門的な指導や判定業務などを行う．**療育手帳**の交付も行っている．

更生相談所は，障害者福祉の増進を図るため，個別設置ではなく，機能を集約し，都道府県リハビリテーションセンターや心身障害者福祉センター内に統合または併設されていることが多い．

4 女性相談支援センター

売春防止法に基づき，要保護女子への相談，指導，一時保護等を行う施設として各都道府県に設置された**婦人相談所**は，2001（平成13）年に成立した配偶者からの暴力の防止及び被害者の保護等に関する法律（DV防止法）により，**配偶者暴力相談支援センター**の機能を担う施設の一つとして位置付けられた．2022（令和4）年に困難な問題を抱える女性への支援に関する法律が成立し，婦人相談所は女性相談支援センターに名称変更された．

5 精神保健福祉センター

精神保健福祉センターは，精神保健福祉法により各都道府県および政令指定都市に設置され，精神保健福祉に関する技術的中核機関として地域精神保健福祉活動の拠点となっている．こころの健康相談，精神医療に関わる相談，社会復帰相談をはじめ，アルコールや薬物依存，思春期における精神医学的問題等について，本人や家族および関係者からの相談に応じる．保健所をはじめ，精神保健福祉に関わる関係諸機関に対して，専門的立場から助言を行い，アウトリーチ支援等の手法を用いた援助や協力を行う．また，自立支援医療（精神通院医療），精神障害者保健福祉手帳の判定・交付，精神医療審査会の審査に関する事務，調査研究，メンタルヘルスの講演会等を実施している．

2 社会福祉の民間組織等

1 社会福祉法人

社会福祉法人とは，社会福祉法に基づき社会福祉事業を行うことを目的として設立された法人をいう．社会福祉法人は，社会福祉事業のほか，公益事業，収益を社会福祉事業もしくは公益事業の経営に充てることを目的とする収益事業を行うことができる．社会福祉法人は，公益性・非営利性・継続性のある公的な福祉サービスを提供し，乳児院・保育所・児童養護施設・障害者支援施設・介護老人福祉施設（特別養護老人ホーム）などの施設や，基幹相談支援センター，地域包括支援センターなど幅広い在宅福祉サービスの提供主体となっている．さらに，各社会福祉法人は，地域における福祉需要にきめ細かく対応し，地域福祉の拠点としてさまざまな自主的活動や先駆的取り組みを行っている．

2 社会福祉協議会

社会福祉協議会は，社会福祉法に基づき，すべての都道府県・市町村に設置され，地域福祉の推進を目的とする非営利の民間組織である．全国社会福祉協

議会，都道府県社会福祉協議会，市町村社会福祉協議会がある．民間の福祉事業者と行政との仲立ち，行政の委託事業，地域福祉事業，ボランティア活動の支援等，福祉に関わる幅広い業務を行っている．**日常生活自立支援事業***の実施主体は都道府県・指定都市社会福祉協議会で，窓口業務は市町村社会福祉協議会が行う．また，住民主体による地域福祉活動，ふれあい・いきいきサロン，見守り支援ネットワークづくり，地域の福祉課題の把握と地域の組織化，ボランティア・市民活動センター設置，ボランティアコーディネーター育成，ボランティア活動に関する情報提供や活動先の紹介等，ボランティア活動を推進している．介護保険事業者として，訪問介護事業所やデイサービスセンターを行っているところもあり，幅広く福祉のまちづくりを推進している．

3 民間団体

　NPO*法人をはじめ，生活クラブ事業連合生活協同組合連合会（生活クラブ連合会）や全国厚生農業協同組合連合会（JA全厚連）などが，施設等を運営してデイサービスやホームヘルプサービス等を行うなど，さまざまな福祉事業を活発に行っている．

　また，介護保険施行後，民間事業者（営利法人）の参入は特に目覚ましく，居宅介護支援，訪問介護（ホームヘルプサービス），訪問看護，訪問入浴，通所介護（デイサービス），認知症対応型のグループホーム，特定施設入居者生活介護，福祉用具の貸与・販売，住宅改修など，居宅サービスにおいて重要な役割を担うようになってきている．

4 民生委員・児童委員

　民生委員は民生委員法に規定され，**児童委員**は児童福祉法に規定されている．厚生労働大臣が委嘱し，民生委員は児童委員を兼ねることになっている．任期は3年（再任可）で，給与は支給されないが，身分としては非常勤特別職の地方公務員である．市町村の各担当区域を基盤として活動する．民生委員は社会奉仕の精神で地域住民からの福祉に関する相談にのり，必要なサービス情報を提供し，福祉事務所などの関係機関と協力して，地域住民が適切な福祉サービスを受けられるよう支援する．

5 ボランティア活動

　ボランティア活動は，自発的な意思に基づいて他者や社会に貢献する自主的な活動である．報酬を目的とせず，自分の労力・技術・時間を提供し，支え合う社会につながる活動といえる．近年，住民参加による福祉的互助活動が盛んになり，病院や施設でのボランティア，散歩や社会参加支援ボランティア，観光ボランティアガイド，学習ボランティア，災害ボランティア，イベントや地域おこし，炊き出し，美化活動，緑化保全，献血，骨髄バンクPR，難民支援等，さまざまな領域で多くのボランティア活動が行われている．**社会福祉協議会**はボランティア・市民活動センターを設置し，ボランティア活動の拠点としての役割を担っている．

用語解説 *
日常生活自立支援事業

認知症高齢者，知的障害者，精神障害者など判断能力が不十分な人が，地域において自立した生活を送ることを支援するため福祉サービスの利用や日常的な金銭管理に関する援助などを行う事業をいう．

用語解説 *
NPO

non-profit organization（民間非営利組織）．特定非営利活動促進法（NPO法）によって非営利団体が法人格をとれるようになった．不特定かつ多数のものの利益の増進に寄与することが求められている．
ボランティア団体や市民活動団体に対して，しばしばNPOやNGO（non-governmental organization）という呼称が用いられる．NPOとNGO，どちらも基本的には非政府・非営利の団体だが，違いはその名称どおり「営利を目的としないこと」に重点を置くのがNPO，「政府から独立していること」に重点を置くのがNGOである．

➡ 特定施設入居者生活介護については，p.251 plus α 参照．

3 社会福祉施設と福祉サービス

社会福祉施設や福祉サービスは，諸法令を根拠としている．介護保険サービスと障害福祉サービスでは，同様のサービスであっても呼称が異なるもの，介護保険制度にしかないもの，障害者福祉制度にしかないものがある（表3.1-2）．

介護保険施設には，**介護老人福祉施設，介護老人保健施設，介護療養型医療施設，介護医療院**がある（表3.1-3）．厚生労働省「令和3年介護サービス施設・事業所調査」によれば，介護老人福祉施設は8,414施設，介護老人保健施設は4,279施設，介護医療院は617施設，介護療養型医療施設は421施設（2021年10月1日現在）[1]となっている．

また，介護保険施設以外にも，介護保険サービスの指定を受けている公的施設や民間施設など多様な居住系施設がある．高齢者福祉領域の居住系施設を表3.1-4に示す．

表3.1-2　介護保険サービスと障害福祉サービス

サービス類型	介護保険サービス	障害福祉サービス
訪問系	訪問介護（ホームヘルプ） 訪問看護 訪問入浴介護 定期巡回・随時対応型訪問介護看護 など	居宅介護（ホームヘルプ） 重度訪問介護 同行援護 行動援護 重度障害者等包括支援 など
	小規模多機能型居宅介護 ※一つの事業所で「通い」「泊まり」「訪問介護」を必要に応じて組み合わせて提供支援	
	看護小規模多機能型居宅介護 ※一つの事業所で「通い」「泊まり」「訪問介護」「訪問看護」を利用者の状況に合わせて提供支援	
通所系	通所介護 通所リハビリテーション	通所型生活介護 自立訓練（機能訓練・生活訓練） 就労移行支援・就労継続支援 地域生活支援センター 児童発達支援センター 放課後等デイサービス など
居住系	認知症対応型共同生活介護 特定施設入所者生活介護	共同生活援助（グループホーム，ケアホーム）
入所系	介護老人福祉施設 介護老人保健施設 介護療養型医療施設 介護医療院	障害者支援施設 （療養介護，生活介護，日常生活支援）
ショートステイ	短期入所生活介護 など	短期入所 など
計画作成	居宅介護支援事業所	相談支援事業所 など
	介護支援専門員	相談支援専門員
基幹センター	地域包括支援センター	基幹相談支援センター

表3.1-3　介護保険施設

施設名称	設置・運営	概　要
介護老人福祉施設 （特別養護老人ホーム）	老人福祉法に基づいて設置され，介護保険法の指定を受けて運営 設置ができるのは，地方自治体と社会福祉法人等	要介護3以上の人が対象 相部屋の従来型と個室のユニット型がある．新設・増床する場合はユニット型施設が原則 定員29人以下は地域密着型介護老人福祉施設と呼ばれる
介護老人保健施設 （老人保健施設）	介護保険法に基づいて設置され，医療法人等が運営	要介護1以上の人が対象 入所中の病状管理は施設で行い，施設側の介護報酬となる（入所中は医療保険の適用なし）．介護療養型医療施設から移行された介護療養型老人保健施設もある．医師が常駐し，リハビリ専門職の配置がある．入所期間は3～6カ月程度
介護療養型医療施設 （療養病床）	医療法に基づく病院や診療所の療養病床のうち，病棟・病室単位で介護保険法の指定を受けて運営	要介護1以上の人が対象 ※2024年3月末廃止予定
介護医療院	介護保険法に基づいて設置され，医療法人等が運営 介護療養型医療施設の廃止決定に伴い，2018年4月より創設	Ⅰ型：比較的重度の要介護者に対して医療ケアを提供する介護療養病床 Ⅱ型：入居者の家庭復帰をリハビリなどでサポートする介護老人保健施設に相当

表3.1-4　高齢者福祉領域の居住系施設

根拠法	施設名称		概　要
介護保険法 （地域密着型サービス）	認知症対応型共同生活介護 （認知症高齢者グループホーム） 単独型，併設型，合築型		認知症高齢者を対象に5～9人を1ユニットとして，家庭的な雰囲気の中で，食事の支度や掃除，洗濯など日常生活を共同で行う．居室は個室 65歳以上で，要支援2以上の認知症の人．施設と同一地域内の住居と住民票があること
老人福祉法 （公的施設）	養護老人ホーム		65歳以上で，経済的・環境的理由などで自宅生活が困難な人が対象．入所には市町村の措置が必要
	軽費老人ホーム A型（食事提供），B型（自炊），ケアハウス（食事提供，バリアフリー構造），都市型（都市部に設置．食事提供，20人以下規模）		相談および援助，社会生活上の支援や日常生活上の支援が行われる 60歳以上で，家庭環境や住宅事業により自宅生活が困難な人が低額で利用できる．入所は施設との契約による．都市型は，施設のある市区町村に住民票がある人のみ
老人福祉法 （民間施設）	有料老人ホーム		食事提供，介護，洗濯や掃除，健康管理のいずれかのサービスを提供する．三つの型があり，人数規定はない．終身利用権方式の契約が一般的 設置にあたっては都道府県知事への届出が必要
		健康型	食事等のサービスを提供．介護が必要となったら退去
		住宅型	生活支援等のサービスを提供．介護が必要になったら，入居者の選択で，外部の介護サービスを利用してホームでの生活継続が可能．利用した介護サービスに応じて支払う
		介護付き	介護保険法の特定施設入居者生活介護の指定を受け，スタッフが常駐して介護サービスを提供．介護サービス費は介護度に応じた一定額を負担
高齢者住まい法 （民間施設） ※国土交通省と厚生労働省が所管	サービス付き高齢者向け住宅（サ高住） 一般型サ高住（ケアは選択制），介護型サ高住（住まいとケアをセットで提供）		高齢者向けの住まいを保障し，介護サービスは選択制で利用する賃貸住宅．安否確認と生活相談が必須サービス．住宅部分については建物賃貸借契約や終身建物賃貸借契約を行う．居住スペースと別に，オプションとして食事提供，清掃や洗濯援助，健康相談等を利用する場合は，別途サービス利用についての契約を結ぶ．ケアが必要な場合は，入居者自身が外部サービスを選んで利用し，利用した介護サービスに応じて支払う 登録・指導・監督は都道府県・政令市・中核市が行う．2011年10月よりサービス開始

■ 引用・参考文献

1) 厚生労働省. 令和 3 年介護サービス施設・事業所調査の概
況. https://www.mhlw.go.jp/toukei/saikin/hw/kaigo/
service21/dl/gaikyo.pdf, （参照2023-11-14）.

重要用語

社会福祉事業	精神保健福祉センター	介護保険サービス
福祉事務所	社会福祉法人	障害福祉サービス
児童相談所	社会福祉協議会	介護保険施設
更生相談所	NPO法人	
女性相談支援センター	民生委員・児童委員	

2 社会福祉の担い手と役割

1 社会福祉の担い手が活躍している領域

　社会福祉の担い手は幅広い分野で仕事をしている．社会福祉領域では，法制
度のくくりごとに多様な職名で働いている．領域別の主な社会福祉専門職の名
称を**表3.2-1**に示す．

2 社会福祉分野の資格制度と実践分野

1 社会福祉士

　社会福祉士（名称独占の国家資格）は**社会福祉援助（ソーシャルワーク）**に
関する業務を担当する国家資格である．人々が生活していく上での問題を解決
あるいは緩和することで質の高い生活（QOL）を支援し，個人のウェルビー
イング（well-being）の状態を高めることを目指していくソーシャルワーク
を行う専門家である．

　1987（昭和62）年に制定された**社会福祉士及び介護福祉士法**によって，国
家資格が制度化された．国家資格創設時の社会福祉士の定義規定は，「専門的
知識及び技術をもつて，（中略）福祉に関する相談に応じ，助言，指導その他
の援助を行うこと（相談援助）を業とする者」であった．「社会福祉士及び介
護福祉士の一部を改正する法律」〔2007（平成19）年成立〕によって，他の
サービス関係者との連絡調整を行って橋渡しをすることが明確化され，「専門
的知識及び技術をもつて，（中略）福祉に関する相談に応じ，助言，指導，福
祉サービスを提供する者又は医師その他の保健医療サービスを提供する者その
他の関係者との連絡及び調整その他の援助を行うこと（相談援助）を業とする
者」へと，定義規定が見直された．

　社会福祉士は相談援助のプロであり，利用者に寄り添い，その人らしい生活

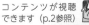
コンテンツが視聴
できます（p.2参照）

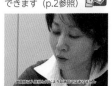

● 「医療の中の社会福祉」：
　医療ソーシャルワーカー
　〈動画〉

表3.2-1　社会福祉の領域と主な社会福祉専門職

社会福祉の領域	職務内容	社会福祉専門職
低所得者福祉・生活保護	生活困窮状況者の生活問題を支援	福祉事務所の生活保護ケースワーカー
障害児・者福祉	障害児・者の生活問題や社会参加を支援	身体障害者福祉司，知的障害者福祉司，生活指導員，相談支援専門員（障害領域ケアマネジャー），サービス管理責任者（障害者施設など），生活支援員など
児童福祉	子どもの保育や子育て，児童虐待への支援	保育士，児童指導員，児童福祉司，母子指導員，児童自立支援専門員など
権利擁護成年後見制度	財産管理や身上監護を支援	法定後見制度は，判断能力の程度など本人の事情に応じて「後見」「保佐」「補助」の３類型があり，家庭裁判所により成年後見人，保佐人，補助人が選任される
日常生活自立支援事業	福祉サービス利用手続きや日常金銭管理を支援	日常生活自立生活支援事業の専門員，日常生活自立支援事業の生活支援員
家庭福祉・ひとり親福祉・婦人保護	ひとり親世帯で生活問題をもつ人やDV被害者などを支援	女性相談支援員，家庭児童福祉主事など
高齢者福祉	高齢者の健康・生きがい継続，孤立や高齢者虐待などへの支援	社会福祉士，介護福祉士，地域包括支援センター職員，介護支援専門員（ケアマネジャー），生活相談員，ソーシャルワーカーなど
介護福祉	介護を必要とする状況にある人の生活機能向上を支援	介護福祉士，社会福祉士，地域包括支援センター職員，介護支援専門員（ケアマネジャー），ケアワーカー，ケアスタッフ，介護職員，介助員，訪問介護員（ホームヘルパー），訪問介護サービス提供責任者など
精神保健福祉	こころの病気・精神障害者・引きこもりの人の生活問題や社会問題の解決のための援助や社会参加を支援	精神保健福祉士，精神科ソーシャルワーカー（PSW）など
地域福祉	地域コミュニティー形成や支え合うしくみづくりを支援	福祉活動専門員，地域福祉コーディネーター，コミュニティーソーシャルワーカー，生活支援コーディネーター，ボランティアコーディネーターなど
医療福祉	医療依存度が高い人の入院中の生活問題への対応や退院支援	医療ソーシャルワーカー（MSW）
更生保護	非行や犯罪を起こした人の自立更生を支援	矯正施設・地域定着支援センター・更生保護施設の社会福祉士や職員など
居住福祉	住居をもたない人やネットカフェ等の不安定住居形態にある人に宿泊場所や衣食を支援	居住支援法人・社会福祉法人・NPO法人等の職員など
就労支援	就労の機会提供や訓練実習で就労に役立つ能力向上を支援	職業指導員や就労支援員など
スクールソーシャルワーク	いじめ問題・引きこもり・不登校状態等の問題解決を支援	スクールソーシャルワーカー（SSW）
災害福祉	災害被災者への支援や生活再建を支援	あらゆる領域の福祉職，ボランティアコーディネーター，ボランティアなど
国際福祉	生活問題をもつ外国人や難民を支援	ソーシャルワーカー，難民支援ボランティアなど

を実現し，権利を擁護していくことを支援する．具体的な生活上の問題を解決するために，人とその人を取り巻く環境に働き掛け，必要な援助や社会サービスを活用できるように調整する．

　社会福祉士登録者の数は，287,062人（2023年10月末現在）[1]である．社会福祉士は，地域包括支援センター，介護保険施設や居宅介護支援事業所の介

護支援専門員（ケアマネジャー），福祉事務所や児童相談所，身体障害者更生相談所などのケースワーカー，施設の生活指導員や児童指導員，社会福祉協議会の福祉活動指導員や地域福祉権利擁護事業の専門員，病院の**医療ソーシャルワーカー***（medical social worker：MSW）などとして活躍している．

2 介護福祉士

介護福祉士（名称独占の国家資格）は，1987（昭和62）年**社会福祉士及び介護福祉士法**によって制度化された国家資格である．

介護福祉士の支援対象は生活を営むのに支障がある人で，介護福祉士は，その人らしい生活が実現できるように身体介護や家事援助などを直接支援する．本人と一緒に本人のできることを発見し，できないことを援助し，なんとかできることももっとスムーズにできるよう支援する．また，日常生活だけでなく，社会生活をも支える．見守り導き声を掛けること，福祉用具や自助具，姿勢保持などを整える環境整備，家族支援，介護サポートの補強調整なども介護福祉士の重要な仕事である．

資格法の制定時は，介護福祉士の定義は，「専門的知識及び技術をもって，身体上又は精神上の障害があることにより日常生活を営むのに支障がある者につき入浴，排泄，食事その他の介護等を行うことを業とする者」であった．認知症をもつ人の増加もあり，メンタル面でも不安や混乱を受け止め，個別状況に応じた介護の実施が求められることが背景となり，2007（平成19）年の「社会福祉士及び介護福祉士法の一部を改正する法律」により，「専門的知識及び技術をもって，（中略）心身の状況に応じた介護を行うことを業とする者」と，定義規定が見直された．さらに，2011（平成23）年の「介護サービス基盤強化のための介護保険法の一部を改正する法律」に伴い，「社会福祉士及び介護福祉士法」が改正された〔2012（平成24）年4月施行〕．そして，介護福祉士の定義規定は「介護福祉士の名称を用いて，専門的知識及び技術をもって，身体上又は精神上の障害があることにより日常生活を営むのに支障がある者につき心身の状況に応じた介護〔喀痰吸引その他のその者が日常生活を営むのに必要な行為であつて，医師の指示の下に行われるもの（厚生労働省令で定めるものに限る，以下「喀痰吸引等」という）を含む〕を行い，並びにその者及びその介護者に対して介護に関する指導を行うこと（以下「介護等」という）を業とする者をいう」と変更された．

介護福祉士の登録者の数は1,940,549人（2023年10月末日現在）[1]となり，毎年増え続けている．介護福祉士は，特別養護老人ホーム・老人保健施設・障害者施設の介護職員，ホームヘルパー，介護支援専門員，ユニットリーダーやサービス提供責任者などとして活躍している．

介護福祉士の資格取得

　介護福祉士になるには，厚生労働省が指定した介護福祉士養成施設（大学・短大・専門学校等）で所定のカリキュラムを学んで卒業と同時に資格を得る「養成施設ルート」と，国家試験を受験する「実務経験ルート」「福祉系高校ルート」があった．2007（平成19）年の社会福祉士及び介護福祉士法改正時に，一定の教育課程を修了した後に国家試験を受験して資格を取得するプロセスへ，早期に一元化することが決まった．

　2016（平成28）年度の国家試験から「実務経験ルート」への実務者研修の義務化は実施されたが，「養成施設ルート」への国家試験の義務付けについては，施行が延長され続けている．「養成施設ルート」で学ぶ学生は，2017（平成29）年度から介護福祉士資格ではなく介護福祉士国家試験受験資格が付与されることになった．しかし，2017〜2021年度の卒業者には，5年間暫定的に介護福祉士資格を付与し，5年以内に国家試験に合格もしくは5年間連続して実務従事のいずれかを満たせば，介護福祉士資格を保持できるという5年間の経過措置が決まった．当時，この経過措置は5年間に限りで，2022年度からは国家試験の義務化が決まっていた．

　ところが，2020（令和2）年6月の「地域共生社会の実現のための社会福祉法等の一部を改正する法律」によって，介護福祉士養成施設卒業者への国家試験義務付けに関わる5年間の経過措置は，さらに5年間延長され2026年度まで経過措置が延長されることになった．このように，一定の教育課程の修了後に国家試験を受験するという資格取得プロセスの一元化は，先送りとなっている．

❸ 精神保健福祉士

　精神保健福祉士（名称独占の国家資格）は1997（平成9）年に成立した**精神保健福祉士法**によって制定された，精神保健福祉領域のソーシャルワーカーの国家資格で，保健医療分野と福祉分野にまたがる専門職である．

　精神保健福祉士とは，「精神保健福祉士の名称を用いて，精神障害者の保健及び福祉に関する専門的知識及び技術をもって，精神科病院その他の医療施設において精神障害の医療を受け，又は精神障害者の社会復帰の促進を図ることを目的とする施設を利用している者の地域相談支援の利用に関する相談その他の社会復帰に関する相談に応じ，助言，指導，日常生活への適応のために必要な訓練その他の援助を行うこと（以下「相談援助」という）を業とする者をいう」と定義されている［2010（平成22）年12月改正，2012（平成24）年4月施行］．精神保健福祉士法の改正に伴って「入院医療中心から地域生活中心への転換」を背景に，精神保健福祉士が地域移行支援や地域定着支援に携わっていくことが位置付けられた．また，これまでも「医師その他の医療関係者との連携保持」が義務付けられていたが，「保健医療サービスや障害福祉サービ

ス，地域相談支援サービス等の関係者との連携保持」が義務付けられた．さらに，「誠実義務*」が加わった．

精神保健福祉士は，精神障害者社会復帰施設の職員として必置とされている．また，医療分野での診療報酬点数などにおいても資格の必要性が認められている．一例として「精神科退院前訪問指導料」は，医師の指導を受けた保健師，看護師，作業療法士，精神保健福祉士などが行った場合に算定できるとされている．

精神保健福祉士登録者の数は103,876人（2023年10月末日現在）[1] である．精神保健福祉士は，精神科医療機関，精神障害者社会復帰施設，小規模作業所，グループホーム，保健所，精神保健福祉センターなどで活躍している．デイケアの運営や家族会の支援，地域ネットワークづくりなども行っている．

４ ホームヘルパー

ホームヘルパーとは，在宅で働く介護従事者の一般的な呼称である．介護保険制度では，訪問介護や介護予防訪問介護（ホームヘルプサービス）に従事できるのは，介護福祉士と，都道府県知事の指定を受けた事業者の研修課程を修了し証明書の交付を受けた者，となっている．

1991（平成３）年にホームヘルパー養成研修１〜３級という段階別研修が導入され，1995（平成７）年に新カリキュラムに変更され，ホームヘルパー養成研修１級230時間，ホームヘルパー養成研修２級130時間，ホームヘルパー養成研修３級50時間となった．

2000（平成12）年，介護保険制度開始に伴い，介護保険制度上の名称として，ホームヘルプサービスのことを**訪問介護**，ホームヘルパーのことを**訪問介護員**，ホームヘルパー養成研修は**訪問介護員養成研修**となった．

より専門的な知識・技術を習得した介護職員を確保し，質の底上げを図るために段階的な施策が進められることとなった．「訪問介護員養成３級課程」（50時間）は2008（平成20）年度で養成研修を終了した．「訪問介護員養成研修２級課程」（130時間）は2012（平成24）年度で終了し，2013（平成25）年度から新課程「**介護職員初任者研修**」（130時間）となった．また，「訪問介護員養成研修１級課程」（230時間）は2012（平成24）年度で終了し，2013（平成25）年度から介護福祉士養成のための「**実務者研修**」（450時間）に統合された．

介護職員研修

これまで行われてきた「訪問介護員養成研修２級」と「介護職員初任者研修」はどちらも総研修時間130時間と時間数は同じだが，実習がなくなり，その分，実技の時間が増え，研修修了に際して筆記試験が行われるようになった．ホームヘルパーとして働くためには，「介護職員初任者研修」（従来の訪問介護員養成研

用語解説*

誠実義務

担当する者が個人の尊厳を保持し，自立した生活を営むことができるよう，常にその者の立場に立って，誠実にその義務を行わなければならないこと．

修2級）以上を修了することが必須となっている．一方，介護施設では未研修の人でも働くことができる．しかし，介護職員初任者研修130時間は，在宅でホームヘルパーとして働く人だけでなく，施設で介護職として働く人にとっても，キャリアアップの入り口となる最初の研修となりつつある．

「介護職員基礎研修」（500時間）は，2006（平成18）年，厚生労働省が，より知識と技術を習得した介護職員を確保し，質の底上げを図るために導入した研修であるが，訪問介護員養成研修1級課程と同時期，2012（平成24）年度で終了することになった．さまざまな研修制度は一本化され，2013（平成25）年度から，介護福祉士養成のための「実務者研修」（450時間）に統合された．これまで実務経験が3年あれば介護福祉士国家試験を受験できたが，実務経験に加えて実務者研修修了が必須となる．

5 介護支援専門員

介護を社会全体で支えるしくみとして，2000（平成12）年4月に介護保険制度が創設された．介護保険制度においては，介護支援サービス過程を要として担う役割として，**介護支援専門員（ケアマネジャー）**が位置付けられた．介護支援専門員とは「要介護者又は要支援者からの相談に応じ，及び要介護者等がその心身の状況等に応じ適切な居宅サービス，地域密着型サービス，施設サービス，介護予防サービス若しくは地域密着型介護予防サービス又は特定介護予防・日常生活支援総合事業を利用できるよう市町村，居宅サービス事業を行う者，地域密着型サービス事業を行う者，介護保険施設，介護予防サービス事業を行う者，地域密着型介護予防サービス事業を行う者，特定介護予防・日常生活支援総合事業を行う者等との連絡調整等を行う者であって，要介護者等が自立した日常生活を営むのに必要な援助に関する専門的知識及び技術を有するものとして第69条の7第1項の介護支援専門員証の交付を受けたもの」をいう（介護保険法第7条第5項）．

介護支援専門員は，居宅介護支援事業所や介護保険施設で仕事をする．要介護認定申請の代行，市町村から委託を受けての要介護認定の訪問調査，介護サービス計画作成依頼があった場合の課題分析，サービス事業所との連絡調整やサービス担当者会議，介護サービス計画の作成，サービスの継続的な管理，相談，支援などの業務を担う．介護保険給付の一連の過程すべてに関わる要となる仕事である．

介護支援専門員になるには，介護支援専門員実務研修受講試験を受ける．受験要件が見直され，2018（平成30）年からは，受験できるのは，**表3.2-2**に示す資格のいずれかをもち，保健・医療・福祉分野で資格に基づく業務の経験が5年以上ある人，またそれ以外に，別に定める相談援助業務に5年以上の経験がある人とされた．これらの人が，都道府県等が行う介護支援専門員実務

研修受講試験に合格し，合格後，都道府県等が実施する実務研修を受けると，都道府県知事から「修了証明書」が交付される．1998（平成10）年度の第1回試験以来，2022（令和4）年度までに25回の試験が行われ，延べ739,215人が合格している[2]．2006（平成18）年4月の介護保険制度見直しに伴い，介護支援専門員証の有効期限を5年とする更新制が導入され，更新時に研修が義務付けられることとなった．

表3.2-2 介護支援専門員実務研修受講試験の受験資格に指定された法定資格

- 医師
- 歯科医師
- 薬剤師
- 保健師
- 助産師
- 看護師，准看護師
- 理学療法士
- 作業療法士
- 社会福祉士
- 介護福祉士
- あん摩マッサージ指圧師，はり師，きゅう師
- 栄養士（管理栄養士を含む）
- 義肢装具士
- 言語聴覚士
- 歯科衛生士
- 視能訓練士
- 柔道整復師
- 精神保健福祉士

引用・参考文献

1) 社会福祉振興・試験センター．社会福祉士・介護福祉士・精神保健福祉士の都道府県別登録者数．https://www.sssc.or.jp/touroku/pdf/pdf_tourokusya_month_r510.pdf，（参照2023-11-14）．

2) 厚生労働省．第25回介護支援専門員実務研修受講試験の実施状況について．https://www.mhlw.go.jp/stf/seisakunitsuite/bunya/0000187425_00009.html，（参照2023-11-14）．

 重要用語

ソーシャルワーカー	介護福祉士	ホームヘルパー（訪問介護員）
社会福祉士	精神保健福祉士	介護支援専門員（ケアマネジャー）

3 社会福祉と看護の連携

　地域で暮らしていても，施設で暮らしていても，暮らしの場を問わず多くの人が医療ニーズをもっている．病気や障害があっても，その人らしい暮らしを継続したいと望んでいる．例えば，病気が治って退院したとしても，立ち上がりを楽にするベッドがないために転倒して再入院するかもしれない．医療や看護の視点だけではなく，どこで誰と暮らすか，食事，福祉用具，社会参加や活動の場を含めた包括的に支援する視点が不可欠である．社会福祉と看護は，それぞれの専門性を生かした連携が求められている．

　社会福祉と看護の連携の場として，主に次の四つがある（**図3.3-1**）．
①病院から退院し，自宅療養する場合の訪問看護の利用
②社会福祉施設における看護職と介護職の協働
③在宅における訪問看護と訪問介護によるチーム援助
④地域における看護職と福祉職を含めた包括的支援としての連携

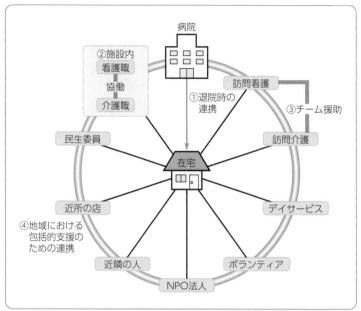

●福祉現場で働く看護職〈動画〉

図3.3-1　社会福祉職と看護職が連携する場

1 病院から退院し，自宅療養する場合の訪問看護の利用

　訪問看護とは，看護師などが住まいを訪問し，療養生活を送っている人に対して看護を行うことである．健康状態をチェックし，病気の発症や重症化を予防する予防的支援から看取りまでを支える．乳幼児から高齢者まで，主治医が訪問看護の必要を認めたすべての人が訪問看護を利用できる．医療保険での訪問看護と介護保険での訪問看護がある．訪問看護を提供する事業所には，医療機関（病院や診療所）や訪問看護ステーションがある．

　訪問看護ステーションとは，介護保険法に基づき，指定居宅サービス事業者（指定介護予防サービス事業者）として都道府県知事または政令市・中核市長の指定を受けた訪問看護を行う事業所である．訪問看護ステーションの設置主体は，医療法人，社会福祉法人，医師会，看護協会，市区町村，NPO法人，営利法人などで，訪問看護ステーションの管理者は保健師または看護師である．看護職員2.5人以上の配置が基準で，看護師・准看護師・保健師・助産師などがいる．訪問看護ステーションによっては，理学療法士・作業療法士・言語聴覚士が訪問看護のカテゴリーで機能訓練を行うこともある．厚生労働省「令和3年介護サービス施設・事業所調査」によれば，訪問看護ステーションは13,554事業所（2021年10月1日現在）ある[1].

　介護保険で訪問看護サービスを利用できるのは，65歳以上で要支援・要介護と認定された人，40歳以上65歳未満で特定疾病の対象者であり，要支援・

➡ 特定疾病については，p.241参照．

要介護と認定された人である．訪問看護の利用には主治医の**訪問看護指示書**が必要となる．

a 病院から退院し，療養生活の場と支援体制を整える場合の例

患者や家族は，病院の**地域連携室**や医療相談室に退院後の生活支援や訪問看護の利用について相談する．地域連携室のMSWは地域の関係機関や訪問看護ステーションに連絡を入れる．病棟看護師は看護サマリーを書いて患者や家族に手渡す．主治医は訪問看護ステーションに訪問看護指示書を交付する．訪問看護ステーションの訪問看護師は，退院前に利用者が入院している病院に出向き，退院カンファレンスや在宅移行の支援を行うことがある．また，ケアマネジャーが入院中の患者を訪問し，病棟看護師に退院後の療養上の生活についての助言を求めることもある．

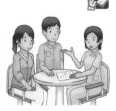

●地域へつなぐ：多職種連携〜退院支援〈動画〉

b 自宅で療養している人が訪問看護を利用する場合の例

介護保険での訪問看護サービス利用は，ケアマネジャーが居宅サービス計画（ケアプラン）に訪問看護サービスを組み入れ，そのケアプランのもとに訪問看護を利用する．患者や家族は，自宅近くの訪問看護ステーションまたは主治医に相談する．主治医の診察を受け，訪問看護指示書が交付され，訪問看護ステーションと契約後，訪問看護師が利用者の希望を聞いて訪問看護計画書を作成し，訪問看護が開始される．介護保険で訪問看護を利用している要支援・要介護の人でも，①厚生労働大臣の定める疾病等の人，②急性増悪期等病状不安定で頻繁に訪問看護が必要な人（主治医から特別指示が出されている期間）については，医療保険で訪問看護サービスを利用することもある．

2 社会福祉施設における看護職と介護職の協働

社会福祉施設は，収容集団処遇の多床室から，個室を基本とした家庭的な雰囲気で暮らしの場としていく居住福祉型の施設へと転換しつつある．厚生労働省は，2002（平成14）年度，4人部屋主体の施設基準を抜本的に見直し，特別養護老人ホームの施設整備補助基準制度を変えた．以降，全室が**個室・ユニットケア**の新型特養がつくられるようになった（**図3.3-2**）．ユニットケアとは，居室をいくつかのグループに分けて，それぞれを一つの生活単位とし，少人数の家庭的な雰囲気の中でケアを行うものである．施設で暮らす人の多くは，複合的な生活ニーズと医療ニーズをもっている．そして，施設には看護職員と介護職員が勤務している．それぞれ定められた業務を提供すればよいという考え方を脱し，利用者を中心として，看護職と介護職がケアニーズをアセスメントし，必要とするケアサービスをケア計画に位置付け，看護職と介護職の協働による支援が求められている．

a 夜間排泄と睡眠障害がある人への支援の例

夜間に頻回にトイレに行くために起きるAさんに対して，介護職が飲水と排泄リズムを記録して排泄のタイミングを声掛け・誘導し，看護職が失禁外来の

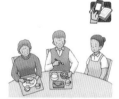

●介護老人福祉施設（特別養護老人ホーム）〈動画〉

plus α

ユニットケアの実施率

特別養護老人ホーム（介護保険制度では介護老人福祉施設という名称）では，全国7,891施設の37.9％がユニットケアを実施している（厚生労働省「平成29年介護サービス施設・事業所調査」より）．

●認知症対応型共同生活介護〈動画〉

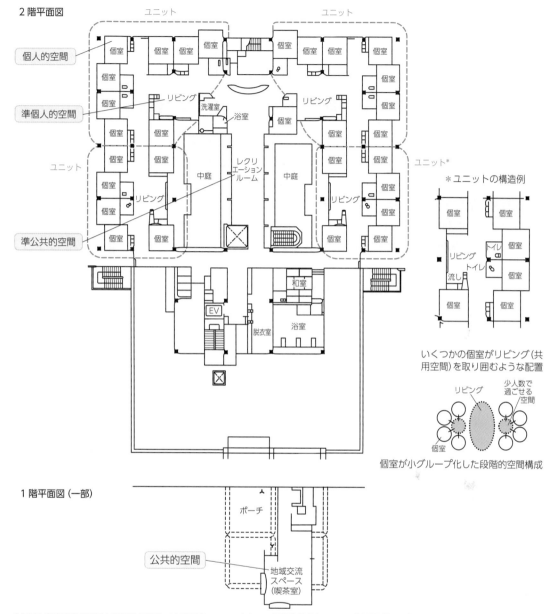

全国厚生労働関係部局長会議資料老健局. "全室個室・ユニットケアの特別養護老人ホーム（新型特養）の整備について". 平成14年度老人保健福祉関係予算（案）の概要.

図3.3-2　全室個室・ユニットケアの特別養護老人ホームの構造例

受診を勧めて服薬が継続できるように援助することによって，Aさんはよく眠れるようになり，介護職の夜間介護負担も軽減する．

b 高齢者施設における看取りケアの例

　ターミナルケアは，医師と看護師だけではなく，看護職と介護職のチーム援助でも行われる．少しでも倦怠感が和らぎ心地よいと感じられるように，衣服や布団の重み，シーツのしわに配慮する．食べたいときに食べたいものを食べ

たいだけ，嚥下しやすいゼリー状にして与える．口腔を水やお茶を含ませたスポンジで湿らせ，唾液分泌を促すマッサージや加湿器を置いて口腔を乾燥させないようにする．褥瘡予防のため皮膚観察と除圧等を行う．高齢者施設では，限りある「生」，死に向かう「生」を支える看取りケアが行われている[2]．

3 在宅における訪問看護と訪問介護によるチーム援助

2012（平成24）年，介護保険法サービス，市町村指定の地域密着型サービスとして**定期巡回・随時対応型訪問介護看護（定期巡回）**が創設された．定期巡回は，24時間365日，訪問介護サービスと訪問看護サービスを提供して生活を支援する地域包括ケアの要である．必要であれば1日複数回の定期訪問，コールによる随時訪問が行われる．ヘルパーと看護師が同事業所に勤務する一体型と，訪問介護事業所と訪問看護ステーションが提携する提携型の2類型がある．

訪問介護とは，**訪問介護員（ホームヘルパー）**が利用者の自宅を訪問して，入浴，排泄，食事の介助などの身体介護や，調理・洗濯・掃除等の家事といった生活援助を行うサービスであるが，昼間の訪問提供が中心で，週数回というリズムでの利用が中心となっている．訪問介護と定期巡回のサービスの違いについて**表3.3-1**に示した．

定期巡回はアラームコールの設置もあり，自宅にナースコールを設置し，24時間の介護と看護をつなぎ，住み慣れた地域での暮らしを支援するサービスである．定期巡回への期待は大きいものの，創設から7年経過しても参入事業者数は伸び悩み，厚生労働省「令和3年介護サービス施設・事業所調査」によれば，訪問介護は35,612事業所，定期巡回・随時対応型訪問介護看護は1,178事業所（2021年10月1日現在）で[1]，サービスが市民に届いていない現状にあるが，その実践事例は，介護と看護がチーム援助を行い，利用効果を示している[3]．

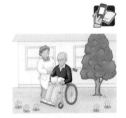
●小規模多機能型居宅介護〈動画〉

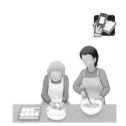
●認知症対応型デイサービス（認知症対応型通所介護）〈動画〉

表3.3-1　訪問介護と定期巡回・随時対応型訪問介護看護のサービスの違い

	訪問介護	定期巡回・随時対応型訪問介護看護
訪問者	ヘルパー	ヘルパー・看護師
提供時間・内容	規定のサービス時間（30分，45分，60分）が設定されており，サービス時間とヘルプ内容（身体介護，生活援助）によって介護報酬が規定されている．事前のサービス計画通りに訪問	利用者と話し合いながら，個別に，自由に決めることができる 身体介護が中心だが，必要なら生活援助も行う．状況の変化に応じて，柔軟に内容も時間も変更可能
支払い	利用した分の出来高払い	要介護度別に定まった1カ月の包括報酬．デイサービス等との併用可能
短時間・頻回訪問	×　訪問の間隔は2時間以上空けなければならない	○　1日複数回訪問が可能
夜間・休日対応	△　多くは日中のみ稼働．平日のみ，日曜休みも多い	○　24時間援助，365日稼働
随時訪問	×	○　アラームコール設置で，ヘルパーとつながる

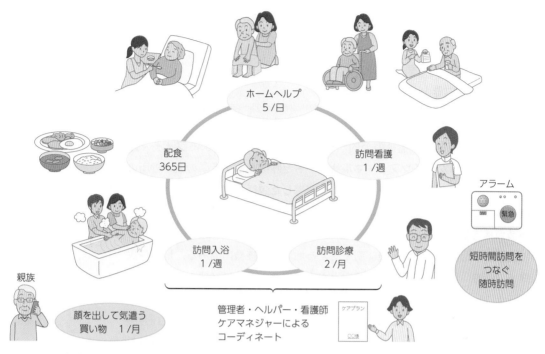

図3.3-3 **在宅における介護と看護のチーム援助例**

ⓐ 在宅へ戻ってきた独居の人への支援例（図3.3-3）

定期巡回による1日5回のヘルパー訪問（4：00～4：20トイレ，8：45～9：45起床時ケア・朝食・服薬・トイレ，12：45～13：45昼食・トイレ，16：30～17：30夕食・服薬・トイレ・就寝時ケア，22：00～22：20トイレ），デイケア（週2回），訪問看護（週1回），訪問リハステーションによる訪問リハ（週1回），訪問診療（月2回），訪問歯科（月1回），時々ショートステイを利用した．訪問介護・訪問看護・訪問リハに加えて，デイケアによるリハビリ強化の連携チーム援助によって，歩行機能が向上し，元気になり，地域のつながりも取り戻せた．

ⓑ 在宅看取り支援・医療介護連携の支援例

Bさんはターミナルケア期にあった．別居の家族はBさん宅の徒歩圏に暮らし，仕事をしながらBさんの介護や食事の支度などを行っていた．1日6回の定期巡回による訪問介護，医療保険の訪問看護，介護保険の訪問介護，訪問診療が開始された．家族が朝食の準備をし，食べ終わるころにヘルパーが入れ替わる形で訪問し，家族は仕事に出かけ，ヘルパーが服薬介助，口腔ケア，ベッドへの移乗を行い退出する，などの家族介護者とヘルパーの分担と連携によって，家族は仕事を辞めずに介護と自身の生活を継続できた．家族から「ヘルパーさん，助けて」というコールがあったときは，ヘルパーが即時に駆け付け随時対応を行った．Bさんの状態が悪化してきた．医師による医療用麻薬投与も行われた．ターミナルケアを行う家族から「自分だけでは無理だった」「本

人は自宅に戻ってこられて喜んでいたと思う」との言葉があった．定期巡回は
介護家族にとって精神的にも物理的にも支えになったようである．

4 地域における看護職と福祉職を含んだ 包括的支援としての連携

　複雑なニーズをもつ人を支援するには，看護職や福祉職だけでなく，市町村
や保健所などの保健医療福祉の公的サービスや他の専門職による**フォーマル
サービス**はもちろん，**インフォーマルサポート**と呼ばれる，近隣の人・近所の
店・民生委員やボランティアなどとうまく連携した包括的支援が必要となる．
地域における包括的支援の要となるのが，地域包括支援センターである．

　地域包括支援センターは，介護保険制度の見直しに伴い，2005（平成17）
年に創設された地域包括ケアの体制を支える地域の中核機関である．地域住民
の健康の保持，保健・医療・福祉の向上および増進のために必要な支援を包括
的に行うことを目的とし，地域支援事業の中の包括的支援事業を実施する中核
拠点として設置された．保健師または地域ケアに経験のある看護師，主任介護
支援専門員（主任ケアマネジャー），社会福祉士の三つの専門職が配置されて
いる．

➡ 地域包括支援センターについては，p.249参照．

a 認知症初期集中支援チームの要となる訪問看護ステーションの例

　認知症の人の意思が尊重され，できる限り住み慣れた地域のよい環境で，自
分らしく暮らし続けることができる社会の実現を目指し，2015（平成27）年
に**認知症施策推進総合戦略（新オレンジプラン）**が策定され，認知症の早期診
断・早期対応のために，**認知症初期集中支援チーム**が設置されることになっ
た．

　C自治体では，物忘れや認知症相談窓口は，日常生活圏域ごとの地域包括支
援センターが担い，認知症初期集中支援チームは，自治体を大きく三つに分け
て訪問看護ステーションを運営している3法人に委託している．初期の訪問
には，担当地区の地域包括支援センター職員と訪問看護ステーション職員が同
行訪問している．

b 多職種協働による地域包括支援ネットワークの例（図3.3-4）

　2015年の改正介護保険法の施行によって，支援者が困難に感じているケー
スや，必要な支援につながっていないケース等の個別ケースを検討し，多職種
の協働による支援ネットワークをバックアップし，地域課題の発見・把握につ
なげていく場として**地域ケア会議**が規定された．

　難病のDさんへの支援体制を整えるために，地域包括支援センター主催で地
域ケア会議が開催された．地域ケア会議で，Dさんの主治医，訪問診療を行う
地域の医療機関の医師，訪問看護師，担当ケアマネジャー，年金や手当・介護
保険サービス事業所関係者，自治体職員が包括的継続的ケアマネジメント支援
を検討し，サービスの調整を行い，チームメンバーの役割分担が明確になった．

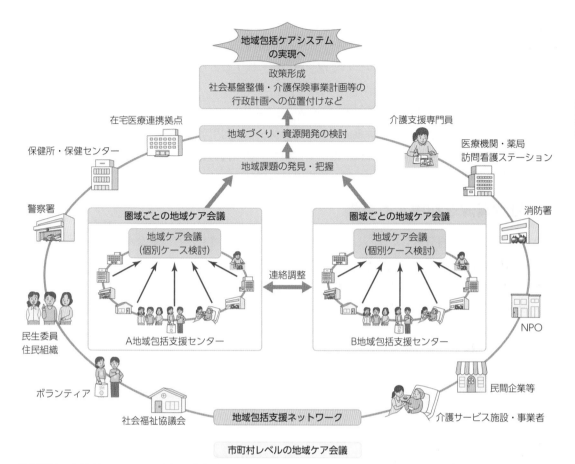

厚生労働省. 地域包括ケアシステム：地域ケア会議の概要.
https://www.mhlw.go.jp/seisakunitsuite/bunya/hukushi_kaigo/kaigo_koureisha/chiiki-houkatsu/dl/link3-1.pdf, （参照2023-11-14）.

図3.3-4　地域包括支援ネットワーク

　これからの地域ケアを進めるためには，看護職は看護の対象者としてだけ利用者をみるのでなく，ぜひ，地域で暮らす人としてとらえ，その人を取り巻くさまざまなサービス機関や人へ視点を広げていってほしいものである．

◾ 引用・参考文献

1) 厚生労働省. 令和3年介護サービス施設・事業所調査の概況. https://www.mhlw.go.jp/toukei/saikin/hw/kaigo/service21/index.html, （参照2023-11-14）.
2) 高口光子. 生活支援の場のターミナルケア：介護施設で死ぬということ. 講談社, 2016.
3) 渡辺裕美ほか. 東京都A自治体における定期巡回随時対応型訪問介護看護の運営実態：事業所運営調査と自治体調査. ライフデザイン学研究. 2019, 15, p.233-261.

 重要用語

訪問看護ステーション	定期巡回・随時対応型訪問介護看護	インフォーマルサービス
個室・ユニットケア	フォーマルサービス	地域ケア会議

4 社会資源の活用方法

　ここでは社会資源の活用方法をみていくが，その際，以下のように文中の表記を統一しておく．

住　民：地域で生活する人

利用者：サービス利用者（福祉，保健，医療などのサービス利用者）

援助者：サービス提供者（福祉，保健，医療などのサービス提供者）

事業者：社会福祉事業を運営している者・組織

1 社会資源を利用する意義

　住み慣れた地域で自分らしく安心して暮らしていくことは，誰もがもつ基本的な願いであると考えられる．この暮らしを継続するためには本人のもつ力が重要であるが，さらに本人を取り巻く周囲の環境を構成する**社会資源**（例えば，会社，学校，行政機関，商店，友人，家族など）の果たす役割も重要である．一般に，これらの社会資源を本人が選択的に利用しながら生活しているが，病気，けがまたは要介護状態など，自らでは生活を成り立たせることが困難になった際に，ソーシャルワーカーを中心とした援助者が社会資源の選択，調整（コーディネート），時には社会資源の開発を行い，利用者の生活ニーズが満たされるように支援する必要がある．

　このとき，利用者の内面にある問題解決の力や動機付けも社会資源となるため，援助者はさまざまな社会資源を活用するが，社会資源に依存させるのではなく，利用者の意思・意欲といった内的資源を刺激し，活用することで利用者の自立を高めることを目指す．

　全米ソーシャルワーカー協会（NASW：National Association of Social Works）のソーシャルワーク実践の定義（1981年）によれば，「ソーシャルワーク実践とは，以下の4点に示す専門職として責任ある介入をすることである．①人々が発展的に問題を解決し，困難に対処できる能力を高めるよう人々に関わる，②人々に資源やサービスを提供する社会制度が効果的で人間的に機能するよう推進する，③人々に資源やサービスや機会を提供する社会制度と人々をつなぐ，そして，④現在の社会制度の改善と開発に関わる」とされ，中でも利用者と社会資源をつなぐためのコーディネートが重要であると位置付けている．

　このように，本人を含めた本人を取り巻く社会資源を利用し，住み慣れた地域で自分らしく安心して暮らしていくための自立支援は，専門職としての重要な役割である．また，社会資源どうしを有機的に結び付けることは，個別支援の充実のみならず，地域全体の福祉問題の発見力ならびに問題解決力の向上となり，社会的セーフティネットの形成や**地域包括ケアシステム**などの構築につながる．

plus α

社会資源と社会福祉

社会資源はソーシャルワークやケアマネジメントになくてはならない存在であり，社会福祉を支える重要な資源である．援助者は，社会資源の発見（開発）・特性の把握・利用などを行い，利用者の自立生活支援につなげる．また，可能であれば，利用者自身がこれらの社会資源を主体的かつ選択的に活用できるように，力づけ（エンパワメント）していく必要もある．

plus α

地域包括ケアシステム

厚生労働省は，2025年をめどに高齢者の尊厳の保持と自立生活の支援の目的のもとで，可能な限り住み慣れた地域で，自分らしい暮らしを人生の最期まで続けることができるよう，住まい・医療・介護・予防・生活支援が一体的，継続的に提供される体制（地域包括ケアシステム）の構築を推進している．「地域包括ケアシステム」という言葉は，2005（平成17）年の介護保険法改正で初めて使われた．2011（平成23）年の同法改正で「自治体が地域包括ケアシステム推進の義務を担う」と明記された．2015（平成27）年の同法改正で，在宅医療と介護の連携推進，地域ケア会議の推進，新しく「介護予防・日常生活支援総合事業」が創設された．

2 社会資源の活用方法を理解する

1 社会資源とは

社会資源とは，個人の自己実現や自立生活を支えるために利用可能なあらゆるものを意味する．これは，利用者のさまざまなニーズに対応するために利用可能なあらゆるサービス（問題解決機能や支援体制）ととらえることもできる．

具体的には制度，機関（組織・施設など），設備，物品，資金，人材などが主な社会資源として挙げられ，さらに組織，集団，個人のもつ**知識（情報）**や**技能**，そして利用者自身も社会資源である．

白澤は**図3.4-1**に示すように社会資源を「**利用者側の生活ニーズ**」「**質的内容**」「**供給主体**」の三つの分類指標に分けて整理している[1]．

❶**利用者側の生活ニーズによる分類**　経済的な安定を求めるニーズ，就労の機会を求めるニーズ，身体的・精神的な健康を求めるニーズ，教育や文化娯楽の機会を求めるニーズ，居住の場に対するニーズ，家庭や地域での個別的な生活の維持に対するニーズ，公正や安全を求めるニーズ，その他の社会生活上のニーズに分けて整理している．この分類は，利用者ニーズに適した支援体制の検討および構築を行う際に効果を発揮する．

❷**質的内容による分類**　物的ニーズまたは人的ニーズのいずれに対応するものなのかで整理している．この分類は，社会資源の活用方法を検討するとき

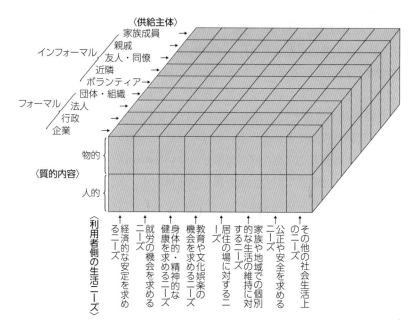

白澤政和. ケースマネジメントの理論と実際. 中央法規出版, 1992, p.119. 一部改変.

図3.4-1　社会資源の構造

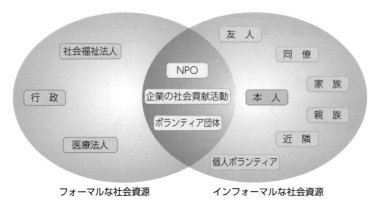

図3.4-2　**社会資源**

に効果を発揮する.

❸**供給主体による分類**　フォーマルサービス（行政，法人，企業など）または
インフォーマルサポート（ボランティア，近隣，友人，家族・親族など）
として整理している．この分類は，社会資源の特質や供給量を検討する際
に効果を発揮する．供給主体による分類は，社会資源の分類において最も
一般的に使われている分類方法であり，**図3.4-2**に示すように公的な資源
としての**フォーマル分野**と，それ以外の資源となる**インフォーマル分野**に
分けて考える.

　フォーマル分野の社会資源は行政，医療法人，社会福祉法人などであり，イ
ンフォーマル分野の社会資源は家族，親族，近隣，友人，同僚，個人ボラン
ティア，そして**本人自身（利用者）**も含まれる．また両者の中間的な位置に存
在する社会資源として企業の社会貢献活動，地域の組織・団体（NPO，ボラ
ンティア団体，自治会・町内会，民生委員・児童委員）などがある.

　フォーマル分野の社会資源から提供されるサービスは，制度（法律）等に
よって機能や内容が定められているものが多く，一定の質と安定した供給体制
が期待されるため，支援のための基本資源として利用されることが多い．一
方，インフォーマル分野の社会資源から提供されるサポート（サービス）は多
種多様であり，サポート内容に対する標準化された評価情報も少ないため，詳
細な内容の把握，機能や効果，そして継続性などの予測が難しい面があり，支
援においては補助的な役割として利用されることが多い．しかし，インフォー
マル分野のサポートは，利用者の個別ニーズに最も適合した（きめ細やかな）
支援につながる場合があるため，重要な社会資源であることを忘れてはならな
い．援助者は日ごろから地域の社会資源の把握に努め，社会資源の機能や特性
を十分に把握しておくことが，利用者を中心としたきめ細かいサービス提供に
つながることになる.

　なお，利用者自身の意欲や能力，人間関係，知識，財産などは**内的資源**とさ
れ，社会資源の活用とあわせて，内的資源の向上および活用を含めた支援も必

要である.

　社会資源は地域福祉，在宅福祉，ケースワーク，グループワーク，コミュニティーワーク，コミュニティーソーシャルワーク，ケアマネジメントそして地域包括ケアなど，さまざまな福祉活動において必要不可欠な存在である．実際の支援においては，フォーマル，インフォーマルなどのように社会資源を区別してとらえる必要はなく，利用者のニーズを満たすために有効な社会資源を総合的な視点で調整（コーディネート）することになる．

　近年，地域の医療・保健・福祉などの社会資源間の連携を深め，患者とその家族を地域全体で継続的かつ効果的にサポートするための**地域医療連携室（地域医療連携センター）**が，大学病院や中核病院を中心に設置されている．これらの社会資源の連携・充実によって，日ごろの健康管理などはかかりつけ医や中小病院が受け持ち，大学病院や中核病院などは専門性の高い外来診療や入院治療を受け持つなど，地域全体の医療系社会資源をそれぞれの役割に応じて最適に機能することで，一人ひとりのニーズを適切に支えることができるしくみづくりにつながる．

2 社会資源の活用

　利用者の生活を支援するには身体的・精神的・経済的側面だけではなく，日常生活や社会生活からの視点も含めたあらゆるニーズを把握し，そのニーズを満たすために総合的な視点から社会資源をコーディネートする必要がある．そのためには地域に存在する社会資源を的確に把握し，必要に応じて活用できるようにする必要があるが，地域によっては，必要とする社会資源が存在しないこともある．このような場合は，社会資源を育成（開発）する視点も必要となる．具体的には地域住民に対する利用者ニーズの公開や地域の支え合い活動（社会福祉協議会，ボランティア団体，自治会など）への課題の投げ掛けである．

　この課題の投げ掛けは**コミュニティーオーガニゼーション**＊（**地域組織化**）理論として戦後アメリカから日本に導入され，その後にイギリスのコミュニティーディベロップメント（地域社会開発）の概念を包括した地域援助の手法として発展し，1980年代以降には**コミュニティーワーク**として定着している．

　コミュニティーワークの展開は，①活動主体の組織化，②問題把握，③計画策定，④計画実施，⑤評価の過程を経て，それに伴う方法・技術として，調査，集団討議，情報収集・提供，計画立案，連絡調整，資源動員・配分，世論形成，地域や行政への働き掛けが行われる．

　社会福祉の相談援助の過程を**図3.4-3**に示す．

｜1｜ 相談援助の過程における社会資源の活用

①エントリー：援助（社会資源）を必要とする利用者の発見を行う過程．

②インテーク（相談・面接などによる課題の受理）：利用者との面談・相談などによる課題・問題の把握を行う過程．

用語解説＊
**コミュニティー
オーガニゼーション**

地域で問題を抱えている人を，単なる個人の問題とせずに地域社会共通の問題としてとらえ，地域住民が協力して問題解決できるように援助する方法である．

plus α
**社会資源による
課題発見機能**

利用者の発見を行うエントリーの過程で，社会資源が機能することで利用者の発見につながる．例えば「見守り活動」という社会資源の存在によって，高齢者の体調の異変が早期に発見され，エントリーにつながる．

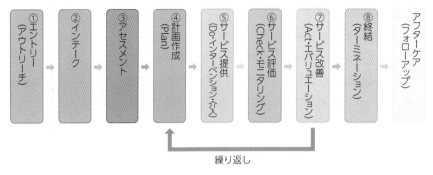

図3.4-3　相談援助の過程

③アセスメント（事前評価）：利用者の身体機能状況，精神心理状況，経済状況，家族状況などの社会環境状況の把握と生活上の課題（ニーズ）を明確化させる過程．

④Plan（援助目標の設定および援助計画の立案）：援助目標を達成するために，必要な社会資源の把握（開発）および選択の過程．

⑤Do（援助活動の実施）：Plan（援助計画）に基づき，社会資源が連携・協働しながら援助活動（サービス提供）を行う過程．

⑥Check（モニタリング：経過観察および事後評価）：モニタリングとも呼ばれ，サービス（社会資源）利用状況の把握や効果測定などを行う過程．

⑦Act（再アセスメント：改善行動および追跡調査）：Check内容に基づき，より良い援助に向けた改善方法を検討する過程．

　その後は一般に④のPlanへと戻り，援助目標が達成されるまで援助が継続されるが，状況に応じて③のアセスメントを再実施（再アセスメント）する場合もある．なお，この時点でニーズが満たされたり課題・問題が解決した場合は「⑧終結」となる．その後，必要に応じてアフターケア（フォローアップ）を行い，問題の再発防止や安定した生活継続に向け，相談に乗るなどの支援を行う．

│**2**│**直接援助と間接援助**

　社会福祉の援助は，利用者自身に直接働き掛けて問題解決を図る**直接援助**と，社会福祉のサービスや実践を背景から支援する**間接援助**の二つに分けて考えることができる．社会資源の活用は主として後者の間接援助に含まれるが，近年では利用者自身が社会資源を自ら活用して問題解決する能力を高める自立支援も重視されている．社会福祉援助では，これら直接および間接援助を効果的に組み合わせて，利用者の問題解決を総合的に支援することが求められる．

考えてみよう 高齢者の退院支援

　一人暮らしをしていた高齢者が入院し，長期療養後に退院することになった．病気によって多少の障害が残った場合，「今後は一人で生活できるのか」「在宅での介護が必要になるのでは」「また病気になるのでは」「医療費や生活費は大丈夫だろうか」「手すりを付けるなど住宅改造が必要になるのでは」「通院のための移動（交通）手段はどうするのか」「いざというときに誰が助けてくれるのか」「誰かに見守ってもらえるのか」など，住み慣れた自宅での暮らしさえ，今後は安心して継続できるのか不安を抱えることになる．では，どのような支援ができるだろうか．

●一人暮らし高齢者への援助〈動画〉

　上記のような問題を抱えた利用者を支援する場合を考える．

　まず，利用者のニーズは何かを明らかにする必要がある．ここでは，退院後の自宅での安心した生活の継続が基本的なニーズになると考えられる．援助者は利用者が退院後に地域に戻って再び安心できる生活を送れるよう支援するために，介護保険制度の利用の可否を検討し，必要な手続きを進める．介護保険制度が利用できる場合は，医師や看護師，医療ソーシャルワーカー（MSW），理学療法士（PT），作業療法士（OT），言語聴覚士（ST），ケースワーカー，地域包括支援センター（保健師，主任介護支援専門員，社会福祉士），介護支援専門員，介護職員初任者などのフォーマルサービスに属する社会資源を中心とした安定した支援体制の構築（支援ネットワークづくり）を行い，日常生活支援のための基盤づくりを行う必要がある．

　次に，フォーマルサービスによる支援体制を補完し，よりきめ細かい支援を提供するために，民生委員・児童委員，ボランティア，自治会・町内会を含む近隣住民，利用者の友人・家族など，身近なインフォーマルサポートに属する社会資源による支援体制構築への働き掛けを行う．

　フォーマルサービスとインフォーマルサポートがもつそれぞれの長所を組み合わせて，生活支援，見守り支援，地域とのつながりづくりを行い，利用者の生活面や精神面の不安を和らげ，自立生活に向けた支援を行う．

　さまざまな社会資源を組み合わせた支援体制の構築後は，支援の連続性・継続性・総合性を保障するために，利用者に関わる支援者が定期的に連絡・調整するための話し合い（会議）の機会や場を設ける必要がある．これまで専門職のみで構成されるサービス担当者会議やケース検討会議などがこの役割を果たしてきたが，厚生労働省から地域包括ケアシステムが提唱され，包括的な支援・サービス提供体制の構築のために，地域のさまざまな社会資源の参加による地域ケア会議が開催されるようになった．

3 社会資源に関する情報の収集

　社会資源に関する情報（以下，社会資源情報）を広く収集するためには，地域の社会資源情報が集まる拠点（場）や人材（人）を見つけ出し（つくり出し），情報提供を呼び掛けることが有効である．最も基本となる統計データな

どは行政機関が数多く保有している．政府統計の総合窓口であるe-Statや地域経済分析システム（RESAS）などが有名である．ほかにも厚生労働省の統計情報や独立法人福祉医療機構（WAM-NET），そして対象地域の都道府県庁や市区町村の役所の窓口やホームページから多くの情報を収集することが可能である．

フォーマルな社会資源情報は，行政，医療機関，社会福祉協議会，各種支援センターなどの公的機関や事業者に存在しているため比較的容易に収集できるが，インフォーマルな社会資源情報は，ボランティアセンター，福祉専門職，福祉活動者，そして利用者などが個別にもっているため，各対象との積極的な関わりをもちながら収集する必要がある．

社会資源情報を活用して，利用者とさまざまな社会資源を結び付ける調整機能（**コーディネート**）は，利用者本位のサービス提供ならびに自立生活支援において重要な役割を果たすと考えられ，その役割を担う**コーディネーター**の能力（専門性）は，利用者の**QOL**の向上を決定付ける大きな要因となる．

社会福祉における主なコーディネーターは，医療ソーシャルワーカー（MSW），介護支援専門員（ケアマネジャー）や生活相談員，ケースワーカー，コミュニティーワーカーおよびコミュニティーソーシャルワーカー（CSW）などの相談援助業務を担う専門職であり，これらの専門職には社会資源の機能，役割，そして潜在能力などの積極的な把握と，適切なコーディネート能力が求められる．

また，新しい社会資源の積極的な発見や，必要に応じた社会資源の開発（育成）への働き掛けも必要である．これらのコーディネートは必ずしも福祉専門職だけが担うものではなく，民生委員やボランティア活動者，近隣住民，友人，家族などにも**地域福祉コーディネーター***としての役割が期待されている．

地域のさまざまな社会資源情報を漫然と集めても，大量の情報が集まるだけで活用しづらく（再利用性が低く）なってしまう．このため，実際に社会資源情報を収集する際には，利用目的となるテーマの設定が必要である．

a 社会資源情報の収集方法

①収集したい社会資源に関するテーマ（解決したい課題のテーマ）を決める．
②テーマに関する統計データや既存の社会資源に関する資料を集める．
③テーマに関連する利用者（当事者），活動者，専門職へのアンケート調査やインタビューなどを行う．
④テーマに関する懇談会やワークショップを開催して情報収集を行う．
⑤実際に地域を歩いて観察したり，さまざまな活動に参加して自ら情報を収集する．

4 社会資源情報の可視化

社会資源を効果的に活用するには，地域のさまざまな社会資源情報を使いやすい状態にする必要があるが，多くの社会資源情報は地域に散在していて，必

plus α
福祉情報コーディネート能力の必要性

これからの社会福祉には，さまざまなサービスの間の連携・調整能力をもった人材が求められる．つまり，社会資源情報を積極的に活用する福祉情報マネジメント（コーディネート）能力をもつ人材が求められる．

用語解説 *
地域福祉コーディネーター

地域福祉の推進は住民による主体的な活動と，行政や民間の多様な主体が協働しながら，それぞれの役割を果たすことが求められる．そのためには，地域や個人の課題やニーズを発見し，受け止め，社会資源（情報・人・場所など）をつなぐ，ネットワークづくりの中心になる人材の役割が求められる．大阪府，宮崎県，神奈川県などでは，このような人材を「地域福祉コーディネーター」と総称して，その普及育成等に取り組んでいる．

plus α
社会資源情報活用のための三つのステップ

社会資源情報の有効活用には，次の三つのステップが必要となる．
①社会資源の発見と情報収集
②社会資源情報の整理・体系化
③社会資源情報の活用方法の確立

ずしも一元的に集約および管理されているわけではない．このため，社会資源情報を積極的に収集および整理・体系化し，必要なときに適切に利用できるように可視化させることが，社会資源情報を活用するための基本事項となる．

社会資源を可視化させ，整理する代表的な手法として，地域アセスメントシート（地区カルテ）や福祉マップ（社会資源マップ）の作成などが挙げられる．これらは多くの関係者（社会資源自身）が協働して作成することが多く，作成過程において，テーマ（課題）に対する共通認識や課題解決に向けた役割分担への理解が深まるなど，社会資源の連携・協働ネットワーク形成の一助となる利点もある．

これらの取り組みを行う際の留意点として，地域アセスメントシートや福祉マップの作成を目的化してしまい，完成後に有効活用できていない場面を見かけることがある．このため，社会資源情報を可視化させる際には，可能な限り事前に具体的な活用方法を決めておく必要がある．

1 地域アセスメントシート（地区カルテ）

地域アセスメントシートとは，援助者各自が把握している個別の社会資源情報を一つのシート上に集約させ，積極的に共有および活用するためのツールである．アセスメント項目の一例として，地域の人口，高齢化率，障害児・者数，一人暮らし高齢者数，自治会の加入率などの情報や，地域に存在する公共施設や各種学校，福祉・保健・医療施設，福祉活動に利用可能な拠点，地域の文化的な特性，福祉関連活動団体とその活動内容，地域のキーパーソン，地域課題などが考えられる（表3.4-1）．

地域アセスメントシートの作成時の留意点として，一つのシートにすべての社会資源を集約すると，社会資源の充実度を把握することはできるが，実際の活用場面では必要としない情報も多量に含まれているため，欲しい情報を把握しにくいなどの問題が生じる．このため，表中の項目「アセスメントの視点」を設定することで，利用目的別に社会資源を効率的に抽出することができるようになる．

2 福祉マップ（社会資源マップ）

福祉マップは，なんらかのテーマ（災害時要援護者の支援，一人暮らし高齢者の見守り体制整備，バリアフリーの推進など）を決めた後に，実際の地図上にテーマに関連する社会資源情報等を配置（マッピング）する手法であり，地理的特性を中心とした社会資源の把握が可能となる（図3.4-4）．

a 福祉マップの具体的な活用例

①町内会（自治会）に，大地震が発生した際に自力で避難することが難しい人たちがどこにどのくらい存在するのか，また，万が一の際に安否確認や救助活動を手助けしてくれる人がどこにどのくらいいるのか，について地図上から一目で把握したい．

②援助を必要とする高齢者の自宅を中心に，本人が歩いて行ける範囲にどの

plus α
社会資源マップ

社会資源マップづくりは，実際の地図上に解決すべき課題に関係する社会資源情報を記載していく取り組みである．福祉サービスを提供する機関・団体の所在地（活動場所）や，バリアフリーの状況（エレベータの有無や障害者対応トイレなどの有無など），災害時の避難場所，一人暮らしの高齢者や障害者など，さまざまな情報を地図上に記載することで，地域の状況を客観的に把握することができる．また，利用者の生活圏域に存在する社会資源の把握なども行いやすくなる．

表3.4-1　地域アセスメントシートの例

地区名：○○団地周辺地区

年　月　日現在

担当エリア（町・丁目）：○○団地および周辺地区
人口（高齢化率・障害児・者数）：26,681人　高齢化率 23.6%
出生数（または出生率）：平成24年度 16人

アセスメントの視点　独居または日中独居の高齢者を支援するための視点を中心としたアセスメント

①主な公共施設	公共施設	○○団地集会所
	各種学校	○○公民館、○○公園
		○○小学校、○○中学
	未就学児施設	○○幼稚園
②福祉・保健・医療関係機関等	福祉・保健施設	○○高齢者福祉施設
		○○小規模地域作業所
	医療施設	エリア内：○○クリニック、○○医院、△△歯科　エリア外：□□総合病院

③利用可能な拠点・施設・場（住民活動の拠点または課題解決の場とその利用条件など）	・○○団地の集会所は条件次第では利用可能である。 ・○○小学校は少子化により、空き教室がある。 ・○○医院は福祉関連スタッフや広報紙の掲載に協力的である。
④地域特性（住民、経済、事、文化、歴史、交通、事件・事故、山坂など）	・近隣には二つの駅がある。 ・バス路線は比較的整備されている。 ・近くに大型のスーパーマーケットがある。 ・山坂が比較的多い。 ・高齢化は進んでいるものの、老人会の会員は減少傾向にある。

⑤ボランティア・市民活動団体・自助グループ等の活動状況ならびに企業、NPOなどの活動情報	企業・NPO・団体名	活動日・場所・内容	企業・NPO・団体名	活動日・場所・内容
	○○老人会	○○公民館、○○公園		
	子育てサロン Aの会	毎週 水曜日 午前		
	○○地区社会福祉協議会	毎月第3火曜日 月一回の会食会		
	○○いきいき会	転倒骨折予防の会 毎週火曜日		
	○○お助け隊	高齢者・子育て家庭などの家事支援活動		

⑥地域団体・人材（地域のキーとなる団体・人物）	・老人会のまとめ役は、連合町内会の会長等を長く務める経験のある男性（80歳）。この地域に長く住んでおり、地域の事情に非常に詳しい。 ・子育てサロンはかつて子育てサークルの会員だった、保育士免許をもつお母さんが仲間を募り作られた。会の立ち上げから一年経つが、活動周知を地域にすることが難しく、他の活動とのネットワークもできていない状況にある。 ・いきいき会は地域包括支援センターの働きかけで行っている。 ・○○お助け隊は、高齢化が進む地域の中で、発足した家事支援を行うボランティア団体であり、30名のボランティアが登録しているが、利用希望者が少なく、活動が活性化しないのが悩みである。

⑦地域課題（気になる点など含む）	・○○団地の少子高齢化はかなり進んでいる。 ・少ないながらも地域の社会資源はある。しかし、活動を支える担い手の不足・高齢化が課題となっている。
⑧地域との関係および支援状況	・平成25年1月より介護予防体操教室を隣の地区で開始している。 ・地域全体のニーズ把握については、まだ地域との関係が薄いこともあり、十分とはいえない。

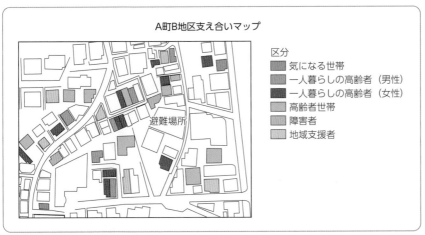

図3.4-4　福祉マップの例

ような社会資源がどれくらい存在するのかを迅速に把握したい．

⑤ 社会資源に関する情報取り扱いの法的根拠

|1| 個人情報の保護に関する法律

　社会資源が有機的に連携し，利用者を中心とした支援体制を構築する際に最も有用となる情報の一つが**個人情報**である．2003（平成15）年に成立し，2005（平成17）年に全面施行された**個人情報の保護に関する法律（個人情報保護法）**は個人情報を取り扱う際の基本的事項を定めた法律である．この法律では，個人情報を適切に取り扱うために必要となる基本事項が定められているにもかかわらず，法に対する誤解や過剰反応が目立っている．さらに，プライバシーと個人情報が混同され，混乱を深めている．2017（平成29）年5月30日に改正個人情報保護法が施行され，個人情報の活用が法の目的であると同法第1条に追記された．2022年4月には個人の権利利益の保護などを目的としてさらに改正された．

個人情報の保護に関する法律（抄）

第1条（目的）

　この法律は，高度情報通信社会の進展に伴い個人情報の利用が著しく拡大していることに鑑み，個人情報の適正な取扱いに関し，基本理念及び政府による基本方針の作成その他の個人情報の保護に関する施策の基本となる事項を定め，国及び地方公共団体の責務等を明らかにするとともに，個人情報を取り扱う事業者の遵守すべき義務等を定めることにより，個人情報の適正かつ効果的な活用が新たな産業の創出並びに活力ある経済社会及び豊かな国民生活の実現に資するものであることその他の個人情報の有用性に配慮しつつ，個人の権利利益を保護することを目的とする．

第1条の条文からもわかるように，この法律は個人情報の適正かつ効果的な活用によって，豊かな国民生活を実現させることが目的であると明確に示されている．同法第15条および第16条では，個人情報の利用目的を明確にして適切に収集，利用することを求めている．これらのことからも，個人情報は適切に利用されてこそ，預けた側（利用者）にも預かる側（援助者）にも意義があることがわかる．

個人情報の保護とは，個人情報を適切に活用して，個人の権利と利益を保護することが目的であり，本人の秘密を守るプライバシーの保護（守秘義務）と同一のものではない．このため，実際の援助においては個人情報の活用とプライバシーの保護は切り分けて扱う必要がある．

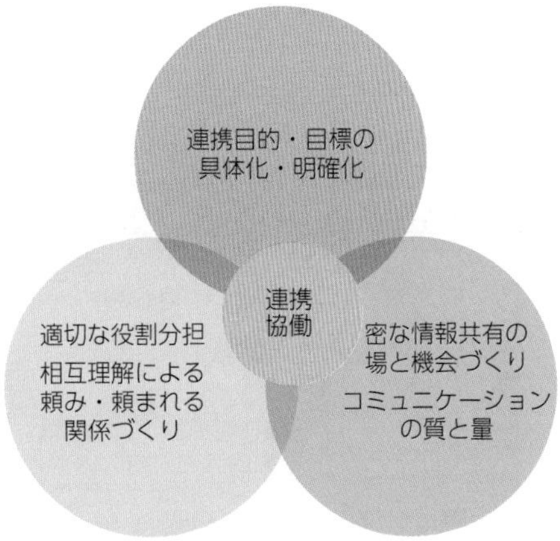

利用者を適切に援助するためには，図3.4-5に示すように，社会資源同士が利用者のニーズを含む個人情報を適切に共有し，具体的な支援目的・目標を設定し，互いの機能・役割を相互理解した上で，定期的な情報共有を行いながら，連携・協働することが必要である．

図3.4-5　連携・協働のモデル

|2| 社会福祉法第75条：福祉サービスの適切な利用，情報の提供等

2000（平成12）年6月に施行された，社会福祉基礎構造改革の中核となる社会福祉法第75条では以下のように述べられている．

社会福祉法（抄）

第75条（情報の提供）

1　社会福祉事業の経営者は，福祉サービス（社会福祉事業において提供されるものに限る）を利用しようとする者が，適切かつ円滑にこれを利用することができるように，その経営する社会福祉事業に関し情報の提供を行うよう努めなければならない．

2　国及び地方公共団体は，福祉サービスを利用しようとする者が必要な情報を容易に得られるように，必要な措置を講ずるよう努めなければならない．

この条文からもわかるように，特にフォーマル分野に属する社会資源には，自らが提供する福祉サービス情報を誰もが容易に得られるよう情報提供を行うことが義務付けられている．利用者の主体的なサービス選択を可能とする環境整備が進むことで，事業所間のサービス内容やサービスの質による競争原理が機能し，福祉サービス全体の質的向上が期待される．

一方，利用者は，知的障害や認知症罹患などにより，本人自身による権利擁護に困難性が生じている場合があり，適切な社会資源情報を見つけ出せなかっ

plus α

介護サービス情報の公表制度

利用者がサービスを利用する際に，必要とされる介護サービスに関する情報が不足していることから，介護保険法に基づき，2006（平成18）年4月からすべての介護保険事業者に対して，介護サービスの内容や運営状況に関する情報を公表することが義務付けられた．

たり，社会資源情報の中から必要とするサービスを選び出せない場合がある．このため，社会資源情報から利用者に必要なサービス選択を支援するコーディネーターの役割は重要なものとなっている．

3 社会資源活用のためのネットワークづくり

社会資源活用のためのネットワークづくりは，福祉サービス提供機関や福祉活動団体・活動者ならびに利用者などの社会資源に対して，定期的な会議，連絡会，イベントへの参加を呼び掛け，交流活動を通じて互いの把握する個人の課題や地域の課題の共有，互いの活動目的や活動内容などの相互理解を深め，共通目的や共通課題などを見つけ出し，その課題解決や予防体制づくりに向けた連携・協働のしくみづくりを行うことである．

社会資源活用のためのネットワークを構築する意義とは，「ニーズ発見機能」「総合相談機能」「支援機能」「予防機能」の充実にあると考えられる．

a 社会資源活用のためのネットワーク構築の意義

❶**ニーズ発見機能の充実**　個々の社会資源がもつ視点（情報）をつなぎ合わせることで，多面的かつ総合的な視点による課題発見機能が充実する．

❷**総合相談機能の充実**　個々の社会資源に寄せられる相談を一元化して共有することで，総合的な視点による客観的な支援方法および支援体制づくりが期待される．

❸**支援機能の充実**　多様な社会資源（多機関・多職種）が有機的に連携することで，支援の客観性や専門性を高めることが可能となる．また，特定の社会資源に依存することが軽減され，持続性・継続性のある支援が期待できる．

❹**予防機能の充実**　多様な社会資源の参加によって早期の課題発見機能の充実につながる．また，課題そのものを発生しにくくさせるしくみづくりを総合的に行うことができるため，予防機能の充実につながる．

1 社会資源ネットワークの構築方法

社会資源のネットワークを構築するためには，ネットワークの必要性やネットワークの機能に対する共通理解，ネットワークを維持・機能・発展させるための仕掛けづくりが必要となる．

a ネットワークの共通理解に向けた働き掛け

ネットワークを構築するには，ネットワークを構築する必要性や目的を関係機関・団体，住民等が共通理解することが必要となる．この共通理解を得るには，利用者ニーズや地域課題，そして社会資源の実情などについて共有することが必要となる．具体的には，すでに存在する地域の関連ネットワーク会議*や打ち合わせに参加したり，シンポジウムや会議などを開催して参加を呼び掛けることが必要となる．

用語解説*
ネットワーク会議
社会資源のネットワークを形成する代表的な会議として，地域福祉計画の策定および推進のための会議や地域ケア会議などがある．

ⓑ 圏域ネットワークの構築

解決すべき課題や地域の社会資源の充実度によって社会資源ネットワークの圏域（大きさ）を検討する必要がある．最も小さい圏域であれば回覧板を回す班や組単位であり，自治会・町会単位，小学校区圏域，中学校区圏域，地域包括支援センター圏域など，必要に応じた圏域設定が考えられる．なお，ネットワーク構築に取り組む際，地域に存在する既存のネットワークを十分に把握しておかないと，類似のネットワーク構築によって混乱や対立関係などのトラブルを引き起こす場合があるため，積極的に地域に出向いて十分な地域アセスメントを行うことが重要となる．

ⓒ ネットワークの持続性・継続性を高めるための取り組み

ネットワークの持続性・継続性を高めるためには，ネットワークを構成する各社会資源（ネットワークのメンバー）の主体性や自主性を高める必要があるが，ネットワークづくりを過剰に先導すると，依存的な状況が発生するため注意が必要である．ネットワークづくりに関して市区町村社会福祉協議会が高い専門性をもっているため，社会福祉協議会との積極的な連携・協働体制の構築を行うべきである．

2 ICTを活用した社会資源の活用とネットワークづくり

近年，社会資源の活用ならびに社会資源のネットワークづくりに情報通信技術（ICT）が活用され始めている．例えば，インターネット上の地図サービス（Googleマップなど）を用いて，社会資源を地図上に配置して，情報共有・活用する方法がある．関係者が同時に編集，閲覧することが可能であり，更新された情報は瞬時に共有される利点がある．

また，認知症高齢者が行方不明になった際に，GPS情報を利用して行方不明地点の周辺にいる行方不明者情報共有アプリのユーザーに，協力依頼をすることができるシステムなども開発されている．これは，アプリのユーザーを社会資源と位置付けて活用するツールである．SNSの充実により，SNSを活用した仮想コミュニティー（バーチャルコミュニティー）上での相談や支援活動なども展開され始めている．

plus α

ICT活用のためのスキル

パソコンリテラシー（パソコン操作技術）ではなく，情報リテラシー（情報活用技術）が求められる．情報リテラシーとは情報のもつ価値や特性を理解し，活用するための能力である．具体的には情報の収集・判断・評価・共有・発信など，情報のもつ価値や情報が与える影響を理解し，情報活用に関する広範囲な知識と能力をいう．これは社会資源情報を活用するためのスキルに極めて近いと考えられる．

plus α

みまもりあいプロジェクト

社団法人セーフティネットリンケージが立ち上げた認知症の人を見守り合う活動で，「みまもりあいアプリ」をダウンロードして見守りの協力者となると，アプリから捜査協力依頼を受信するしくみ．

📗 引用・参考文献

1）白澤政和ほか監修．ケアマネジメント概論．中央法規出版，2000，（ケアマネジメント講座，1）．
2）仲村優一ほか監修．エンサイクロペディア社会福祉学．中

央法規出版，2007.
3）柳澤孝主ほか編．相談援助の理論と方法Ⅱ．第3版，弘文堂，2020，（社会福祉士シリーズ，8）．

ソーシャルワーク

統合ソーシャルワーク

連絡調整

社会資源

内的資源

社会資源情報

フォーマル分野

インフォーマル分野

直接援助

間接援助

コーディネーター

地域包括ケア

社会福祉法

情報の多元化

情報の多様化

個人情報

情報リテラシー

情報ネットワーク

情報ネットワークコミュニティー

---

5 社会福祉実践

1 社会福祉実践の概念

1 福祉とは

　福祉の語義は「幸福」を表す．「福」はもちろん「幸福」の中の**積極的幸福**を表す．積極的幸福とは，病気や心の不安がないという**消極的幸福**より以上に，人間の幸せを増進向上させるものが加わった状況をいう．「幸」の字によく似た全く反対の意味の語は「辛い」である．「辛」に一本の横棒を加えると「幸」になるが，苦しい立場の「人」に何を加えると幸いになるかは，その「人」の置かれた状況によるので一概にはいえない．よって「幸」は辛いことがないという消極的幸福を表す．

　ならば「祉」の文字は何を表すのか．筆者は寡聞にして日本語において「祉」の文字が「福祉」以外に使用されているのを知らない．しかし中国語にはこの「祉」を用いた熟語がいくつかある．「天祉」「帝祉」「垂祉」など，いずれも中国思想の中でいう「天帝」が天から垂れ給う幸せを意味する．つまり「祉」とは「神」が与え給い，神がとどまる幸せを意味するのである．

　「福祉」という語が最初に使用されたのは，中国の漢の時代の書『易林』といわれる．そこには次のようにその意味が記されている．

> 福祉とは「極みなき齢いを全うして，喜びに与かること」

　このように，福祉の語義は「幸福」を表すが，社会福祉の研究や実践の対象とするのは「不幸」であり，「人」は幸せならば，社会福祉（狭義）は要らない．

2 社会福祉の二大カテゴリー

　社会福祉の中に大きな二つのカテゴリーが存在する．一つは「制度としての

plus α

人と「人」の表記

人：社会福祉従事者，働き掛ける人

「人」：社会福祉利用者（クライアント），働き掛けられる人

社会福祉」である．これは主として，法律・制度・施設（建物）といった行財政（金）に関わるものである．もう一つは「実践としての社会福祉」であり，これは主として，社会福祉の場で働く人（社会福祉従事者）とその方法・技術を表す．

【中核】

社会福祉 ⎧ 制度としての社会福祉 ― 法律・制度・施設（建物） ―― 金
　　　　 ⎩ 実践としての社会福祉 ― 方法・技術・従事者・価値観 ― 人

3 幸福・福祉・社会福祉・社会福祉実践の相違点

社会福祉に関連する用語には，幸福・福祉・社会福祉・社会福祉実践がある．これらの用語の相違点を図3.5-1に示す．ただし，細かい点において，研究者の間では見解の相違がある．

4 社会福祉実践の定義

筆者なりの社会福祉実践の定義をまとめると，次のようになる．「社会福祉実践とは，一定の社会体制内にある社会福祉制度の下で，社会生活上の基本的ニーズの充足と調整に欠けることにより社会福祉サービスの利用を必要とする人の問題解決を目的として，その個人・家族とそれを取り巻く環境に対して，社会福祉の専門的な知識と方法と価値観をもった社会福祉従事者が働き掛けていく行為である」．

従来，社会福祉実践と称しながら，日本ではその内容はソーシャルワーク実践であることが大半であった．その理由の一つは，社会福祉実践の概念が明確でなかったことである．もう一つには，ソーシャルワークに比べてケアワークの研究が進んでいなかったことによる．従来この実践の概念が検討されるとき，日本の社会福祉において，ごく普通に使用されていたのは「処遇」という

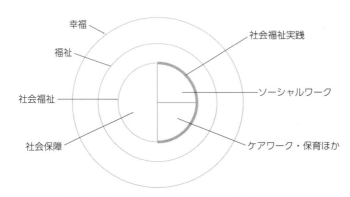

図3.5-1　幸福・福祉・社会福祉・社会福祉実践の相違点

概念であった．この処遇という概念は，今日の社会福祉実践という概念とかなりの部分で重複しているといえよう．ただし従来の処遇には，「ケアマネジメント」という概念は存在していなかった．

５ 社会福祉における「活動」「実践」「援助」の相違

社会福祉において，従事者等が動くことを総称して**行為**という．行為には，活動，実践，援助という三つの概念が含まれる（**図3.5-2**）．広いほう，つまり図の外側から，活動，実践，援助となる．「制度あり」はつまりそのことによって従事者が「有給」であることとつながる．「制度なし」は「無給」ということになる．

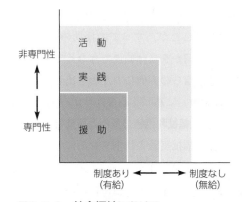

図3.5-2　社会福祉における
　　　　　行為（活動・実践・援助）の概念

❶**活動**　民生委員活動やボランティア活動のように，非専門的マンパワーによる行動である．

❷**実践**　社会福祉の従事者による専門的な行動であるが，最狭義の「援助」には含まれない内容がある．社会福祉施設長の行う運営管理，社会福祉協議会職員による住民の組織化，社会福祉の行政職員による計画（プランニング）や，ソーシャルワーカーの権利擁護やアドボカシー*などである．

❸**援助**　社会福祉士の業務である相談援助（相談・助言・指導・援助・連絡調整）を中心に，ソーシャルワーカーが行うクライアントに対する面接や対面的な行為の中で，個人（社会福祉利用者）の主体的側面をサポートする行為を意味する．

2 社会福祉実践の目的

１ 社会福祉の目的

社会福祉の領域として，マクロ（社会福祉制度・政策）とミクロ（社会福祉従事者による働き掛け）があり，両者の中間にメゾ（地域の社会福祉実践・活動）がある．

社会福祉のマクロの目的には，次の4点が考えられる．

①生存権の保障（最低生活保障）
②社会生活上の基本的ニーズの充足・調整
③ノーマライゼーションの推進・達成
④福祉社会の実現

２ 社会福祉実践の目的

次に本題であるミクロの**社会福祉実践の目的**を検討してみよう．それには次の5点が考えられる．

ａ 社会福祉利用者の理解と受容

社会的に弱い立場にあり，生活苦と人間関係の中で押しつぶされたつらい状

況にある社会福祉利用者の苦しみを，まず「あるがままに」受容し，理解し共感することが，すべての援助の始まりであり，基礎である．ソーシャルワーカーが何かを具体的にできなくても，人間は十分に理解され受け入れられるだけで，自らの内側に力がわき出し，立ち上がろうとする．これが共感的理解と「傾聴愛」に基づく心理的サポートである．

b 社会福祉利用者の変化と可能性への信頼

社会福祉実践の目指すものに「変える」というキーワードがある．それは次の4点を意味する．

①社会福祉利用者の生活と人権に不利益をもたらす行政・制度や資源・環境のありかたを変える．

②社会生活に適応しがたい社会福祉利用者自身の生活・行動・意識を変える．

その中で社会福祉従事者は，社会福祉利用者が変わることを信じ，そのわずかな，しかし人間としては尊い可能性を見いだし励ます．

③地域社会にある住民の差別意識を変える．

④関わっていく社会福祉従事者自身の価値観と態度を変える．

c 社会福祉利用者の社会的生活力への支援

かつて社会的機能の強化といわれたものと同義であり，社会福祉利用者が社会生活（家庭生活）において，自我を強化して，スムーズな社会関係・人間関係を成立させることができ，社会的存在として社会の中で生活していける力を支援することである．そのためには，社会福祉利用者を取り巻く社会生活上の課題や障害に対する社会福祉利用者自身の「対処能力」を支援することが必要であるとされる．これは社会福祉利用者が社会で「生き抜く力」を備えることであり，このことは，社会福祉利用者自身の**ストレングス**（その人らしさ，その人の良い点）というストレングス視点，またはストレングスモデル*といわれる点である．ソーシャルワーカーはその当事者の努力を側面的に援助する．これを**エンパワメント**という．ストレングスとエンパワメントは極めて近い親和性をもっている．

しかし，これらが強調され過ぎるときには，ソーシャルワーカーは何をする人なのか，さらにはソーシャルワーカーは必要なのかという，その意義と役割が根本的に問われることになる．

d 社会福祉利用者の自立（自律）

自立には，身辺自立，住環境自立，経済的自立，精神的自立，社会的自立などがあるが，いずれにしても自律して不要な依存をしないという意味合いが含まれる．従来の自立の概念は，いわば「自分一人でする」という意味合いが強い．そこでは，重度の障害者などには，その自立の概念が適用しがたい点もあり得ることから，自立の概念を拡大することが求められた．

そこで，1978年にアメリカ自立生活調査研究所が出した自立の定義は，「日常生活における自己選択，自己決定，自己管理，そして自己実現の行為と過

用語解説 *
ストレングスモデル

ストレングス（長所，その人らしさ）を評価することで問題解決を図ろうとする視点をいう．

plus α
自立と自律

自立とは，人と機械の力を借りて，自分なりに生活していくことであるが，その際に必要以上にそれらに依存したりせず，自らも努力する姿勢を自律という．

程」であり，極めて明解である．つまり，「自分一人で する」のではなくて，制度と他者の援助と機器の力に よって，当事者のやりたいことができるようになること である．こうした自立を社会福祉従事者が側面的に援助 する．その先に，本人の希望と意欲および「本人らし さ」に基づく社会参加が待ち受けているのである．

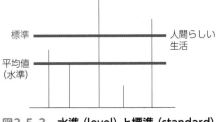

図3.5-3　水準 (level) と標準 (standard)

e 社会福祉利用者の自己実現

「援助」の究極の目標は，社会福祉利用者の自己実現 である．自己実現とは，この世に生まれた，その人なりに力いっぱい生きた結 果，自らが心満ち足りて「人間らしくよく生きた」と自分の人生を評価できる 境地に向かう姿勢である．このことは決して主観的な自己満足ではない．なぜ ならこの自己実現の前提には，単なる平均値としての生活水準 (level) とは 異なる「人間らしい生活における社会生活上のニーズの充足と調整」という客 観的な標準 (standard) があるからである（図3.5-3）．

3 社会福祉実践の構成要素

社会福祉実践は，どのような要素から成っているのであろうか．アメリカの ケースワーカーのパールマン (Perlman, H.H.) が提唱したケースワークに共 通する（必要となる）四つの要素は，要素を示す英単語の頭文字がすべてPの ため，提唱当初は「４つのP」と呼ばれた．1986年にさらに２項目が補追さ れ「６つのP」として補完された．

しかし，構成要素間の関係が明確でないため，筆者は社会福祉実践を行う際 の基本的な構図を七つの構成要素で示す（図3.5-4）．

①社会福祉実践の理論 (Practice Theory)

②社会福祉実践の目的・価値 [価値観，人間観] (Philosophy)

plus α

４つのP・６つのP

①人 (person)：援助を 必要とする人

②問題 (problem)：解 決すべき問題．調整 されるべき各種関係

③場所 (place)：問題 に対する援助を行う ための場所

④過程 (process)：問 題解決に至るまでの 行動や選択の過程

その後に，次の二つが加 えられた．

⑤専門職 (professional person)：援助を行 うための的確な知識・ 技術をもつ人

⑥制度 (provisions)： 援助を行うために必 要な制度と財源

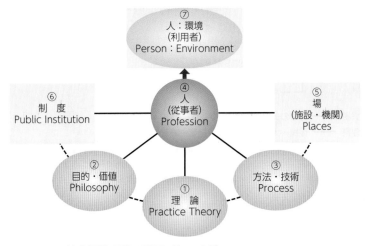

図3.5-4　社会福祉実践の構図（七つのP）

③社会福祉実践の方法・技術［方法体系］（Process）

④社会福祉従事者［その量と質，労働条件と資格］（Profession）

⑤社会福祉実践の行われる場［社会福祉施設・機関，地域社会等］（Places）

⑥社会福祉実践を可能にする制度［社会福祉行財政］（Public Institution）

⑦社会福祉サービス利用者（Person：Environment）

4 社会福祉実践の体系

　近年まで社会福祉実践とソーシャルワークの区別は必ずしも明確でなかったが，日本ソーシャルワーク学会（旧称 日本社会福祉実践理論学会）の第27回大会（2010年）で社会福祉実践とソーシャルワーク実践の相違点が論じられた．筆者はその後，ソーシャルワーク実践は社会福祉実践の概念に含まれるとし，社会福祉実践を（1）ソーシャルワーク実践（社会福祉援助技術），（2）ケアワーク実践（介護福祉実践），（3）レジデンシャルワーク実践（居住施設実践），（4）社会福祉関連実践（ケアマネジメント，スーパービジョンなど），（5）保育実践と整理した（図3.5-5）．

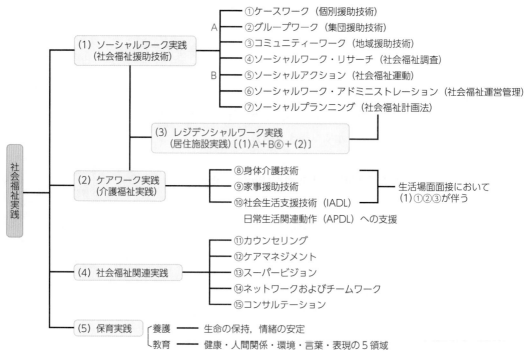

注）厚生労働省シラバスでは「地域援助技術」は間接援助技術に分類されているが，援助技術のA「直接」B「間接」の区別の基準は，ワーカーの前に社会福祉利用者がいるか，いないかであるから，③のコミュニティーワークは直接と間接の双方を含んでいる技術ということができる．

秋山智久．社会福祉実践論：方法原理・専門職・価値観．改訂版，ミネルヴァ書房，2005，p.63．一部改変．

図3.5-5　社会福祉実践の方法体系（秋山智久案）

5 ソーシャルワークの個別的な諸技術

実践としての社会福祉の包括的な概念としては，社会福祉の方法論というが，方法論は目的・価値・知識・方法・社会的承認からなる．またその方法（ソーシャルワークの諸方法，ケースワークなど）は面接や記録，評価などの技術からなり，援助の過程において使用される．つまり，社会福祉の援助技術は社会福祉の方法の下位概念であることが，1950年代以降のアメリカでの実践研究によって明確にされてきたが，日本では，1987（昭和62）年に制定された「社会福祉士及び介護福祉士法」によって，社会福祉の方法は**社会福祉援助技術**という名称を与えられたことにより，今や「社会福祉の方法」と「社会福祉の援助技術」は行政的に同義語にされつつある．

ソーシャルワークは，アメリカにおいては，1970年代以降システム論を理論的枠組とする単一のソーシャルワークを目指すモデル研究が活発となり，ソーシャルワーク統合化が推進された．1980年ごろからはエコロジカルアプローチ*（生態学的アプローチ）をとって，「人と環境の相互作用」に焦点を当て，環境に対する人（クライアント）の対処能力と，人のニーズ充足に向けての環境側の応答能力が重視される「生活モデル」が大きく注目されるようになってきた．その後，社会構造の中のソーシャルワークというとらえ方によって「社会モデル」となった．

このソーシャルワークの中で，特に重要とされた3方法（三分法といわれた）がケースワーク，グループワーク，コミュニティーワークであり，これに加えて，社会福祉の実践の上で重要なのがソーシャルワーク・アドミニストレーションである．

1 ケースワーク

ケースワークは，従来のソーシャルワークの中で最も中心的な方法である．クライアントのもつ生活上の困難の解決や社会生活上の基本的ニーズの充足・調整のために，ケースワーカーとの専門的対人関係と資源活用を通して行う，主として個人・家族を対象とする援助である．分野により，家庭・司法・医療・学校・児童・老人ケースワークなどがある．

ケースワークに関する主要な概念としては，次のものがある．

❶**ケースワーク関係** 専門的訓練を受けたケースワーカーとクライアントの間に展開される専門的対人的な援助関係．

❷**ケースワークのプロセス** ケースワークの各派によってプロセスの考え方はやや異なるが，重要な概念である．診断派はクライアントの生活歴や生活状況の調査，社会診断，社会治療と医学に似たプロセスをとり，機能派は援助過程における初期の局面，中期の局面，終期の局面というとらえ方を行う．

用語解説*
エコロジカルアプローチ

エコロジカルとは「人間の生活は環境に依存し，また環境によって制約されている状態」を意味する．

plus α
日本のソーシャルワーカー

日本のソーシャルワーカーである「社会福祉士」の業務は，法律上は相談援助と連絡・調整に限定されている．また，ソーシャルワークは，「介護福祉士」の行う食事・入浴・排泄の介助などの身体に関わる直接的な実践であるケアワークとも異なり，生活障害（社会的障害）に立ち向かっていくクライアント自身の対処能力を強化する．

plus α
診断派と機能派

診断派：フロイト（Freud, S.）の精神分析に基礎を置く診断主義ケースワーク．
機能派：ランク（Rank, O.）の意志心理学に基礎を置く機能主義ケースワーク．

2 グループワーク

グループワークは，集団のもつグループダイナミックな力を活用してその集団のもつ諸問題を解決するとともに，構成メンバーを援助するソーシャルワークの重要な方法の一つである．そこで使用される手段はグループワークの援助媒体と呼ばれ，コノプカ（Konopka, G.）の挙げた中で，①グループワーカーとグループメンバーの専門的人間関係，②グループメンバー間の人間関係（同じ問題をもった者同士の支え合い），③グループディスカッション，④プログラム活動，⑤環境の意図的選択と創造（環境を変える者が自らを変える），の五つが代表的である．

グループワークはその目的によって類型化されるが，①社会諸目標的グループワーク（善き市民となる訓練をする），②治療的グループワーク（集団の力を用いて個人の問題を治療・解決する），③相互作用的グループワーク（相互作用の中でメンバー自身が目的を決定する）の三つが代表的である．今日では心身に問題をもち，援助・治療を要する人々が社会参加できるように，②治療的グループワークに重点が置かれている．

3 コミュニティーワーク

コミュニティーワークとは，**地域社会（コミュニティー）**において，地域福祉の主体者としての地域住民が，専門職（コミュニティーソーシャルワーカー）の援助の下に，①地域の生活問題と環境上の問題を解決し，②地域の向上・発展を図るために地域計画や行政に参加し，③その自己決定においてニーズと社会資源の開発・利用・調整を図り，④さらに住民の連帯感と人権感覚を育て，地域を民主化し，⑤地域住民の人間的触れ合いを通して人格的な成長を目指すソーシャルワークの一方法である．今日では「**地域共生社会**」の創生が目標とされている．

4 ソーシャルワーク・アドミニストレーション

ソーシャルワーク・アドミニストレーションとは，社会福祉施設運営論，社会福祉施設運営管理と訳され，社会福祉の分野において，施設や機関の民主的・専門的な運営・管理の方法を意味する．この場合の「施設」には入所・通所・利用施設のみならず，福祉事務所・児童相談所などの機関や社会福祉協議会も含まれる．社会福祉行政・制度を背景に，社会福祉関係の組織における事業目的を達成するための運営方針（長期目標および中・短期目標），運営機構・運営過程，運営促進の条件の整備（財源やマンパワー）などを専門的に検討・実践する方法である．この運営管理は，管理のための管理や，単に行政のための管理であってはならず，「より良き処遇を支える運営論」という視点が明確でなければならない．

しかしこれらの概念はアメリカ流のものであり，これにソーシャルポリシー（社会福祉政策）を加えたものがイギリスのソーシャルアドミニストレーションであり，社会福祉行政を意味する．この実践の過程において，行う側の姿勢

を問うのがアカウンタビリティ（説明責任）である.

5 ソーシャルプランニング（社会福祉計画法）

ソーシャルプランニング（社会福祉計画法）は，ソーシャルワーク・アドミニストレーションを実践するのに必要な方法であり，従来のように，社会福祉の実践を行うのにソーシャルワーカーの経験や勘に頼るのではなく，科学的な根拠（エビデンス）に基づいて適切な見通しを立てる方法である. その際に，前提となるのがアセスメント（以前は事前評価と訳された）である. これには，クライアントのもつ生活問題やニーズ，その経過・原因を探り，実践の過程に生じる影響を注意深く考察することが求められる.

6 社会福祉調査

社会調査の一種であり，社会福祉という特定領域の中において，社会福祉の増進を図るために，社会福祉問題の諸現象や社会福祉ニーズの的確な種々のデータを収集・提供し，事実の客観的・科学的な解明・分析を行うことを目的とする調査法である.

社会福祉調査は，「誰のための，何のための調査か」という調査の姿勢が厳しく問われ，研究者の業績のための調査，行政のポーズのための調査は，対象者のプライバシーを侵害するのみであり，「調査のための調査」は排除されなければならないという，ある種の倫理性・実践性が求められている調査である. 今日では実践の基盤となる科学的証拠（エビデンス）を得るということが強調されている.

7 ソーシャルアクション

ソーシャルアクションは社会福祉運動の一形態であり，社会福祉の生活主体（権利主体）の社会的ニーズを充足するのに必要な社会福祉制度や法律，社会資源の創設・拡充・調整を図ることを目的として，社会福祉の当事者や社会福祉関係者，広くは地域住民をも含む運動主体によって，主として行政や地域社会に向かって展開される社会福祉の運動である. その主体は大別して，社会的ハンディキャップをもつ人（クライアント）に代わって，その人に関わる福祉関係者やソーシャルワーカーが行う場合と，当事者自らが要求実現に向かって当事者組織（自助グループ）を組織して運動する場合の二つがある. 前者にはソーシャルワーカーのアドボカシー（権利的擁護）が関連し，後者には権利主体としての自覚をもった政策参加の姿勢が必要とされる. いずれにしてもそれらの運動のためには，関係者の民主的な組織化と社会福祉計画が必要であり，ソーシャルワークの重要な機能の一つである. 労働運動や社会運動と異なり，社会体制内の運動という社会改良的な限界があるとされている.

8 スーパービジョン

スーパービジョンとは，ソーシャルワークの実践過程において，高度に熟練したソーシャルワーカーがケース担当のソーシャルワーカーに対して，そのソーシャルワークの展開の方法と方向を専門的に指導することをいう. この専

門的関係において，指導を受ける者を**スーパーバイジー**，指導者を**スーパーバイザー**という．

スーパービジョンの機能には，①スーパーバイジーへ次回以降のソーシャルワーク（面接や実践）をいかに進めるかを指導する教育的機能，②ソーシャルワークを展開させるのを阻んでいるソーシャルワーカー自身の問題を自己覚知させる援助的機能，③ソーシャルワーカーの業務が組織の事業として適切に遂行されているかを監督する管理的機能，の三つに分類できる．

スーパービジョンの方法としては，ケースワークに類似した一対一の面接の方法や，集団スーパービジョンなどがある．スーパーバイザーは，そのスーパービジョンが行われているケースに対して組織の一員として直接的な責任をもっている．直接的に責任のない他のソーシャルワーカーや専門職に助言を与えることを**コンサルテーション**という．ともに日本では，いまだ十分に熟していない方法である．

6 ソーシャルワーク実践方法の統合化（統合ソーシャルワーク）

1 援助技術の拡大と統合ソーシャルワーク

伝統的な社会福祉の方法は，1970年以前は，ソーシャルワーク実践はクライアントをその人数とソーシャルワーカーの得意とする技術（三分法の中の一つ）によって分類された方法であり，基本的6方法（basic six）と呼ばれていたが，今日では方法論の拡大といわれる流れの後，方法論が統合されるようになった．

従来のソーシャルワークの個別技術では「人と環境の相互作用」を総合的にとらえる視点に欠けるという反省から主張され，アメリカにおいて1950年代後半にすでに萌芽し，1970年代に理論化され，定着したのが**統合ソーシャルワーク**である．ソーシャルワークの統合化，統合アプローチとも呼ばれ，近年「ジェネリックソーシャルワーク」「ジェネラリストアプローチ」として展開されている．

その統合の段階は，第一段階：三分法の併用，第二段階：結合，第三段階：統合という経過をとってきた．その理論的枠組には，1970年代にはシステム論が，1980年代にはエコロジカル・アプローチ（生態学的アプローチ）が中心的に使用され，「生活モデル」が大きく注目されるようになってきたのである．

2 ケアマネジメント

1980年代に入って急速に「ケースマネジメント」という概念が論議されるようになり，1995年からは「**ケアマネジメント**」と言い換えられるようになった．

ケアマネジメントの必要性は，①ニーズの複雑化と可変性の増大，②保健・

医療・福祉サービス供給システムの複雑化とその連携の欠如，③福祉財源の抑制の中で限られた社会資源の効率のよい最適分配，④人間性を重視したケアの提供（ヒューマニゼーション）などが指摘されるようになり高まった．

こうした社会的要請の中で生まれたケアマネジメントは，それぞれの分野とニーズ，社会的状況によって種々の内容が提起されているが，ケアマネジメントの主たる内容は表3.5-1のように要約できる．内容は多様であるが，ケアマネジメントの最もわかりやすい重要な内容は，社会福祉ニーズと社会資源との具体的な結び付けといっていいであろう．

ケアマネジメントの中心的役割を果たすのはケアマネジャーであり，ケアプランの作成等の業務を行う．要介護者の心身の状況の把握，利用者や家族の希望を踏まえた適切かつ公正なケアプランの作成・遂行の能力が求められる．

表3.5-1　ケアマネジメントの主な内容

①在宅福祉ニーズの発見・調査
②在宅福祉事業の企画・調整
③ケアプラン（介護サービス計画）の作成
④在宅福祉サービスへの相談・援助・指導
⑤在宅福祉サービスに関する手続き事務への援助
⑥社会福祉資源と社会福祉ニーズとの具体的な結び付け
⑦施設・機関・サービスなどへのケアパッケージの調整・支援
⑧住民の組織化および関連機関・団体との連絡調整
⑨福祉関連のマンパワーの育成・訓練・調整への働き掛け

③ ICTの活用

従来の社会福祉実践の方法は，ソーシャルワーカーがクライアントに直接的に向き合って対応する方法であった．ところが2000年に入って，ソーシャルワーク分野に遅れていたといわれる通信情報技術（ICT）への注目と利用方法への関心が急速に高まってきた．

今日の情報社会において，社会福祉利用者（クライアント）にとってより良い実践が行われるようにするために，ソーシャルワーカーがICT活用力を向上させ，クライアントと双方の協働ツールとして用いることで，互いの情報発信・交換等が迅速にできるようになるのである．

7 ソーシャルワーカーの機能と役割

① 社会福祉専門職に必要な要件

社会福祉の相談援助に関する専門分野で働く人は，広い意味から順にヒューマンサービス専門職，社会福祉従事者，社会福祉専門職（ソーシャルワーカー）と総称される．全国の社会福祉専門職（ソーシャルワーカー）を対象に行った援助に必要な要件についての質問調査（秋山調査）によれば，1位の「専門的知識・技術の修得と応用」は専門職としては当然の要件であるが，他の多くは専門職の内的な福祉マインド，福祉の心であった（表3.5-2）．これ

表3.5-2　社会福祉専門職に必要な要件

順 位	必要な要件	（％）
1	専門的知識・技術の修得と応用	83.3
2	豊かな感受性や深い洞察力	69.7
3	人間尊重に立脚する価値観	67.9
4	仕事に対する情熱や使命感	58.4
5	豊かな実践経験	50.8
6	温かいパーソナリティー	49.0
7	社会科学的視点	46.1
8	対象者に対する深い愛情	45.3
9	福祉運動への積極的姿勢	24.6

（複数回答可）

は，イギリスの経済学者アルフレッド・マーシャル（Marshall, A.）の『経済学原理』の一文「冷たい頭，しかし熱い胸（cool heads, but warm hearts）」に通ずる．

社会福祉利用者（クライアント）は，人生につまずき，また絶望し，不幸・苦悩の中に居る．そこから立ち直る過程には，人の温かみによる支えが必要である．そこには，もちろん基本的には社会福祉制度と財政による客観的な支援が必要ではあるが，しかし社会福祉の歴史は，それだけでは立ち直れない人たちの事実を多く見てきた．そこに生じたのが，いわばソーシャルワークである．その根源には「人の痛みは，人によってしか癒されない」という人間の心理と真理がある．ここにはソーシャルワークでいう「受容」や「共感的理解」を超えた，人間の深い哀しみや苦しみを知ってしまった者同士の深い理解のようなものがある．

❷ ソーシャルワーカーへの警告

援助の過程において注意しておかなければならない，いくつかの重要な点がある．

|1| 内なる差別

その一つが，ソーシャルワーカーに潜む「差別」である（表3.5-3）．特に③と④は**内なる差別**で，自身が気付いていないことが問題となる．立場の差別とは，社会において，自分の意識とは別に，自分の置かれた社会的な立場として差別者の側に立ってしまっていることを意味する．例えば，見学する側・される側，実習する側・される側などである．

|2| パターナリズム

ソーシャルワーカーは専門的な教育を受け，知識・技術と資格をもつ．一方，クライアントの多くはそれらをもつことが少ない．そこで，いつの間にかソーシャルワーカーが優位に立って，クライアントを指導してしまうことがある．これが**パターナリズム**（父権的保護主義）である．しかし，クライアントはその苦しい人生の中から学んだ知恵と体験をもっている．図3.5-6の二つの矢印のように，その立場は変化しているのである．

|3| 雑毒の善

ソーシャルワーカーは善意でもって人に接しようとする．しかし，その善意に含まれている「毒」が問題となる．つまり，ソーシャルワーカー側からの都合のよい働き掛け，善意に秘められている身勝手な棘，相手のためによかれと思う押し付け（自己満足による押し付け），劣等

表3.5-3　ソーシャルワーカーに潜む差別

①外なる差別（社会の中での差別）
②自分の中の自覚している差別
③自分の無意識の差別
④立場の差別

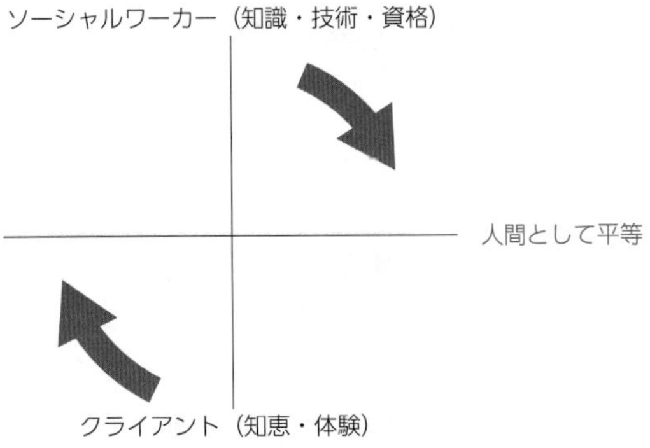

ソーシャルワーカー（知識・技術・資格）

人間として平等

クライアント（知恵・体験）

図3.5-6　パターナリズムの変化

感の裏返しの密やかな優越感，が問われるのである．これが善導大師*から親鸞に伝わった「雑毒の善」，つまり「他者加害」（親鸞『浄土文類聚鈔』）の恐ろしさである．ダンテ『神曲』にも次のような一文がある．

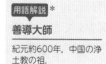
> 「地獄への道は善意によって敷き詰められている」

|4| 他者への負い目

　人に働き掛ける前に，省察をしておかなければならない．「なぜ自分が健常者でいられるのか」「なぜ自分は生活に困っていないのか」「なぜ今，幸せでいられるのか」という問いである．誰によって，どのような理由で，そのようなことが許されているのであろうか．そうした自分の今の幸せに気付くとき，どこかに「申し訳ない気持ち」をもつ．これが負い目である．世間的に悪いことをしたのではないけれど，何かそう思わざるを得ない痛みでもある．要約すれば「今，自分が，ここで，このように平穏に生きていることができるのは，世界のどこかで，誰かが，犠牲になってくれているからである」[1]といえる．

　この犠牲を他の生命にまで拡大してみると，次のような痛烈な言葉が展開される[2]．

> 「この肉体，この血の一滴も，他の『生命』の犠牲でないものはない．この戦慄すべき根本事実を人はどうしてもっと深く思わないのであろうか」

8 援助の根本

1 他人事ではない

　われわれは他者であるクライアントに，安全な立場から働き掛ける．クライアントの苦悩は「他人事」ではなく，自分にも起こることであるが，自己中心性が抜けないわれわれは，常に自分に都合の良い考え方をしてしまう．あの恐ろしい出来事は，たまたま不幸なあの人に起こったことであって，まさか自分に起こるはずはないと．

　しかし，「誰にも起こりうるのだ，誰かに起こりうる出来事は」「ある人に起こることは君にも一つひとつ起こりうることを知るべきである」と，古代ローマの哲学者セネカは述べている[3]．

2 援助できるのか

　ヒューマンサービスにおける最も根本的な課題は，果たして本当に，人は「人」を援助しうるのかという問いである．

　「不幸な人間は一生不幸に生まれついているに違いない」（吉田絃二郎『人間

苦』）という人生の現実を正面からとらえるとき，働き掛けても，願っても，努力しても，あがいても，なお不幸から一歩も脱し得ないどころか，ますますその悲惨さを増していくという人間の運命の不条理をどう考えたらいいのであろうか．「援助」は果たしていつも可能なのであろうか．働き掛けても，援助しても，あるいは何も変わらないかもしれない．多くは徒労に終わるかもしれない．そこには「私たちは何もなし得なかった．しかし，何か決定的なことをなし得たかもしれない」という，深く，表面的な回復にとらわれず，長い時間をかけてみていくことが要求される「関わりの姿勢」が求められているのかもしれない．

しかし，働き掛けているその時点では何の変化もみられず，数年も数十年も後に，社会福祉利用者（クライアント）の心の内深くに密かに打ち込まれ，育てられていた「人間への密やかな信頼」「人生へのわずかな期待」がある日芽生えたとき，「もう一回生き直してみよう」と思ったとき，「何かをなし得ていた」のかもしれない．

3 立ち尽くす実践

人生に挫折し，人に裏切られ，愛する人を失い（愛別離苦*），また共に居る人への憎しみを克服できず（怨憎会苦*），一人で救いを求めてさ迷い歩く道がある．社会福祉援助者は社会福祉利用者（クライアント）を理解し，受容しようとするが，援助者の想像力を越えた，その受容の感受性をはるかに超えた，過酷な現実が人生にはあるであろう．このとき，「よくわかります」「大変でしたね」と言うのは，やはり偽りである．相手の経験した人生の重みとうめきの前に，その痛みを思って，ただ「立ち尽くす」ことしかできないことが，誠実な福祉援助者の態度なのではないか．そして，その福祉援助者の「何もできない．しかし，ただわずかなりとも理解したいと願うだけ」という「立ち尽くす実践」「何もしない（できない）実践」，それでいて，根本から「人」を支える実践，というものがきっとあるのであろう．それが「援助」の究極の姿のような気がする．

用語解説 *
愛別離苦・怨憎会苦
仏教の四苦八苦の中の二つ．

■ 引用・参考文献
1）柳田邦男．犠牲（サクリファイス）：わが息子・脳死の11日．文藝春秋，1999．
2）倉田百三．法然と親鸞の信仰（下）．講談社，1977．
3）秋山智久．"社会福祉援助の目標"．NHKテキスト社会福祉セミナー．2001，8-11月．
4）秋山智久．社会福祉実践論：方法原理・専門職・価値観．改訂版，ミネルヴァ書房，2005．
5）秋山智久．社会福祉の思想入門：なぜ「人」を助けるのか．ミネルヴァ書房，2016．
6）リーマー，フレデリックG．ソーシャルワークの哲学的基礎：理論・思想・価値・倫理．秋山智久監訳．明石書店，2020．

📎 **重要用語**

社会福祉実践	活動・実践・援助	コミュニティーワーク
ソーシャルワーク	ケースワーク	統合ソーシャルワーク
ケアワーク	グループワーク	

❶ 高野龍昭. これならわかるスッキリ図解介護保険. 第3版, 翔泳社, 2018.

　介護サービス利用者・家族にもわかりやすく説明している.

❷ 芝田英昭ほか編. 基礎から学ぶ社会保障. 新版, 自治体研究社, 2019.

　社会福祉士・精神保健福祉士養成カリキュラムに準拠し, 社会福祉保障の現状を知ることができる.

❸ 岡本民夫ほか編. 社会福祉援助技術総論. ミネルヴァ書房, 1990.

　社会福祉援助技術を総合的かつ体系的に解説している. 社会資源の活用過程に関する歴史や背景などについても解説している.

❹ 秋山智久. 社会福祉実践論：方法原理・専門職・価値観. 改訂版, ミネルヴァ書房, 2005.

　社会福祉実践の概念, 目標, 要素を明確にし, その方法原理, 専門職, 価値観について論述している. 教育・研修・採用・労働条件・実践方法などについて, 多くの調査結果をもとに幅広く網羅している.

❺ 秋山智久ほか編. 社会福祉援助技術. 三訂版, ミネルヴァ書房, 2007.（新・セミナー介護福祉, 5）.

　幅広い社会福祉実践を体系的に解説している. ストレングス視点やエンパワメントアプローチ, 事例研究方法などにも言及しており, 社会資源を活用する視点を学べる.

❻ 秋山智久. 社会福祉専門職の研究. ミネルヴァ書房, 2007.

　全国調査をもとに社会福祉専門職の実態と課題を解説している.

❼ 仲村優一ほか監修. エンサイクロペディア社会福祉学. 中央法規出版, 2007.

　社会福祉学の理論・政策から実践の方法まで幅広く解説している. 社会福祉学のほぼすべてを網羅しており, 社会資源の考え方から活用方法を幅広く理解するのに役立つ.

❽ 日本社会福祉学会事典編集委員会編. 社会福祉学事典. 丸善出版, 2014.

　社会福祉に関わる人が実務レベルで活用できるよう構成されている.

4 地域福祉の推進

学習目標

◗ 地域福祉の定義と理念について述べることができる.

◗ 地域福祉推進の必要性を説明できる.

◗ 地域福祉計画とは何かが説明できる.

◗ 地域共生社会について述べることができる.

◗ 社会福祉協議会について説明できる.

◗ 保健・医療と福祉の連携について述べることができる.

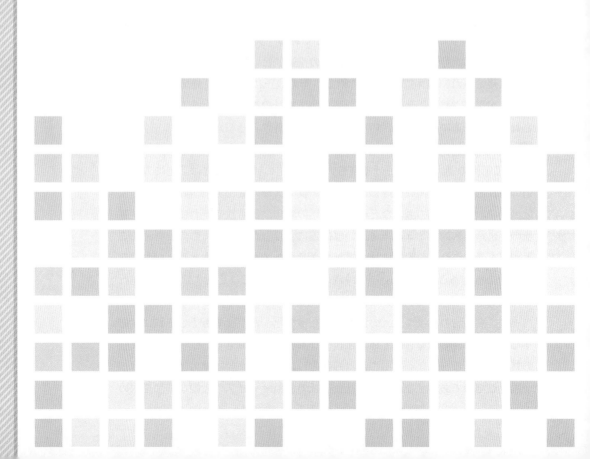

1 地域福祉の定義と理念

1 はじめに

　超少子高齢社会になり，看護職もさまざまな場面で社会保障，社会福祉とりわけ高齢者福祉などの多様な制度に関係する機会が増加している．外来，入院，退院後などに給付される社会サービスの量や種類が増加していることもその一因であろうが，そうした制度的な給付は児童，障害者，高齢者など多くの場合には対象者別の縦割りの給付である．もちろんこれらの給付には重要な意義があるが，給付を利用することのみを目標とせず，視点をさらに**生活支援**まで拡げることができたら患者の幸福は大きく向上すると考えられる．

　生活の視点をもった看護職が増加することは国民の多くが期待することであり，歓迎されるであろうことは疑いがない．現に近年では，医療自体が患者の生活を支え，生活に寄り添う方向にある．そこで重要なのは「患者には生存に加えて生活がある」という視点と「生活は総合的な営みであり縦割りではない」という認識である．患者を病人として地域社会から隔絶された存在だとは考えず，病は得ているが，地域社会の一員として存在する**生活者**だととらえるのが地域福祉の価値観である．

2 地域福祉の歴史的展開

　地域福祉の考え方や実践の歴史は古く欧米に端を発するが，日本において注目を集めるようになったのは最近のことである．具体的には2000（平成12）年に改正された社会福祉法に「**地域福祉の推進**」と「**地域福祉計画の策定**」が明確に規定され，加えて2020（令和２）年の改正において「**地域共生社会の実現**」が規定されたことによる．今後，地域福祉の推進には大きな発展が期待されるが，ここに至るには，いくつかの大きな背景と経緯がある．

■1 地域福祉推進の背景

　1970年代の国民生活における最も大きな変化の社会的自覚は，主に人口構造の高齢化と高度経済成長等による産業・就業構造の変化・所得の向上，核家族の定着，家族規模の減少などの家族形態の変化，価値観やそれに伴う生活意識の変化，伝統的コミュニティーの解体等によりもたらされるものと考えることができる．これらの現象は社会福祉のありかたにも極めて大きく，かつ深刻な影響を与えることになる．すなわち，日本においては急速に高齢化が進行し，高齢者，とりわけ75歳以上の後期高齢者が著しく増加しつつある状況にあって，高齢者の福祉ニーズの量が増加し多様化したが，そもそもそれに対応するニーズ解決機能を有していた伝統的な家族機能が減退し，サービスを家庭の外に求めざるを得なくなること（外部化）によって社会福祉の援助対象者が一般化したのである．このことは社会福祉の各種サービスの大幅な増加を求め

ることにつながっていく.

　しかし，社会福祉サービスを増加させるためには財源が必要であるにもかかわらず，当時1973（昭和48）年の第1次石油危機を境にして高度経済成長は終 焉し，引き続く第2次石油危機による景気の後退は国の財政に歳入不足を生じさせるなど，政府全体として行財政改革を進める状況に至っていた.

　こうした状況は，社会福祉政策のありかたを根本的に見直すことにつながっていくものであった.

② 福祉関係三審議会合同企画分科会意見具申（1989年）

　社会福祉政策が地域福祉の方向性を明確に打ち出したのは，まず，1989（平成元）年の**福祉関係三審議会合同企画分科会***（以下，三審議会という）による「今後の社会福祉のあり方について」とした意見具申であろう. その要旨から社会福祉のありかたをみると「国民の福祉需要に的確に応え，人生80年時代にふさわしい長寿・福祉社会を実現するためには，福祉サービスの一層の質的量的拡充を図るとともに，ノーマライゼーションの理念の浸透，福祉サービスの一般化・普遍化，施策の総合化・体系化の促進，サービス利用者の選択の幅の拡大等の観点に留意しつつ，新たな社会福祉の展開を図ることが重要である」として六つの基本的考え方を示している.

　すなわち，①市町村の役割重視，②在宅福祉の充実，③民間福祉サービスの健全育成，④福祉と保健・医療の連携強化・総合化，⑤福祉の担い手の養成と確保，⑥サービスの総合化・効率化を推進するための福祉情報提供体制の整備，である. この中でもとりわけ「市町村の役割重視」「在宅福祉の充実」は社会福祉政策としての地域福祉を拓く大きな要素であった.

　この三審議会の意見具申は，社会福祉の実施に当たって「住民に身近な社会福祉行政は可能な限り住民に身近な地方公共団体が実施する」という基本的な考え方に立って，最も住民生活に密着した基礎的な地方公共団体であり，住民の福祉需要を最もよく把握できる市町村において，在宅福祉サービスと施設福祉サービスがきめ細かく一元的にかつ計画的に提供される体制づくりを進めるとした. この結果は，①施設入所と在宅サービスの措置の総合的な実施と措置権の移譲，②在宅サービスの位置付けの明確化，③老人保健福祉計画の策定などを内容とする「老人福祉法等の一部を改正する法律（いわゆる「**福祉関係八法改正***」）に結び付くことになる.

　こうした社会福祉における市町村中心，在宅福祉充実という方向性は地域福祉推進の契機となるものであった.

③ 中央社会福祉審議会地域福祉専門分科会中間報告（1990年）

　先の三審議会意見具申を受けて，**中央社会福祉審議会地域福祉専門分科会**は，社会福祉協議会や共同募金を含めた今後の地域福祉のありかたを検討し，1990（平成2）年に中間報告を行った. その要旨は主に次の3点であった[1].

用語解説 *
福祉関係三審議会合同企画分科会

1986（昭和61）年，中央社会福祉審議会，身体障害者福祉審議会，中央児童福祉審議会の三審議会が合同して設立された分科会.

用語解説 *
福祉関係八法の改正

老人福祉法，身体障害者福祉法，精神薄弱者福祉法，児童福祉法，母子及び父子並びに寡婦福祉法，社会福祉事業法，老人保健法，社会福祉・医療事業団法の八つの法律が1990（平成2）年に一部改正されたことをいう.

a 地域福祉振興に関する基本的考え方

住民の生活に密着した地域社会で，住民が参加した自主的な活動が，自由に
かつある程度継続的に安定して営めるような基盤整備を行うとともに，公私の
福祉サービスを地域社会で統合し福祉サービスの総合的発展を図るため，今後
の地域福祉活動のありかたを検討することが重要である．

b 地域福祉活動の意義

地域における福祉活動のうち，特に住民参加活動は福祉サービスを提供する
のみでなく，その活動を通して住民の福祉マインドの醸成，住民相互の関係の
形成，住民の福祉需要への適切な認識を進める．そのことは真に豊かな福祉社
会の形成につながる意義を有する．

c 行政サービスとの関係

民間の地域福祉活動は，今後とも先駆的，モデル的な事業の企画，開発と実
施に民間の創意工夫を活かした取り組みが期待される．この際，基礎的な需要
に対応するサービスについては行政の責任を明らかにした上で，地域における
民間福祉活動の特徴を踏まえながら相互に連携して発展していくことが重要で
ある．

この中間報告で強調されたのは，豊かな福祉社会の希求であり，そのために
は，社会福祉への住民参加を求め，公私の福祉サービスを地域で統合するとい
う姿であった．

なお同分科会は，同年に「ボランティア活動の中長期的な振興方策につい
て」とする意見具申も行っており，そこでは**参加型福祉社会**の構築を求め，そ
の基礎には「**福祉コミュニティー**」が形成されている必要があるとした．すな
わち，「福祉社会が形成されるためには，社会を構成する一人ひとりの個性が
尊重され，一人ひとりが市民としての自覚をもち，自分以外の他者や社会につ
いて関心と共感をもつような個人の生き方，ライフスタイルが重要となる．福
祉コミュニティは，福祉という共通の価値観を共有し，ともに生きるという思
想に立って，ともに理解し共感し，地域においてさまざまな形で福祉を支え合
うものである．福祉コミュニティを支えるものは，地域住民の参加を前提とし
て，福祉サービスを利用する当事者，サービスを提供する団体・機関，社会福
祉施設，さらに企業，労働組合，生活協同組合，農業協同組合，学校などであ
る」[2]とする指摘である．

また，参加型福祉社会の概念については「今後の福祉社会は，地域住民やさ
まざまな団体が，主体的に参加し，ともに築き合い，支え合って創り上げてい
くものである．このような社会は，核家族化，少子化，女性の社会進出等が進
む中で，地域において家族の機能を支え，子どもの養育機能を高めるととも
に，ノーマライゼーションの視点に立った障害者や高齢者の自立と参加を促進
する社会である」[3]とした．

4 歴史的展開から見えてきたこと

さて，これまで歴史の振り返りを極めて粗く行ってみたが，そこから見えてくるのは，主に高度経済成長を越え，少子高齢社会を迎えた日本の国民生活を取り巻く社会経済動向は大きく変化し，社会福祉へのニーズはその絶対量を増やし，その内容も，かつては家庭や地域の中でまかなわれていたものが減退したために，多様性をもって顕在化したものになっているということと，それに対応すべく保健・医療・福祉サービスは専門分化（縦割り）して発展してきたが，それのみでは人々の福祉を図ることはできないということである．こうした同分科会の報告内容は，すでに今日の政策課題である「地域共生社会の実現」の中核となる考え方を表したものであるといえよう．

病を得ても，要介護状態になっても，地域社会の一員として普通に暮らすことができるようにしたい．そのためには，サービスの利用者でもあり担い手にもなる地域住民の福祉への積極的な参加によって，**ノーマライゼーション**の地域社会をつくっていくことが重要なのである．

➡ ノーマライゼーションについては，p.154 plus α参照．

こうした考えを具現化したものとして，次に社会福祉法をみることにする．そこには，地域福祉推進の定義や理念が規定されている．

3 地域福祉の基本理念と定義

1 地域福祉の基本理念

これまでみてきたような，背景とそれを踏まえた審議会による検討により，地域福祉の推進が法に規定されたのは社会福祉事業法を改正・改称した**社会福祉法***である．

中央社会福祉審議会社会福祉構造改革分科会は，社会福祉の基盤となる制度のありかたについて審議を行い，1998（平成10）年に「社会福祉基礎構造改革について」をとりまとめ，その結果は社会福祉法に結実した．

公表された報告（中間まとめ）に示された改革の理念は，自立支援，利用者本位をうたい，地域福祉のみならず今日の介護保険制度〔1997（平成9）年成立〕を含む社会福祉全般の基盤となるものであることから該当部分を次に引用する[4]．

用語解説*
社会福祉法

日本の社会福祉の目的・理念・原則と，各種の社会福祉関連法に規定されている福祉サービスに共通する基本的事項を規定した法律．1951（昭和26）年制定の社会福祉事業法が前身で，社会福祉基礎構造改革により，2000（平成12）年に全面改正され，法律名も社会福祉法と改称された．

社会福祉法に改革された理念（一部引用）

○成熟した社会においては，国民が自らの生活を自らの責任で営むことが基本となるが，生活上のさまざまな問題が発生し，自らの努力だけでは自立した生活を維持できなくなる場合がある．

○これからの社会福祉の目的は，従来のような限られた者の保護・救済にとどまらず，国民全体を対象として，このような問題が発生した場合に，社会連帯の考え方に立った支援を行い，個人が人としての尊厳をもって，家庭や地域の中

で，障害の有無や年齢にかかわらず，その人らしい安心のある生活が送れるよう自立を支援することにある．

○社会福祉の基礎となるのは，他人を思いやり，お互いを支え，助け合おうとする精神である．その意味で社会福祉を作り上げ，支えていくのは全ての国民であるということができる．

○このような理念に基づく社会福祉を実現するためには，国及び地方公共団体に社会福祉を増進する責務があることを前提としつつ，次のような基本的方向に沿った改革を進める必要がある．

①対等な関係の確立

個人が尊厳を持ってその人らしい生活を送れるようにするという社会福祉の理念に対応し，サービスの利用者と提供者の間に対等な関係を確立する．

②地域での総合的な支援

利用者本位の考え方に立って，利用者を一人の人間としてとらえ，その人の需要を総合的かつ継続的に把握し，その上で必要となる保健・医療・福祉の総合的なサービスが，教育，就労，住宅，交通などの生活関連分野とも連携を図りつつ，効率的に提供される体制を利用者の最も身近な地域において構築する．

③多様な主体の参入促進

利用者の幅広い需要に応えるためにはさまざまなサービスが必要であることから，それぞれの主体の性格，役割等に配慮しつつ，多様なサービス提供主体の参入を促進する．

④質と効率性の向上

サービスの内容や費用負担について国民の信頼と納得が得られるよう，政府による規制を強化するのではなく，社会福祉従事者の専門性の向上や，サービスに関する情報の公開などを進めるとともに，利用者の選択を通じた適正な競争を促進するなど，市場原理を活用することにより，サービスの質と効率性の向上を促す．

⑤透明性の確保

利用者による適切なサービスの選択を可能にするとともに，社会福祉に対する信頼を高めるため，サービスの内容や評価等に関する情報を開示し，事業運営の透明性を確保する．

⑥公平かつ公正な負担

高齢化の進展等により増大する社会福祉のための費用を公平かつ公正に負担する．

⑦福祉の文化の創造

社会福祉に対する住民の積極的かつ主体的な参加を通じて，福祉に対する関心と理解を深めることにより，自助，共助，公助があいまって，地域に根ざ

したそれぞれに個性ある福祉の文化を創造する.

なお，社会福祉法第4条（地域福祉の推進）をみれば，地域福祉の理念が明らかになる.

社会福祉法（抄）
第4条（地域福祉の推進）
1　地域福祉の推進は，地域住民が相互に人格と個性を尊重し合いながら，参加し，共生する地域社会の実現を目指して行われなければならない.
2　地域住民，社会福祉を目的とする事業を経営する者及び社会福祉に関する活動を行う者（以下「地域住民等」という.）は，相互に協力し，福祉サービスを必要とする地域住民が地域社会を構成する一員として日常生活を営み，社会，経済，文化その他あらゆる分野の活動に参加する機会が確保されるように，地域福祉の推進に努めなければならない.
3　（省略）
※「社会福祉に関する活動を行う者」とは，ボランティア等を指す.
※地域共生社会構築のため2020（令和2）年に第1項が改正され，2021（令和3）年4月から施行される.

この条項には，地域福祉を推進する主体と地域福祉を推進する目的が規定されているが，主体は，①地域住民，②社会福祉を目的とする事業を経営する者，③社会福祉に関する活動を行う者の三者である. また，地域福祉を推進する目的は「福祉サービスを必要とする地域住民が地域社会を構成する一員として日常生活を営み，社会，経済，文化その他あらゆる分野の活動に参加する機会が与えられる」ことであるから，これはまさにノーマライゼーションの思想の具体化を目指すものであると解釈できよう.

2　地域福祉の定義

地域福祉計画については「家庭や地域の中で，障害の有無や年齢にかかわらず，社会参加ができ，その人らしい生活が送れるよう，それぞれの地域において総合的なサービスを受けられる体制を整備することが重要」とされているほか，この報告を受け社会福祉法第1条（目的）には，**「地域福祉」**という用語が法律上規定され，地域福祉とは「地域における社会福祉」であるとされた. なお，この「地域における社会福祉＝地域福祉」については，「住民の社会福祉に関する活動への積極的な参加の下，地方公共団体による施策の実施，事業者による事業の実施，ボランティア団体による福祉活動の実施といった，自助，共助，公助があいまって，地域ごとに個性のある取り組みを行うこと.」[5]

とされている.

　社会福祉法の逐条解説による地域福祉の定義は次の通りである[6].

地域福祉の定義

　地域福祉とは,住民が身近な地域社会で自立した日常生活が営めるように,地域に存在する公私の多様な主体が協働して,必要な保健・医療・福祉サービスの整備及び総合化を図りつつ,住民の社会福祉活動の組織化を通じて,個性ある地域社会の形成を目指す福祉活動の総体を指す.

社会福祉法（抄）

第1条（目的）

　この法律は,社会福祉を目的とする事業の全分野における共通的基本事項を定め,社会福祉を目的とする他の法律と相まつて,福祉サービスの利用者の利益の保護及び地域における社会福祉（以下「地域福祉」という.）の推進を図るとともに,社会福祉事業の公明かつ適正な実施の確保及び社会福祉を目的とする事業の健全な発達を図り,もつて社会福祉の増進に資することを目的とする.

2 地域福祉計画

1 地域福祉計画の概念

　社会福祉法では,今後の社会福祉の基本理念の一つとして第4条に「地域福祉の推進」を規定したと既述したが,さらにその実効を期すために市町村と都道府県における地域福祉計画の策定を次のように規定している.

社会福祉法（抄）

第107条（市町村地域福祉計画）

1　市町村は,地域福祉の推進に関する事項として次に掲げる事項を一体的に定める計画（以下「市町村地域福祉計画」という.）を策定するよう努めるものとする.

　一　地域における高齢者の福祉,障害者の福祉,児童の福祉その他の福祉に関し,共通して取り組むべき事項

　二　地域における福祉サービスの適切な利用の推進に関する事項

　三　地域における社会福祉を目的とする事業の健全な発達に関する事項

　四　地域福祉に関する活動への住民の参加の促進に関する事項

　五　地域生活課題の解決に資する支援が包括的に提供される体制の整備に関する事項

2・3　（省略）

※地域共生社会構築のため2020（令和2）年に第1項第5号が改正され，
　2021（令和3）年4月から施行される．

第108条（都道府県地域福祉支援計画）

1　都道府県は，市町村地域福祉計画の達成に資するために，各市町村を通ずる
　広域的な見地から，市町村の地域福祉の支援に関する事項として次に掲げる事
　項を一体的に定める計画（以下「都道府県地域福祉支援計画」という．）を策
　定するよう努めるものとする．

　一　地域における高齢者の福祉，障害者の福祉，児童の福祉その他の福祉に関
　　　し，共通して取り組むべき事項

　二　市町村の地域福祉の推進を支援するための基本的方針に関する事項

　三　社会福祉を目的とする事業に従事する者の確保又は資質の向上に関する事
　　　項

　四　福祉サービスの適切な利用の推進及び社会福祉を目的とする事業の健全な
　　　発達のための基盤整備に関する事項

　五　市町村による地域生活課題の解決に資する支援が包括的に提供される体制
　　　の整備の実施の支援に関する事項

2・3　（省略）

※地域共生社会構築のため2020（令和2）年に第1項第5号が改正され，
　2021（令和3）年4月から施行される．

　ここで，とりわけ重要なのは「**住民の参加**」である．地域福祉の推進には住
民の参加が必要であることは繰り返し述べてきたが，住民参加に実効性をもた
せるために**市町村地域福祉計画**には，特に「地域福祉に関する活動への住民の
参加の促進に関する事項」を盛り込まなければならないことが規定されてい
る．先にみた社会福祉法第4条においては地域住民が地域福祉を推進する主
体であるとされているが，地域住民そのものを，社会福祉事業経営者，社会福
祉に関する活動を行う者（ボランティア等）と協力して地域福祉の推進に努め
なければならないものとしたことには極めて大きな意義がある．もちろん，地
域住民は地域福祉計画の策定について意見を述べるだけの存在であってはなら
ない．計画の策定に参画すると同時に，自らが地域福祉の担い手であると認識
することが重要である．

　このように，市町村地域福祉計画は，地域住民に最も身近な基礎的自治体で
ある市町村が，地域福祉推進の主体である地域住民等の参加を得て，地域の要
支援者の生活上の課題とそれに対応する必要なサービスの内容や量を明らかに
し，それを確保し提供する体制を計画的に整備するしくみを創ろうとするもの
であるといえよう．

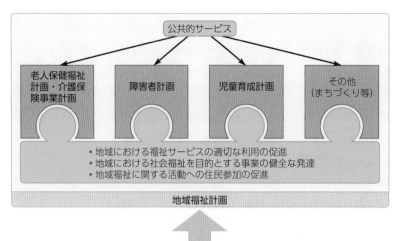

注1：地域福祉計画は既存計画を内包し，かつ，その他の地域の生活課題にも対応する．
注2：既存計画による施策のみでは生活課題は解決せず，地域福祉活動と連結させるところに地域福祉計画の特徴がある．
注3：住民等は，地域福祉計画の策定や評価に参加することのみではなく，自ら地域福祉活動の担い手となる二つの役割をもっている．
市町村地域福祉計画及び都道府県地域福祉支援計画策定指針の在り方について：一人ひとりの地域住民への訴え
（平成14年1月28日社会保障審議会福祉部会）

図4.2-1　地域福祉計画と他の福祉関係計画との関係

　なお，都道府県には地域福祉支援計画の策定が規定されているが，こうした市町村地域福祉計画の策定について広域的な視点から支援を行うことが求められたものである．

2　地域福祉計画と他の福祉関係計画との関係

　現状においては，老人福祉計画，介護保険事業計画，障害者計画，児童育成計画，その他さまざまな領域で計画行政が進められており，それぞれ根拠法を異にしているが，地域福祉計画はこれらの関連する計画との整合性および連携を図り，これらの計画を内包する計画として策定される必要がある．こうしたことから各計画にもおのおの，地域福祉計画との調和を図るよう規定されているところである．

　地域福祉計画と他の福祉関係計画との関係については，社会保障審議会福祉部会による「市町村地域福祉計画及び都道府県地域福祉支援計画策定指針」〔2002（平成14）年〕において，図4.2-1のように表されている．

3　地域共生社会への取り組み

1　地域福祉の法制化

　2000（平成12）年に社会福祉事業法を改正した社会福祉法において，**地域**

福祉，**地域福祉計画**が新たに規定されたことは既述した．2002（平成14）年には，社会保障審議会福祉部会により「市町村地域福祉計画及び都道府県地域福祉支援計画策定指針の在り方について（一人ひとりの地域住民への訴え）」が取りまとめられており，この審議会報告は，ノーマライゼーション，住民参加の必要性，共に生きる社会づくりなど，今に通じる地域共生社会の理念やそれを具体化するための地域福祉計画策定の必要性について報告したものであった．

その後，十数年を経て今日，施策として「**地域共生社会の実現**」に向けた取り組みが行われている．この施策を本格化させる発端は，2015（平成27）年9月に厚生労働省の新たな福祉サービスのシステム等のあり方検討プロジェクトチームが公表した「誰もが支え合う地域の構築に向けた福祉サービスの実現：新たな時代に対応した福祉の提供ビジョン」の中に構想された「共生社会」にあるとみることができる．

このビジョンにおける**共生社会**の概念は，「高齢者，障害者，児童，生活困窮者等，すべての人が世代やその背景を問わずに共に生き生きと生活を送ることができ，また，自然と地域の人々が集まる機会が増え，地域のコミュニティが活発に活動できる社会」[7]とされている．また，そうした共生社会が求められる現状と課題について，①家族・地域社会の変化に伴い複雑化する支援ニーズへの対応，②人口減少社会における福祉人材の確保と質の高いサービスを効率的に提供する必要性の高まり，③誰もが支え合う社会の実現の必要性と地域の支援ニーズの変化への対応，であると指摘した．

2 ニッポン一億総活躍プランにおける 地域共生社会の位置付け

地域共生社会の実現を目指す方針は，2016（平成28）年に閣議決定された「ニッポン一億総活躍プラン」[8]に次のように盛り込まれている．

地域共生社会の実現を目指す方針（「ニッポン一億総活躍プラン」より）

子供・高齢者・障害者など全ての人々が地域，暮らし，生きがいを共に創り，高め合うことができる「地域共生社会」を実現する．このため，支え手側と受け手側に分かれるのではなく，地域のあらゆる住民が役割を持ち，支え合いながら，自分らしく活躍できる地域コミュニティを育成し，福祉などの地域の公的サービスと協働して助け合いながら暮らすことのできる仕組みを構築する．また，寄附文化を醸成し，NPOとの連携や民間資金の活用を図る．

3 地方創生における地域共生社会

既述の「ニッポン一億総活躍プラン」に呼応して，2019（令和元）年には
「まち・ひと・しごと創生基本方針2019」[9] が閣議決定されている．そこでも
「地域共生社会の実現」として，次のように決定されている．

「地域共生社会の実現」概要

（「まち・ひと・しごと創生基本方針2019」より）

　誰もが住み慣れた地域で，自分らしい暮らしを人生の最後まで続けられるよう，
医療・介護・予防・住まい・生活支援が包括的に提供される地域包括ケアシステ
ムの構築を進めるとともに，困難を抱える人を含め，一人一人の多様な社会参加
と地域社会の持続の両方を実現する「地域共生社会」を目指す．

　そのため，包括的な支援体制の構築を推進し，地方公共団体の創意工夫ある取
組を支援する．

　また，今後の医療・福祉ニーズの増大や多様化に対応するため，潜在有資格者
（専門資格を持ちながら専門分野で就業していない者）の掘り起こしや，多様なキャ
リアパスの構築等を進める．

　さらに，全ての人々が健康で生き生きと暮らしていけるよう，疾病・介護予防
や健康増進に向けた取組を推進する．

【具体的取組】（関係部分抜粋）

◎地域課題を解決するための包括的な支援体制の強化

- 包括的な支援体制の全国的な整備を行うため，モデル事業における課題等の整
  理を十分に行う．この整理を踏まえ，断らない相談支援など複合課題に対応で
  きる包括支援や多様な地域活動の普及・促進について，新たな制度の創設を含
  め，組織強化に向けた検討を行う．

◎専門人材の機能強化・最大活用

- 住民とともに地域をつくり，また，人々の多様なニーズを把握し，地域生活の
  中で本人に寄り添って支援をしていく観点から，専門性の確保に配慮しつつ，
  保健医療福祉の共通基礎課程の創設に向けた検討を行い，2021年度を目途に
  実施を目指す．

◎疾病予防や健康づくりの推進による地域の活性化

- 民間企業や医療機関などとの協働の下，関係施策等と連携を図っている事例
  や，成果連動型の支払いの仕組みを活用している事例など，参考となる事例の
  周知や，効率的・効果的にスポーツを通じた健康増進の取組を実施するための
  関係機関の連携・協働体制の整備への支援等を通じて，各地域における取組を
  推進する．

- 75歳以上の高齢者に対する保健事業について，フレイル対策を含めきめ細やかな支援を充実させる．このため，後期高齢者医療の保険者インセンティブ措置を活用する．また，市町村による保健事業と介護予防の一体的実施の全国展開に向け，国の特別調整交付金を活用して，医療専門職の市町村への配置等を支援する．

　ここまでの経過での中心軸は，複合したニーズに対応した**包括的な支援体制の構築**であった．具体的には，子ども・高齢者・障害者などの対象者や世代を包括していく支援である．先行していた高齢者領域の地域包括ケアシステムを他分野に拡大していく必要がある．

4 社会福祉法による地域共生社会の法制化

　2020（令和2）年の社会福祉法改正により，**地域福祉の推進**は，地域共生社会の実現を目指して行われなければならないとされたことで，今後はその実現のために「**地域生活課題**」を解決するための包括的な支援体制の構築が期待される．

　また，社会福祉法は，求められた包括的支援体制を「**重層的支援体制**」と規定し，その整備を促進することにした．

|1| 重層的支援体制

　重層的支援体制は，分野横断型の新しい事業（**重層的支援体制整備事業**）の実施を指している．具体的には，一体的に行う次の6事業である．

❶**包括的相談支援（断らない相談支援）**　地域包括支援センター，相談支援事業，利用者支援事業，自立相談支援事業の一体的な実施

❷**多機関協働**　相談のあった中でニーズが複合したケース等，単一の機関では対応が困難な場合の関係機関による個別支援会議の開催

❸**支援プランの作成**　個別支援会議におけるニーズ解決のための関係機関の役割を計画した支援プランの作成

❹**継続的支援**　支援が困難なケースについての継続した関わり

❺**参加支援**　公的サービスへの参加が困難な場合の参加促進

❻**地域づくり支援**　地域での居場所の確保，住民同士の支え合う関係性の形成

　なお，この重層的支援体制整備については，対象者別に分かれている補助金を一体的に活用できるよう「重層的支援体制整備交付金」が新設されている．

　この改正社会福祉法は，2021（令和3）年4月から施行される．多くの自治体が取り組むことが期待される．

5 制度の視点から地域の視点への転換と看護

　地域共生社会の施策化は，日本が少子高齢・人口減少社会を乗り越えるため

の重要な国策として推進されている．その手法は，特に顕著な課題である高齢者領域における地域包括ケアシステムを核にして**全世代型・全対象型地域包括支援**として展開されるが，長く続けてきた「制度優先」から「地域生活課題（ニーズ）優先」に転換した点や多様で重複錯綜したニーズに対応した専門職や関係機関の連携，そして，そのニーズの発見と解決の主体に地域住民等を位置付けている点に大きな意義がある．

　地域包括ケアシステムには，包括的支援を行う関係者（機関）のネットワークの多くに看護師，保健師が配置されている．人口減少・少子高齢化による社会・経済への影響は極めて大きなものである中で，人々の地域での生活上の課題は，生活課題を有する当事者のみでなく，住民全体，地域全体の課題であり，住民・地域全体に働き掛け，住民参画の包括的支援体制の構築に，看護職がどのように貢献するかが今後の大きな課題といえる．

4 社会福祉協議会

　地域福祉を推進するさまざまな団体により構成された市町村社会福祉協議会は，社会福祉法第109条により地域福祉を推進する中心的な団体として明確に位置付けられているが，**社会福祉協議会**には地域福祉活動についての従来からの優れた実績がある．先にみた社会福祉法第107条による地域福祉計画は，行政が策定する計画（行政計画）であるのに対して，社会福祉協議会は，そもそも地域住民を主体とした地域住民の参加の推進やボランティア，福祉教育，まちづくり等の実践を踏まえ，古くから**地域福祉活動計画**（民間計画）を策定していた．こうした社会福祉協議会の活動やノウハウは尊重されるべきであり，行政との連携が望まれる．また，地域福祉計画策定や変更に当たっては，市町村の計画策定への積極的な参加，協働が期待される．

社会福祉法（抄）

第109条（市町村社会福祉協議会及び地区社会福祉協議会）

1　市町村社会福祉協議会は，一又は同一都道府県内の二以上の市町村の区域内において次に掲げる事業を行うことにより地域福祉の推進を図ることを目的とする団体であつて，（中略）

　一　社会福祉を目的とする事業の企画及び実施

　二　社会福祉に関する活動への住民の参加のための援助

　三　社会福祉を目的とする事業に関する調査，普及，宣伝，連絡，調整及び助成

　四　前三号に掲げる事業のほか，社会福祉を目的とする事業の健全な発達を図るために必要な事業

2～6　(省略)

　なお，都道府県社会福祉協議会についても，社会福祉法第110条において市町村社会福祉協議会と同様に地域福祉の推進を図ることを目的とする団体であると規定されている.

5　地域福祉推進の財源

　社会福祉事業に使われる財源の多くは，国や地方自治体の負担などの公的な財源で賄われるが，それらは主として公的なサービス（**フォーマルサービス**）に配分される．これに対して，例えば地域住民の自発的な福祉活動（**インフォーマルサポート**）の財源は限られているのが現状である．このため民間の寄付金や助成金などが活用されるが，具体的には，共同募金やそれ以外の寄付金，公営競技からの補助金，助成団体からの助成金等が挙げられる.

　なお，広く知られている共同募金については，地域福祉の推進を図るための財源であることが社会福祉法に次のように規定されている.

社会福祉法（抄）

第112条（共同募金）

　この法律において「共同募金」とは，都道府県の区域を単位として，毎年一回，厚生労働大臣の定める期間内に限つてあまねく行う寄附金の募集であつて，その区域内における地域福祉の推進を図るため，その寄附金をその区域内において社会福祉事業，更生保護事業その他の社会福祉を目的とする事業を経営する者に配分することを目的とするものをいう.

　しかし，先に述べた地域福祉の推進を目的とする団体である社会福祉協議会などは，自主財源に乏しいことが地域福祉推進の妨げとなっていると考えられ，今後の財源確保施策の充実が望まれる.

6　保健・医療と福祉の連携

　保健・医療・福祉の連携強化については，従来からその必要性が指摘され，1989（平成元）年の福祉関係三審議会合同企画分科会の意見具申においても，今後の社会福祉の展開の基本的な考え方の一つとして取り上げられてきた．しかし，例えば高齢者領域では今日でも**保健・医療・福祉の連携**が重要課題とされており，この達成は容易なことではない状況である.

社会福祉法においても，社会福祉事業経営者に保健医療サービスとの有機的な連携を図るよう創意工夫を求めている．

社会福祉法（抄）
第5条（福祉サービスの提供の原則）
　社会福祉を目的とする事業を経営する者は，その提供する多様な福祉サービスについて，利用者の意向を十分に尊重し，地域福祉の推進に係る取組を行う他の地域住民等と連携を図り，かつ，保健医療サービスその他の関連するサービスとの有機的な連携を図るよう創意工夫を行いつつ，これを総合的に提供することができるようにその事業の実施に努めなければならない．

　地域福祉の推進においては，地域の身近なところで総合的な相談が受けられ，サービスの適切な利用に結び付けられる体制を整備することが重要である．こうした需要に応えるために，介護保険事業において**地域包括支援センター**が設置されているが，その対象は基本的には高齢者に限定されている．しかし，既述した2020（令和2）年の社会福祉法の改正により，障害者，児童等と一体化した事業が創設された（重層的支援体制整備事業）．今後は，保健・医療・福祉・住民等の自発的活動（インフォーマルサポート）を連結して展開されることが求められる．

　地域住民の生活上の課題は，専門分化した単一の福祉サービスでは解決できず，しばしば保健・医療サービスの導入を必要としている．とりわけ増加し続けている高齢者の場合には慢性病を有する者も多く，療養しながら在宅での生活を継続しており，その需要は保健・医療・福祉全般にわたる．こうした需要に対しては，公的なサービス，民間サービス，インフォーマルなサポートも含めて，複数のサービスを総合的に組み合わせて提供する必要がある．

社会福祉法（抄）
第3条（福祉サービスの基本的理念）
　福祉サービスは，個人の尊厳の保持を旨とし，その内容は，福祉サービスの利用者が心身ともに健やかに育成され，又はその有する能力に応じ自立した日常生活を営むことができるように支援するものとして，良質かつ適切なものでなければならない．

■ 引用・参考文献

1) 地域福祉研究会. 地域福祉計画を創る. 中央法規出版, p.8, 2002.
2) 前掲書1), p.9.
3) 前掲書1), p.10.
4) 中央社会福祉審議会社会福祉構造改革分科会. 社会福祉基礎構造改革について（中間まとめ）. 1998.
5) 社会福祉法令研究会. 社会福祉法の解説. 中央法規出版, 2001, p.60.
6) 前掲書5), p.40.
7) 厚生労働省新たな福祉サービスのシステム等のあり方検討プロジェクトチーム. 誰もが支え合う地域の構築に向けた福祉サービスの実現：新たな時代に対応した福祉の提供ビジョン. 2015-09-17. https://www.mhlw.go.jp/file/05-Shingikai-12201000-Shakaiengokyokushougaihokenfukushibu-Kikakuka/bijon.pdf, （参照2023-11-14）.
8) 首相官邸. ニッポン一億総活躍プラン. 2016-06-02. https://www.mhlw.go.jp/file/05-Shingikai-12602000-Seisakutoukatsukan-Sanjikanshitsu_Roudouseisakutantou/0000135240_1.pdf, （参照2023-11-14）.
9) 首相官邸. まち・ひと・しごと創生基本方針2019について. 2019-06-21. https://www.chisou.go.jp/sousei/info/pdf/r01-06-21-kihonhousin2019hontai.pdf, （参照2023-11-14）.
10) 厚生労働省子ども家庭局長, 厚生労働省社会・援護局長, 厚生労働省老健局長. 地域共生社会の実現に向けた地域福祉の推進について. 2017-12-12. https://www.mhlw.go.jp/file/06-Seisakujouhou-12600000-Seisakutoukatsukan/0000189728.pdf, （参照2023-11-14）.
11)「地域共生社会に向けた包括的支援と多様な参加・協働の推進に関する検討会」（地域共生社会推進検討会）最終とりまとめ. 2019-12-26. https://www.mhlw.go.jp/content/12602000/000581294.pdf, （参照2023-11-14）.
12) 厚生労働省社会・援護局長, 厚生労働省老健局長, 厚生労働省保険局長, 厚生労働省政策統括官（統計・情報政策, 政策評価担当）.「地域共生社会の実現のための社会福祉法等の一部を改正する法律」の公布について（通知）. 2020-06-12. https://www.mhlw.go.jp/content/000640394.pdf, （参照2023-11-14）.
13) 厚生労働省医政局総務課, 地域医療計画課, 医事課, 看護課. 医療介護総合確保推進法（医療部分）の概要について. 2014-09-19. https://www.mhlw.go.jp/file/06-Seisakujouhou-12600000-Seisakutoukatsukan/0000038005_1_2.pdf, （参照2023-11-14）.

重要用語

地域福祉	地域福祉計画	地域福祉活動計画
生活支援	地域共生社会	フォーマルサービス
福祉関係三審議会合同企画分科会	地域生活課題	インフォーマルサポート
福祉コミュニティー	重層的支援体制	保健・医療・福祉の連携
ノーマライゼーション	全世代型・全対象型地域包括支援	地域包括支援センター
社会福祉法	社会福祉協議会	

5 対象別にみた社会福祉

学習目標

- 子ども・家庭福祉の理念である子どもの権利について述べることができる.
- 子育て支援・少子化対策，児童虐待，母子保健および子どもの貧困に関する施策の背景と内容について述べることができる.
- 障害者福祉の法律と施策の内容を説明できる.
- 障害者ケアマネジメントの考え方と実際について述べることができる.
- 高齢者保健福祉制度の背景にある社会的状況を説明できる.
- 高齢者保健福祉に関する制度やサービスの理念と内容を説明できる.

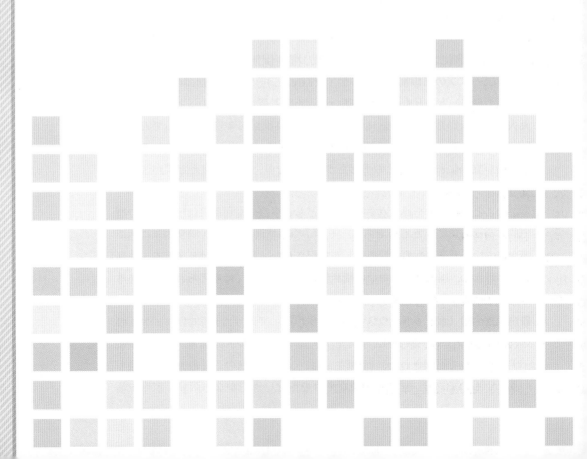

1 子ども・家庭の福祉

1 はじめに

　児童福祉法においては，満18歳未満を児童としている．人間は子ども時代に，体も心も大きく成長・発達する．しかしながら，子どもは自分一人の力では生活していけない．その意味で，子どもの生活を支える家庭やそれを取り巻く社会が，子どもにとって安心して暮らせる場であることが極めて重要である．しかしながら，少子高齢化などさまざまな社会環境の変化により，現在は家庭の機能が縮小してきていることが指摘されている．また一方，男女共同参画社会が進展する中で，家事と育児に縛られてきた女性の社会的な活躍の場が広がり，働く女性は増加している．このような状況の中，子育て家庭は社会的支援体制なしでは，十分に子どもの成長・発達を保障できなくなってきている．現代において，子ども・家庭に対する福祉の必要性はここに生じるのである．

　この節においては，まず，子どもと家庭の権利保障の国際的な歴史，日本における子ども・家庭福祉の理念についての理解を進める．そして，子ども自身を対象とした福祉施策と，子どもの育ちを支える子育て家庭を対象とした福祉施策を，子育て支援・少子化対策，児童虐待，母子保健および子どもの貧困に重点を置いて学ぶことにする．

2 子ども・家庭福祉の理念と目的

1 国際社会における子ども・家庭の権利保障の歴史

　スウェーデンの思想家エレン・ケイ（Key, E.）は20世紀初頭に，「20世紀は児童の世紀」と子どもの幸せに願いを込めて主張し，当時の子どもに関わる大人に大きな影響を与えた．しかしながら，21世紀の今日振り返ってみると「20世紀は戦争の世紀」と総括されることもある．大きな戦争が起こるたびに，弱い立場にある数多くの子どもが犠牲となり，幼子を抱えた親が犠牲となった．

　このことへの反省を繰り返す中で，子どもと家庭の権利保障は国際社会で歴史的に高められてきたものである．その一つの結節点として，1989年に国際連合において「**子どもの権利条約**」が採択された．日本における子ども・家庭福祉の理念は，国際社会における権利保障の動向抜きには考えられないであろう．以下に，歴史的に重要な事項を追っていく．

❶**白亜館会議（ホワイトハウス会議）（1909年，アメリカ）**　エレン・ケイの「児童の世紀」に刺激され，セオドア・ルーズヴェルト大統領（Roosevelt, T.）によって召集された．「家庭生活は，文明の所産のうち最も高い，最も美しいものである．児童は緊急なやむを得ない理由がない限り，家庭生活

から引き離されてはならない」と子どもにとっての家庭の大切さが強調された.

❷ **世界児童憲章草案**（1922年，イギリス）　第一次世界大戦の反省に立ち，子どもの権利を保障するための具体的な事項をまとめ，綱領として発表した. 家庭を重視する立場を取りながら，児童福祉についての国の責務にも言及がなされている.

❸ **児童の権利に関するジュネーブ宣言**（1924年，国際連盟）　「世界児童憲章草案」を引き継いで，国際的機関が採択した世界初の児童権利宣言である. 「心身の正常な発達保障」「要保護児童の援助」「危機時の児童最優先の援助」「自活支援・搾取からの保護」「児童の育成目標」の5項目からなる短い宣言であった.

❹ **アメリカ児童憲章**（1930年，アメリカ）　経済恐慌から子どもたちを救うために，フーヴァー大統領（Hoover, H.C.）によって提唱された. 子どもの人権思想に基づいた児童福祉の全領域が含まれていた.

❺ **世界人権宣言**（1948年，国際連合）　第二次世界大戦の反省に立ち，「すべての国民とすべての国家にとって達成されなければならない共通の基準」として採択された. 平和と人権の関係が書き記されており，第22条で社会保障の権利，第25条で健康・福祉の権利などをうたっている.

❻ **児童権利宣言**（1959年，国際連合）　ジュネーブ宣言の精神と世界人権宣言の規定を，より具体化した内容の宣言である. すべての子どもの基本的人権，平等・権利・自由が強調された. 第2条に「子ども（児童）の最善の利益」がうたわれている.

❼ **国際児童年**（1979年，国際連合）　児童権利宣言20周年記念事業として取り組まれた.

❽ **子どもの権利条約**（1989年，国際連合）　児童権利宣言を条約として具現化したものである. この条約の草案は，ユダヤ人捕虜収容所で子どもたちと死を共にしたコルチャック*（Korczak, J.）の故国ポーランドが作成した. 現在は，アメリカ合衆国以外のすべての国連加盟国が批准している. 子どもを，「～される」という表現で示される大人から守られるという **受動的権利** を有する存在としてだけでなく，**能動的権利** の主体として明確化した点が画期的であった. 子どもに関わるすべての活動における「**子どもの最善の利益**」を前提とし，「意見表明」「表現・情報の自由」「集会・結社の自由」などの権利がうたわれている.

子どもの権利条約（抄）

第3条（子どもの最善の利益）

1　子どもにかかわるすべての活動において，その活動が公的もしくは私的な

用語解説 *
コルチャック

1878年ポーランド生まれ. 医師，教育者として生涯を通して孤児救済と子どもの教育に尽力した. また作家としても，子どもの福祉と権利を訴えた.「児童権利宣言」および「子どもの権利条約」には，コルチャックが子どもの立場から主張してきた「子どもの権利の尊重」の理念が深く影響しているといわれている.

plus α

受動的権利と能動的権利

網野武博は「受動的権利とは，義務を負うべき者からの保護や援助を受けることによって効力を持つ権利である. また，能動的権利とは，人間として主張し行使する自由を得ることによって効力を持つ権利である」[1] としている.

社会福祉機関，裁判所，行政機関または立法機関によってなされたかどうかに
かかわらず，子どもの最善の利益が第一義的に考慮される.

2　締結国は，親，法定保護者または子どもに法的な責任を負う他の者の権利
および義務を考慮しつつ，子どもに対してその福祉に必要な保護およびケア
を確保することを約束し，この目的のために，あらゆる適当な立法上および
行政上の措置をとる.

3　締結国は，子どものケアまたは保護に責任を負う機関，サービスおよび施
設が，とくに安全および健康の領域，職員の数および適格性，ならびに職員
の権限ある監督について，権限ある機関により設定された基準に従うことを
確保する.

第12条（意見表明権）

1　締結国は，自己の意見をまとめる力のある子どもに対して，その子どもに
影響を与えるすべての事柄について自由に自己の見解を表明する権利を保障
する．その際，子どもの見解が，その年齢および成熟に従い，正当に重視さ
れる.

2　この目的のため，子どもは，とくに国内法の手続き規制と一致する方法で，
自己に影響を与えるいかなる司法的および行政的手続きにおいても，直接的
にまたは代理人もしくは適当な団体を通じて聴聞される機会を与えられる.

第13条（表現・情報の自由）

1　子どもは表現への自由の権利を有する．この権利は，国境にかかわりなく，
口頭，手書き，もしくは印刷，芸術の形態または子どもが選択する他のあら
ゆる方法により，あらゆる種類の情報および考えを求め，受け，かつ伝える
自由を含む.

2　この権利の行使については，一定の制限を課することができる．ただし，
その制限は，法律によって定められ，かつ次の目的のために必要とされるも
のに限る.

(a) 他の者の権利または信用の尊重

(b) 国の安全，公の秩序または公衆の健康もしくは道徳の保護

2 日本における子ども・家庭福祉の理念

　日本において子ども・家庭に関する福祉が位置付けられたのは第二次世界大
戦後といえる．それ以前は，救貧的な色彩の強い**児童保護***の時代であった．
その意味で，日本における子ども・家庭の福祉の歴史も，やはり戦争による大
きな犠牲の反省に立って形づくられたとすることができるであろう.

|1|児童福祉法〔1947（昭和22）年〕

　戦争が国民生活に大きな傷を残し，戦災孤児対策が最優先される状況の下に
あって，**児童福祉法**は制定された．その時代背景の中で，貧しい家庭や家庭を

用語解説*
児童保護

明治時代に宗教家や篤志
家などによって創設され
た棄子（すてご）や孤児
などを対象とした孤児
院・育児院・養育院など
と呼ばれた施設または，
いわゆる不良児を主な対
象とした感化院・感化事
業と呼ばれた施設への保
護が中心となっていた.

失った子どもなどへの限定された対策にとどまらず，すべての子どもの生活保障，健全育成に視点を置く画期的なものであった．この児童福祉法の第1条から第3条は，わが国の児童福祉の基本理念として位置付けられる．

　第1条および第2条は，2016年（平成28）年に制定後はじめて改正された．第1条は児童福祉の理念として，子どもの権利条約の精神を新たに位置付けた．その上で，すべての子どもが日本国憲法第25条に規定される「健康で文化的な最低限度の生活」を保障される権利があり，また愛され，保護され，成長発達，自立などが保障される権利を有することを定めている．子ども自身が権利を有する主体であることが明確に示された意義は大きい．

　第2条は児童育成の責任として，国民のすべてが子どもの意見を尊重し，子どもの最善の利益を優先して考慮し，健やかに育成するように努めることを示している．また，保護者が第一義的な子どもの育成責任を負うが，行政も共にその責任を負うことが示されている．

　第3条は，第1，2条で示した児童福祉の理念，責任に関しては，児童福祉法のみならず子どもに関わる他のすべての法令においても原理とするとされており，児童福祉法が，子どもに関する法律の基本法的性格を目指していることが示されている．

5

対象別にみた社会福祉対象別にみた社会福祉

児童福祉法（抄）

第1条（児童福祉の理念）

　すべて児童は，児童の権利に関する条約の精神にのつとり，適切に養育されること，その生活を保障されること，愛され，保護されること，その心身の健やかな成長及び発達並びにその自立が図られることその他の福祉を等しく保障される権利を有する．

第2条（児童育成の責任）

1　すべて国民は，児童が良好な環境において生まれ，かつ，社会のあらゆる分野において，児童の年齢及び発達の程度に応じて，その意見が尊重され，その最善の利益が優先して考慮され，心身ともに健やかに育成されるよう努めなければならない．

2　児童の保護者は，児童を心身ともに健やかに育成することについて第一義的責任を負う．

3　国及び地方公共団体は，児童の保護者とともに，児童を心身ともに健やかに育成する責任を負う．

第3条（児童福祉保障の原理）

　前2条に規定するところは，児童の福祉を保障するための原理であり，この原理は，すべて児童に関する法令の施行にあたつて，常に尊重されなければならない．

|2| 児童憲章〔1951（昭和26）年〕

　世界人権宣言を受けた中央児童福祉審議会の発案がきっかけとなって制定された．子どもの人権に関して，教育・福祉・労働・少年法など多方面から幅広くかつ簡潔にまとめられている．子どもは家や親の都合で左右される所有物なのではなく，社会の一員であることが強調されている点が，当時の時代背景の中で大きな意義を有していた．今日の子ども・家庭福祉も大きくはこの**児童憲章**の理念に基づくものといえる．しかしながら，一貫して「児童は，〜される」という受け身の規定がされており，子どもを積極的な権利主体として確認する要素には乏しいものとなっている．

児童憲章

　われらは，日本国憲法の精神にしたがい，児童に対する正しい観念を確立し，すべての児童の幸福をはかるために，この憲章を定める．

　児童は，人として尊ばれる．

　児童は，社会の一員として，重んぜられる．

　児童は，よい環境の中で育てられる．

1　すべての児童は，心身ともに健やかにうまれ，育てられ，その生活を保障される．

2　すべての児童は，家庭で，正しい愛情と知識と技術をもって育てられ，家庭に恵まれない児童には，これにかわる環境が与えられる．

3　すべての児童は，適当な栄養と住居と被服が与えられ，また，疾病と災害からまもられる．

4　すべての児童は，個性と能力に応じて教育され，社会の一員としての責任を自主的に果たすように，みちびかれる．

5　すべての児童は，自然を愛し，科学と芸術を尊ぶように，みちびかれ，また，道徳的心情がつちかわれる．

6　すべての児童は，就学のみちを確保され，また，十分に整った教育の施設を用意される．

7　すべての児童は，職業指導を受ける機会が与えられる．

8　すべての児童は，その労働において，心身の発育が阻害されず，教育を受ける機会が失われず，また，児童としての生活がさまたげられないように，十分に保護される．

9　すべての児童は，よい遊び場と文化財を用意され，わるい環境からまもられる．

10　すべての児童は，虐待・酷使・放任その他不当な取扱からまもられる．あやまちをおかした児童は，適切に保護指導される．

11　すべての児童は，身体が不自由な場合，または精神の機能が不十分な場合

に，適切な治療と教育と保護が与えられる．

12 すべての児童は，愛とまことによって結ばれ，よい国民として人類の平和と文化に貢献するように，みちびかれる．

|3| 母子及び父子並びに寡婦福祉法〔1964（昭和39）年〕

ひとり親家庭と寡婦の支援のための法律である．当初，父子は対象ではなかったが，後に加えられた．寡婦とは，夫と死別・離婚した後，婚姻をせず，かつて子どもを扶養していた女性（母親）をいう．ひとり親家庭と寡婦の生活の安定と向上のために，必要な制度が定められている．

母子及び父子並びに寡婦福祉法（抄）

第1条（目的）

この法律は，母子家庭等及び寡婦の福祉に関する原理を明らかにするとともに，母子家庭等及び寡婦に対し，その生活の安定と向上のために必要な措置を講じ，もつて母子家庭等及び寡婦の福祉を図ることを目的とする．

第2条（基本理念）

1 全ての母子家庭等には，児童が，その置かれている環境にかかわらず，心身ともに健やかに育成されるために必要な諸条件と，その母子家庭の母及び父子家庭の父の健康で文化的な生活とが保障されるものとする．

2 寡婦には，母子家庭の母及び父子家庭の父に準じて健康で文化的な生活が保障されるものとする．

|4| 子どもの権利条約の批准〔1994（平成6）年〕

先に述べたように，1989年に国連において採択された子どもの権利条約を，日本国政府は1994年に当時の国連加盟国184カ国中158番目に批准した．この批准の遅れは，子どもの権利に関する意識が，世界各国に比べ十分に高まっていなかったと解釈できるような事実である．子どもの権利条約の理念を考えると，遅まきながらも，児童福祉法や児童憲章で示されている，「～される」という大人に対して子どもを受け身に位置付ける枠組みを超えて子どもの権利をとらえることが，現在強く求められる．今後は子ども・家庭福祉の理念として，子どもが権利の主体であること，子どもの最善の利益を第一義的に考慮することをしっかりととらえていく必要がある．

3 子ども・家庭福祉の目標

子どもと子育て家庭の権利保障の歴史や福祉理念の高まりを踏まえ，現在の子ども・家庭福祉の中心的な目標は，子ども自身とその親（家庭）が「育ちあう」中でよりよく生き，自己実現がなされるように社会的な支援体制を整えて

いくことにあるといえる.

子どもの権利条約の批准を見据えた，1993（平成5）年の「たくましい子ども・明るい家庭・活力とやさしさに満ちた地域社会をめざす21プラン研究会報告書」において，厚生省児童家庭局（当時）は子ども・家庭福祉の目標を以下のように打ち出しており，今後の施策の指針を示すものとなっている.

①特定の児童・家庭のみを対象とするのでなく，すべての子どもの健全育成を対象とすると同時に，子どもの生活基盤である家庭やそれを取り巻く地域社会をも視野に入れて対応していく.

②福祉の概念として，救貧的あるいは慈善的イメージを伴う「ウェルフェア（welfare）」に代えて，「よりよく生きること」「自己実現の保障」という意味合いをもつ**「ウェルビーイング（well-being）」**という言葉を意識する.

③子育てに関して，家庭のみに任せることなく，国や地方自治体をはじめとする社会全体で責任をもって支援していく.

④子どもを一定の方向に導いていくという側面のみを強調するのでなく，子どもが生まれながらに有している成長，発達の可能性を最大限発揮できるように支援していく.

⑤可能な限り，子どもが生まれ育ち生活する基本的な場である家庭・地域社会において育成されるよう，必要な施策を予防促進的に展開していく.

⑥「最低限の画一的サービス」から「高品質の多次元サービス」へ広がりをもたせる.

3 子ども・家庭福祉の実施体制

1 子ども・家庭福祉の行政機関

a 児童相談所

児童相談所は，児童福祉法に基づく専門的行政機関であり，子どもに関するさまざまな相談に応じ，子どもの福祉と権利擁護を図ることを目的としている.都道府県および指定都市に設置が義務付けられている.中核市・特別区も政令の指定を受けておおむね人口50万人に1カ所の基準で設置でき，2023（令和5）年2月1日現在で全国に230カ所設置されている.ソーシャルワーカー（児童福祉司，相談員），児童心理司，医師（精神科医，小児科医），保健師，弁護士，その他の専門職員が配置されており，さまざまな角度から調査・診断・判定を行うとともに，幅広い相談援助が可能となっている.

児童相談所が受け付ける相談の種類は，養護相談，保健相談，障害相談，非行相談，育成相談（性格行動，不登校，適性，しつけ）に分類される.児童相談所は直接的な相談にも対応するが，児童虐待などへの対応に関して市町村の後方支援機能を強化することとされている.

b 福祉事務所（家庭児童相談室）

都道府県，市および特別区に設置が義務付けられている**福祉事務所**において

弁護士配置等の義務化

2016（平成28）年6月の児童福祉法改正で，都道府県は児童相談所に弁護士の配置またはこれに準ずる措置を行うことが規定された（第12条第3項）.しかし，大半が非常勤配置や弁護士事務所との相談契約であった.2019（令和元）年6月の児童福祉法改正により，都道府県は児童相談所において常時弁護士による助言・指導の下で対応するための体制整備を図ることが定められた（2022（令和4）年4月施行）.

は，子どもと妊産婦の福祉に関する実状の把握と，相談対応，調査実施，指導が行われている．2023（令和5）年4月1日現在で全国に1,251カ所設置されている．また，相談機能を充実するために**家庭児童相談室**を設置することができるとされている．

② 子ども・家庭福祉の主な専門職種

ⓐ 児童福祉司

児童福祉司は，児童相談所の中心的な専門職であり，おおむね人口7万人に1人の配置基準となっている．相談を要する子どもや保護者の面接や家庭訪問を行い，専門的な知識，技術を用いて保護など必要な支援を行う．

ⓑ 家庭相談員

家庭相談員は，家庭児童相談室に配置され，地域に密着した子どもに関する相談を担当している．子育てや虐待に関わるもののほか，不登校などの相談にも対応している．

ⓒ 児童委員・主任児童委員

児童委員は一般住民の中から選ばれる．行政機関と協力して，市町村の担当区域の子どもと妊産婦の生活と環境を把握し，福祉サービスの情報提供や，指導，援助を行う．児童委員は民生委員を兼務することになっている．また，担当地域をもたず特に子ども・家庭福祉分野を専門的に担当する主任児童委員も設けられている．

③ 児童福祉の施設

子ども・家庭の福祉課題に対応する児童福祉法上に定められた主な児童福祉施設とその利用目的は以下の通りである．

❶**助産施設** 経済上の理由により，入院して出産することができない妊産婦が入所して出産のための支援を受ける．産婦人科のベッドの一部，助産所の一部が指定されている．

❷**乳児院** 乳児（特に必要のある場合には，おおむね2歳未満の幼児を含む）が入院して，養育を受ける．看護師が配置され，乳児の健康管理に当たる．

❸**母子生活支援施設** 配偶者のない女子またはこれに準ずる事情のある女子およびその者の監護すべき児童が入所して，保護を受けるとともに，自立促進のための支援を受ける．

❹**保育所** 保護者の委託を受けて，乳児または幼児を保育する．

❺**児童養護施設** 乳児を除いて，保護者のない児童，虐待されている児童，その他環境上養護を要する児童が入所して，養護とともに，自立支援を受ける．

❻**福祉型障害児入所施設** 障害のある児童が入所して，保護されるとともに，独立生活に必要な知識技能を獲得するためのトレーニングを受ける．

❼**医療型障害児入所施設** 障害のある児童が入所して，治療を受けるとともに，独立生活に必要な知識技能を獲得するための支援を受ける．看護師は，

日々の日常生活支援や療育活動，医療的ケアに当たる.

❽ **福祉型児童発達支援センター**　障害のある児童が通い，日常生活に必要な基本動作や，独立生活に必要な知識技能を獲得するためのトレーニングを受ける.

❾ **医療型児童発達支援センター**　障害のある児童が通い，治療を受けるとともに，日常生活に必要な基本動作や，独立生活に必要な知識技能を獲得するためのトレーニングを受ける.看護師は子どもの発達特性を理解し，健康面の支えとなる.

❿ **児童心理治療施設**　心理的困難や苦しみを抱え，日常生活の多岐にわたり生きづらさを感じて心理治療を必要とする児童が，入所または通所して治療を受ける.看護師は子どもの心身の状態を把握し，多職種と協働して支援を行う.

⓫ **児童自立支援施設**　不良行為をなし，または，なすおそれのある児童および家庭環境その他の環境上の理由により生活指導などが必要な児童が入所し，または保護者のもとから通い，個々の状況に応じた自立支援を受ける.

⓬ **児童館**　健康を増進し，情操を豊かにするための健全な遊びの場として提供される地域の利用施設.

⓭ **児童家庭支援センター**　地域の児童の福祉に関する各般の問題につき，児童，母子家庭その他の家庭，地域住民その他からの相談に応じ，必要な助言を行うとともに，保護を要する児童またはその保護者に対する指導を行う.あわせて児童相談所，児童福祉施設等との連絡調整などを総合的に行い，地域の児童・家庭の福祉の向上を図る.

4 子育て支援・少子化対策に関する施策

　現在の子ども・家庭福祉の大きなテーマの一つは，**子育て支援**である.子育て支援とは，主に乳幼児を育てる家庭に対して，その負担軽減のために社会的な支援サービスを提供し，子育てしやすい社会的環境を形成していくことである.ここでは，この子育て支援の背景と施策の内容を学ぶ.

◼ 子育て支援・少子化対策の背景

│1│ 少子化の進行：国レベルの要求

　1989（平成元）年の**合計特殊出生率***が，それまで最低だった丙午〔1966（昭和41）年〕の1.58を下回り，**1.57ショック**といわれた.このころから，政府やマスコミにおいて「少子化」に対しての問題意識が急速に高まってきた.その後，多少の増減はあったものの年々減り続ける傾向にあったが，2005（平成17）年の1.26を底に全般的には徐々に上昇傾向がみられたものの，2022（令和4）年は出生数77万759人で，合計特殊出生率は1.26と過去最低と並んだ（**図5.1-1**）.

　この少子化の原因としては，一つは初婚年齢が上がっていること（晩婚化）

用語解説*
合計特殊出生率

その年次の15歳から49歳までの女性の年齢別出生率を合計したもので，1人の女性が仮にその年次の年齢別出生率で一生の間に子どもを生むと仮定したときの子ども数に相当する.この値がおおむね2.1を下回ると人口が維持できないとされ，「少子化社会」と表現される状態となる.

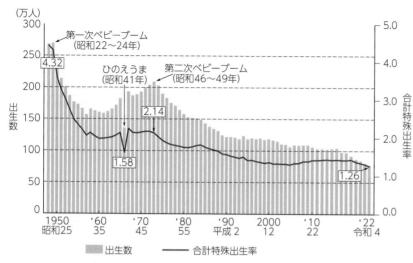

厚生労働省「令和4年人口動態統計」より

図5.1-1　出生数および合計特殊出生率の年次変化

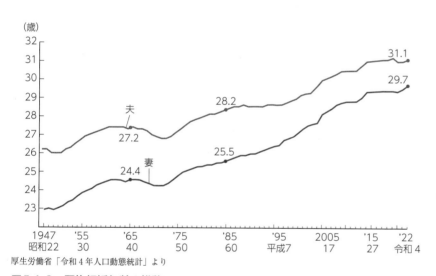

厚生労働省「令和4年人口動態統計」より

図5.1-2　平均初婚年齢の推移

（図5.1-2）と，結婚しない男女が増加していること（未婚化）である．日本においては結婚しないで子どもを生むことが諸外国に比べて少ないため，晩婚化や未婚化の進行はそのまま子どもの減少につながる．

　もう一つは結婚後に生む子どもの数が減少していることである．現在では一組の夫婦が生む子どもの数の平均は2人を下回り，今後さらに低下すると予測されている．出生率の低下は少子高齢社会を招き，やがては人口減少社会へとつながる．人口が減少すれば，将来の年金制度などの社会保障制度の維持が困難となり，労働力が不足し，国内の市場規模は縮小してしまう．これを回避するために，国レベルで，出産・子育てをしやすい社会的環境づくりが大きな

課題となっている.

|2| 夫婦共働き家庭の一般化：働く女性の要求

1999（平成11）年に制定された**男女共同参画社会基本法***，同年に改正施行された**男女雇用機会均等法***で示されるように，社会における女性の活躍が広がりを見せている．旧来は結婚・出産を機に退職する女性が多かったが，**育児休業制度***を活用して出産後も仕事を継続する女性が増加している（図5.1-3）.

このような流れの中で，夫婦共働き家庭が一般的になってきているが，男性の意識が旧来のままである，男性の労働時間が短縮されないといった状況において，子育て・家事の分担はなかなか進んでいかない．その結果として，働く女性は，仕事も子育ても家事も，一手に担わざるを得ない状況に追い込まれている.

また，育児休業制度も，一般的には1年までしか取得できない状況にある．女性が働き続けることができるように，保育サービスを中心とした子育て支援が強く要求されてきており，特に乳児保育に対するニーズが高まっている.

|3| 家庭や地域の子育て機能の低下：すべての子育て家庭の要求
（子育て不安への対応）

厚生労働省の調査によると，祖父母，父母，子どもからなる三世代同居世帯は1975（昭和50）年に554万8千世帯だったが，2022（令和4）年には208万6千世帯となり，祖父母と孫が同じ家で暮らすことが少なくなってきている（図5.1-4）．また，1世帯当たりの平均世帯人員も1975年に3.35人だったが，2022年には2.25人となっており，全体的に「家族」が小さくなっている傾向がつかめる．TVアニメ番組「サザエさん」にみられるような複合家族

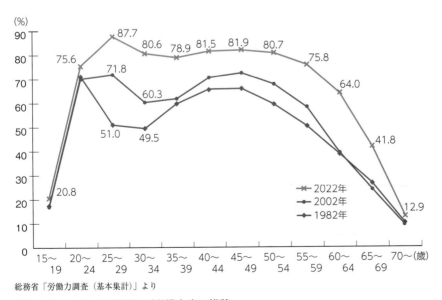

総務省「労働力調査（基本集計）」より

図5.1-3　女性の年齢階級別労働力率の推移

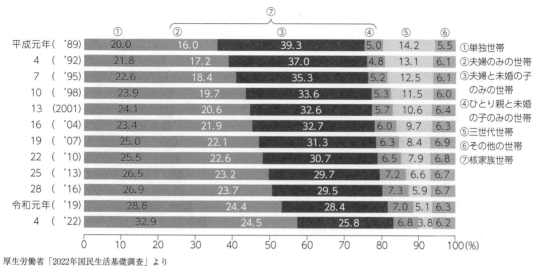

	①	②	③	④	⑤	⑥	
平成元年（'89）	20.0	16.0	39.3	5.0	14.2	5.5	①単独世帯
4 （'92）	21.8	17.2	37.0	4.8	13.1	6.1	②夫婦のみの世帯
7 （'95）	22.6	18.4	35.3	5.2	12.5	6.1	③夫婦と未婚の子
10 （'98）	23.9	19.7	33.6	5.3	11.5	6.0	のみの世帯
13 （2001）	24.1	20.6	32.6	5.7	10.6	6.4	④ひとり親と未婚
16 （'04）	23.4	21.9	32.7	6.0	9.7	6.3	の子のみの世帯
19 （'07）	25.0	22.1	31.3	6.3	8.4	6.9	⑤三世代世帯
22 （'10）	25.5	22.6	30.7	6.5	7.9	6.8	⑥その他の世帯
25 （'13）	26.5	23.2	29.7	7.2	6.6	6.7	⑦核家族世帯
28 （'16）	26.9	23.7	29.5	7.3	5.9	6.7	
令和元年（'19）	28.8	24.4	28.4	7.0	5.1	6.3	
4 （'22）	32.9	24.5	25.8	6.8	3.8	6.2	

⑦核家族世帯：②③④

厚生労働省「2022年国民生活基礎調査」より

図5.1-4　世帯構造別にみた世帯数の構成割合の年次推移

や，「ちびまる子ちゃん」に描かれる三世代同居家族は，もはやノスタルジーの世界となりつつある．現在の子育て家族は，「クレヨンしんちゃん」が描く核家族が標準である．

　旧来から，家族は福祉的な機能を有していた．病気や介護が必要な家族の世話は家族内である程度までは看ることができたし，一人では生活できない幼い子どもの世話も家族内で完結することができた．しかしながら，それは主婦である一人の女性が抱え込んできたわけではない．「サザエさん」でもみられるように，祖父母やきょうだいなど家族内の多様な人間関係で支えてきたのである．さらには，近所の伊佐坂先生一家や裏の老夫婦，商店街の三河屋さんなどの地域の関係性に支えられて，家族はその営みを守り，子どもを育んできたのであった．

　しかし，家族はその人数を減らすとともに，さまざまな力を失った．仕事の都合で転居を続けることが常識化し，近所とのつながりも希薄になる．その中で，子育てのアドバイスや手助けを誰からも受けられず，子どもとともに家の中で孤立し，子育て不安を募らせる母親が増加し，特にこの傾向が専業主婦に強いことが調査によって報告されている．もはやすべての子育て家庭に，子育て支援が必要とされる社会的な環境になってきているといえよう．

２　子育て支援・少子化対策の変遷（表5.1-1）

　前述のような時代背景の中，1991（平成３）年１月，関係省庁連絡会議が「健やかに子供を生み育てる環境づくり」を取りまとめるなど省庁横断の取り組みが始められ，1992（平成４）年に経済企画庁が『国民生活白書』を「少子社会の到来，その影響と対応」というテーマで刊行すると，少子化に社会的な関心が集まった．同じく1992年10月に厚生省児童家庭局長私的懇談会「子

世帯数

2022（令和4）年国民生活基礎調査より（単位は万世帯）．
総数：5,431.0
単独：1,785.2（32.9％）
核家族：3,101.8（57.1％）
　夫婦のみ：1,333.0
　　　　　（24.5％）
　夫婦と未婚の子のみ：
　　1,402.2（25.8％）
　ひとり親と未婚の子の
　　み：366.6（6.8％）
三世代：208.6（3.8％）
その他：335.3（6.2％）
平均世帯人員：2.25人

表5.1-1　子育て支援・少子化対策の変遷

年	政　策	ポイント
1994年	エンゼルプラン	・子育て支援に重点
1999年	新エンゼルプラン	・少子化対策，地域子育て支援センター，不妊専門相談センターの整備など
2002年	少子化対策プラスワン	・男性を含めた働き方の見直しなど
2003年	児童福祉法改正 少子化社会対策基本法 次世代育成支援対策推進法	・子育て支援事業がすべての市町村に求められる ・少子化対策を「次世代育成支援」と言い換え，5年ごとの行動計画策定をすべての地方公共団体に義務付け
2004年	子ども・子育て応援プラン （2005年から実施）	・国が初めて地方公共団体の計画を参考に目標値を設定 ・少子化社会対策大綱の具体的実施計画 ・地域の取り組みを国として支援する位置付け
2006年	新しい少子化対策について	・児童手当における乳幼児加算の創設 ・放課後子どもプラン
2010年	子ども・子育てビジョン	・少子化対策から子ども・子育て支援に視点を移し，社会全体で子育てを支える
2015年	子ども・子育て支援新制度	・すべての子どもへの良質な成育環境保障 ・子育てのしやすい社会にするために，社会全体で支え合うしくみ
2020年	少子化対策大綱	・「希望出生率1.8」の実現に向けて，ライフステージに応じた総合的な少子化対策

どもの21プラン研究会」において，保育は社会的責任で行うものであるという認識が公的な文書で初めて記された．

1 エンゼルプラン

　1994（平成6）年12月に文部・厚生・労働・建設の4省が合意して「今後の子育て支援のための基本的方向について」（通称エンゼルプラン）がまとめられた．これ以後，「子育て支援」は国の政策として明確に位置付けられ，各自治体は子育て支援サービスを計画的に整備することになった．また，エンゼルプランを具体化させるために，「緊急保育対策等5カ年事業」が1999（平成11）年まで実施され，延長保育や乳児保育が充実した．しかしながら，これらの政策が実施されるようになっても，少子化の流れは止まることはなかった．

2 新エンゼルプラン

　1997（平成9）年10月に厚生労働省の人口問題審議会は有識者を集めて「少子化に対する基本的考え方」をまとめ，「少子化，そして人口減少社会をどう考え，将来のわが国社会はどのようにあるべきと考えるかは，最終的には国民の責任であると同時に国民の選択である」と少子化に関して国民に問題提起をした．

　それを受けた形で，1999年12月に大蔵・文部・厚生・労働・建設・自治の6大臣合意によって「重点的に推進すべき少子化対策の具体的実施計画」（通称新エンゼルプラン）が策定された．エンゼルプランが子育て支援に重点を置いているのに対し，新エンゼルプランは少子化対策，つまりは子どもを増やす

ことに直接的な効果を求める不妊専門相談などに踏み込んだものとなっている．また，地域子育支援センターの整備も促進されている．

|3| 少子化対策プラスワン

　一組の夫婦の子どもの数が平均2人を割る事態を迎え，2002（平成14）年9月に厚生労働省は「**少子化対策プラスワン**」を取りまとめ，男性を含めた働き方の見直しなど，もう一段の対策を提言した．

|4| 少子化社会対策基本法と次世代育成支援対策推進法

　2003（平成15）年には，児童福祉法が改正されて子育て支援事業がすべての市町村に求められることになり，加えて**少子化社会対策基本法***ならびに**次世代育成支援対策推進法**が成立した．次世代育成支援対策推進法では少子化対策を「次世代育成支援」と言い換えており，そのための2005（平成17）年度から5年ごとの行動計画策定をすべての地方公共団体に義務付け，事業主にも求めている．事業主の計画策定・実施を支援する**次世代育成対策推進センター**が，厚生労働大臣により指定されている．この法律は2009（平成21）年度から改正法が施行され，さらに対策が強化された．2014（平成26）年の改正で，法律の有効期限が2015（平成27）年3月から2025年3月となり10年間延長されている．

|5| 子ども・子育て応援プラン

　これらの動きを踏まえ，2004（平成16）年「少子化社会対策大綱に基づく重点施策の具体的実施計画について」（通称**子ども・子育て応援プラン**）が決定され，2005年度からこれに基づいた取り組みが実施された．「子ども・子育て応援プラン」では，**少子化社会対策大綱***に掲げる四つの重点課題に沿って，保育関係事業中心であったエンゼルプラン，新エンゼルプランよりも幅の広い取り組みについて，2005〜2009年度までの5年間に重点的・計画的に講じる施策と目標を掲げた．さらに，これらの施策を実施して「子どもが健康に育つ社会」「子どもを生み，育てることに喜びを感じることのできる社会」への転換がどのように進んでいるのかがわかるよう，「目指すべき社会の姿（おおむね10年後を展望）」を掲げ，その実現に向けて，内容や効果を評価しながら施策を重点的に実施するものであった．

　また，「子ども・子育て応援プラン」に掲げる目標値のうち，子育て支援サービス事業については，次世代育成支援対策推進法に基づき各市町村で策定を進めていた地域行動計画を調査し，その集計値をもとに目標が設定された．国が地方公共団体の計画とリンクさせた形でプランを策定したのは今回が初めてであり，これによって同プランは，少子化社会対策大綱の具体的実施計画であると同時に，地方の取り組みを国として支援する位置付けをもつこととなった．

|6| 新しい少子化対策について

　2006（平成18）年には少子化社会対策会議において「**新しい少子化対策について**」が決定され，さらに対策が強化された．「新しい少子化対策について」

用語解説*
少子化社会対策基本法

少子化社会に対する国の基本方針を示した法律．現在の少子化を「有史以来の未曾有（みぞう）の事態」「社会の根幹を揺るがしかねない事態」と問題視し，「少子化の進展に歯止めをかける」としている．政府に少子化社会対策大綱の策定や少子化社会白書の作成を義務付けている．

用語解説*
少子化社会対策大綱

少子化社会対策基本法に基づき，閣議決定された．2004年の第1次では，①若者の自立とたくましい子どもの育ち，②仕事と家庭の両立支援と働き方の見直し，③生命の大切さ，家庭の役割等についての理解，④子育ての新たな支え合いと連帯，の四つの重点課題がまとめられた．

においては，子どもの成長に応じて子育て支援策が講じられ，新生児・乳幼児期については児童手当制度における乳幼児加算が創設された（3歳未満児に一律月額10,000円給付）．学童期については，各市町村において文部科学省所管の地域子ども教室と厚生労働省所管の放課後児童クラブを一体的に実施する**「放課後子どもプラン」**を策定し，総合的な放課後対策の推進を図ることになった．

|7| 子ども・子育てビジョン

2010（平成22）年1月には，少子化社会対策大綱と「子ども・子育て応援プラン」の見直しが行われ，新たに**「子ども・子育てビジョン」**が策定された．これまでの少子化対策から，子ども・子育て支援に視点を移し，社会全体で子育てを支えること，すなわち，子どもと子育てを応援する社会をつくることを基本理念とし，これに基づき施策が展開されている．子ども手当の創設や高校の実質無償化，保育所待機児童の解消，地域の子育て支援拠点の整備促進，**ワークライフバランス**の一層の推進等がうたわれている．

また，1990年代以降，地域子育て支援センター事業やつどいの広場事業が行われてきたが，2009（平成21年）に**地域子育て支援拠点事業**に統合された．

|8| 新しい少子化社会対策大綱

2019（令和元）年の出生数は90万人を割り込み深刻さを増す少子化問題に対し，2020（令和2）年5月に新しい**少子化社会対策大綱（第4次）**が閣議決定された．基本目標として「希望出生率1.8」を掲げ，ライフステージに応じた総合的な少子化対策を進めるとしている．主な施策は，①結婚支援，②妊娠・出産への支援，③仕事と子育ての両立，④地域・社会による子育て支援，⑤経済的支援などである．

3 新たな子ども・子育て支援のしくみ（➡p.142 表5.1-1）

2012（平成24）年8月に成立した**子ども・子育て支援法**をはじめとした法律の成立により，2016（平成28）年までに，新たな子ども・子育て支援のしくみが始まることとなった．このしくみは，市町村が実施主体となって行われる子ども・子育て支援給付を基本的な制度としており，これは介護保険制度における介護給付を参考にしたものといえる．給付には，**子どものための現金給付**と**子どものための教育・保育給付**がある．前者は保護者に対する現金給付であり，現在の**児童手当**＊に移行する．後者は，認定こども園，保育園，幼稚園を利用する場合に保護者に支給される．

加えて，**地域子ども・子育て支援事業**が設定され，子育てに関する相談・情報提供を行う事業，放課後児童健全育成事業，子育て短期支援事業，乳児家庭全戸訪問事業，地域子育て支援拠点事業，一時預かり事業，病児保育事業，子育て援助活動支援事業（現在のファミリーサポートセンター事業），妊婦に対する健康診査事業など13の事業が位置付けられている．

また，新たに**幼保連携型認定こども園**が創設された．これは，幼稚園におけ

plus α
子ども・子育てビジョン政策4本柱
①子どもの育ちを支え，若者が安心して成長できる社会へ，②妊娠，出産，子育ての希望が実現できる社会へ，③多様なネットワークで子育て力のある地域社会へ，④男性も女性も仕事と生活が調和する社会へ（ワークライフバランスの実現）．

plus α
幼児教育・保育の無償化
2019年10月から，幼稚園，保育所，認定こども園などを利用する3歳から5歳までの子どもと住民税非課税世帯の0歳から2歳までの子どもを対象として，利用料を無償とする経済的支援が図られている．

用語解説＊
児童手当
2012年度から制度が改まった．中学校卒業までの児童を養育する保護者等に支給される手当．所得が高額の場合は，支給が制限される．

る教育機能と保育園における保育機能を一体的に提供する施設で，原則として，幼稚園教諭免許と保育士資格を併有する保育教諭を置くこととされている．

5 児童虐待に関する施策

これまでも述べてきたように，現在社会的問題とされるほど子どもの数が減少している．それだけに一人ひとりの子どもの存在の大切さは，歴史上にないほど高まっているはずである．少なく生んだ子どもだからこそ，大切に育てられるべきであろうし，それが可能な状況のはずであるが，近年，**児童虐待**が急速に問題化している．少子化社会の中で，少数者（マイノリティー）となってきた子どもと，それを取り巻く大人の間に何が起こっているのだろうか．ここでは，児童虐待の現状と背景・要因およびそれに対する施策について学ぶ．

1 児童虐待の現状

児童相談所に寄せられ対応された児童虐待に関する相談件数は，統計を取り始めた1990（平成2）年度には1,001件であったのが，2021（令和3）年度には20万7,660件と激増している（**図5.1-5**）．しかしながら，これが実際に児童虐待自体の増加を示しているのか，社会的関心が高まったことにより相談に結び付いた件数のみが増加しているのか，児童相談所の体制強化により対応できる件数が増加しているのか，はっきりと判断することは難しい．現時点では，それらの要因があいまって激増しているといえそうである．

2000（平成12）年に成立した児童虐待防止法による虐待の種類は次の通り

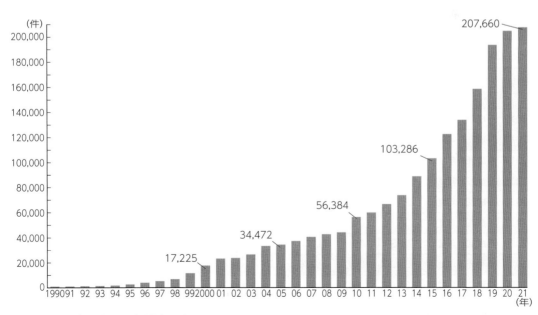

資料：厚生労働省．令和3年度福祉行政報告例の概況．

図5.1-5　児童相談所での児童虐待相談対応件数

である.

❶ **身体的虐待**　子どもの身体に外傷が生じ，または生じるおそれのある暴行を加えること.

❷ **性的虐待**　子どもにわいせつな行為をすること，または子どもにわいせつな行為をさせること.

❸ **保護の怠慢・拒否（ネグレクト）**　子どもの心身の正常な発達を妨げるような著しい減食，または長時間の放置，その他，保護者としての監護を著しく怠ること.

❹ **心理的虐待**　子どもに対する著しい暴言または拒絶的な対応，同居する家庭における配偶者に対する暴力などの著しい心理的外傷を与える言動を行うこと.

　2021年度の児童相談所の児童虐待相談対応件数の内訳は，虐待者別では「実母」47.5％，「実父」41.5％，「実父以外の父」5.4％，「実母以外の母」0.5％となっている．相談種別では，「身体的虐待」23.7％，「ネグレクト」15.1％，「心理的虐待」60.1％，「性的虐待」1.1％であった（**表5.1-2**）.

2 児童虐待の背景・要因

|1| 児童虐待の背景

　児童虐待という行為は決して肯定されるべきものではないが，福祉の役割は虐待者を糾弾することではない．虐待を受けた子どもを救済・保護することと併せて，愛する子どもへの虐待に追い込まれざるを得なかった親の背景を深く洞察し，虐待した側の援助にも取り組まなければならない.

　児童虐待と子育て支援の必要性の社会的背景には，重なり合うものがある．親族や地域からの援助を受けられない中での孤独な子育てでは，子育て不安は

表5.1-2　児童相談所での虐待相談の内容別件数の推移

	総数		身体的虐待		ネグレクト		心理的虐待		性的虐待	
	（件）	（％）	（件）	（％）	（件）	（％）	（件）	（％）	（件）	（％）
2012（平成24）年度	66,701	100.0	23,579	35.4	19,250	28.9	22,423	33.6	1,449	2.2
2013（平成25）年度	73,802	100.0	24,245	32.9	19,627	26.6	28,348	38.4	1,582	2.1
2014（平成26）年度	88,931	100.0	26,181	29.4	22,455	25.2	38,775	43.6	1,520	1.7
2015（平成27）年度	103,286	100.0	28,621	27.7	24,444	23.7	48,700	47.2	1,521	1.5
2016（平成28）年度	122,575	100.0	31,925	26.0	25,842	21.1	63,186	51.5	1,622	1.3
2017（平成29）年度	133,778	100.0	33,223	24.8	26,821	20.0	72,197	54.0	1,537	1.1
2018（平成30）年度	159,838	100.0	40,238	25.2	29,479	18.4	88,391	55.3	1,730	1.1
2019（令和元）年度	193,780	100.0	49,240	25.4	33,345	17.2	109,118	56.3	2,077	1.1
2020（令和2）年度	205,044	100.0	50,035	24.4	31,430	15.3	121,334	59.2	2,245	1.1
2021（令和3）年度	207,660	100.0	49,241	23.7	31,448	15.1	124,724	60.1	2,247	1.1

※平成22年度は，東日本大震災の影響により，福島県を除いて集計した数値である.
厚生労働省「福祉行政報告例」より

高まり，疲労・ストレスの蓄積が限界を超えやすい状況となる．ごく一般的な家庭の主婦が児童虐待に至る背景には，そのような「**子育ての孤立化**」が潜んでいる．また，家族規模の縮小や地域社会の疎遠化は，誰の目も届かない密室の中の子育てを生みやすく，密室状況では感情のエスカレートを生じやすい．

また，豊かな社会の中で培われた効率主義，能力主義の価値観が現代人の人間性を変質させ，誰かに頼らなければ生きていけない「**生理的早産**」の状態で生まれてくる人間の子どもを，温かくゆったりと受け止めることができないパーソナリティーを形成しているという要素もあるだろう．

一方，豊かな社会とひとくくりにいわれる中にあって，若年層の不安定就労の状況は深刻化しており，相対的な貧困問題を生じさせている．アルバイトや契約社員という雇用形態で働き，所得が安定しない中での結婚・出産となると，経済面から親となる準備がなされないまま子育てを始めることになり，児童虐待を生む背景にもなり得る．また，子ども時代に虐待を受けた親が，自分の子どもに虐待をしてしまう「**虐待の連鎖**」の問題も指摘されている．虐待を受けた子どもをしっかりとケアする社会的な体制が整備されていないことが，新たな虐待を生む背景にもなっている．

児童虐待の背景をはっきりと言い切ることは難しいが，以上のようなさまざまな事柄が重なり合っていると考えられる．また，別の観点から考えると，子育てに対する認識が進んだ結果，昔なら虐待という概念でとらえられていなかったことが，虐待と認識されるようになったという背景も想定できる．

日本でも，明治期以前の貧しい家庭においては，口減らしのために子どもを間引いたり，厳しい奉公に出したりすることも珍しくなかった．かつては，現在では考えられない子どもの人権侵害がまかり通っていたことは事実であろう．上野は，「現在いわれているところの家族病理としての児童虐待は，家庭の養育環境が全般的にはよくなっていることと，また親の子どもへの愛情規範が衰退しているのでなく，規範が確固として存在していることにむしろ関係している．社会が子どもを軽んじているからではなく，一人ひとりの子どもの存在を価値付けているからこそ，問題が私たちにはじめて見えてくるという面がある」[2] と指摘している．

|2| リスク要因

児童虐待のリスク要因として，柏女（かしわめ）は次の五つを想定している[3]．

① 親の生育歴を含めた親自身の問題

② 夫婦関係や家族の病気，単身赴任などのストレスフルな家庭状況

③ 近隣や親族を含めた社会からの孤立状況

④ よく泣く，なだめにくいなどのいわゆる「手のかかる子」「育てにくい子」や，慢性疾患，障害を有するなど児童自身の要因

⑤ いわゆる親子分離体験，相性の悪さなど親と児童との関係をめぐる状況

以上の要因が複雑に絡み合って虐待は生じると考えられる．ただし，これら

plus α

**要保護児童対策
地域協議会**

2004年の児童福祉法の一部改正により，子どもを守る地域ネットワークとして法定化され，ほぼ全国の市町村に設置されている．虐待を受けた児童などに対する市町村の体制強化を固めるため，関係機関が連携を図り児童虐待等への対応を行う．

の要因が必ず虐待を引き起こすわけではなく，適切な援助や本人の気付きにより健康な親子関係が形成されることは言うまでもない．

3 施策の内容

　児童虐待に対応する施策は，児童福祉法および**児童虐待防止法**に基づいて，市町村が責任をもって展開している．児童虐待防止法には，第1条に「児童虐待が児童の人権を著しく侵害」することが明記され，2008（平成20）年4月1日に施行された改正法（以下，法）においては，この法が「児童の権利利益の擁護に資する」ことを目的とすることが新たに示された．以下に，これらの法律に基づく制度的対応をまとめる．

a 早期発見

　法第5条において，学校，児童福祉施設，病院その他児童の福祉に業務上関係のある団体および学校の教職員，児童福祉施設の職員，医師，保健師，弁護士その他児童の福祉に職務上関係ある者に対して，児童虐待の早期発見の努力義務が課されている．これらの職種や児童相談所が中心となって，各地に児童虐待防止ネットワークが形成されている．民間においても**CAP**＊という子どもへの暴力防止プログラムを推進する団体などが，積極的に虐待防止の活動を展開している．

b 通告

　法第6条において，児童虐待を受けたと思われる児童を発見した者は，速やかに福祉事務所もしくは児童相談所，あるいは児童委員に通告する義務を負うとされている．これは確実に虐待を受けたという証拠が固まっていなくても，虐待の可能性を感じたときは通告の必要があるということである．

c 介入

　法第8条において，通告を受けた福祉事務所もしくは児童相談所は，速やかに子どもとの面会など安全確認を行うことが義務付けられており，児童福祉司による状況調査が行われる．児童相談所長は，この安全確認の際などに必要と判断すれば，管轄の警察署長に援助を要請することができる．また，同法において都道府県知事は，児童虐待が行われている恐れがあると認めるときは，保護者に対し，児童を同伴して出頭することを求め，児童福祉司等に必要な調査・質問をさせることができるものとされた．またこの改正によって，保護者が出頭をたびたび拒否した場合は，家庭裁判所または簡易裁判所の許可によって，児童福祉司等が児童の住所もしくは居所の臨検＊や捜索を行うことが可能となった．

d 保護

　児童相談所長が必要と判断したときは，親権者の同意がなくても児童相談所などに子どもを一時保護することができる．ただし，一時保護は2カ月が限度となっている．児童養護施設などでの長期にわたる入所措置による保護については，親権者の同意を得ることが必要である．親権者の意向に反しても施設

コンテンツが視聴できます（p.2参照）

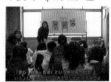

●CAP：子どもへの暴力防止プログラム〈動画〉

用語解説＊

CAP

child assault preventionの略で，子どもへの暴力防止を意味する．アメリカにおいて始められたプログラムで，子どもの人権意識を育てることによって，暴力から自分を守る方法を教える．子どもに「安心」「自信」「自由」の権利があることを特に強調して伝える．

用語解説＊

臨検

法律の手続きにのっとり，強制的に行われる立ち入り調査．

入所による保護が必要と判断されるときには，家庭裁判所の承認を得て措置を行うことになる.

e ケア

虐待によって深く傷ついた子どものケアに対応するため，児童養護施設には個別的ケア対応のための職員や心理職を配置する制度が設けられている. 虐待を受けた子どもは，大人に対する強い不信感をもつ場合が多く，ケアに当たるスタッフとの信頼形成と安定した人間関係の中での生活の保障が重要である.

一方，虐待した側の保護者などへのケアも重要な課題である. 児童相談所が中心となって，カウンセリングや指導，生活の安定に向けた援助などが展開される. 法第11条においては，このような指導に保護者が従わない場合は，児童の一時保護，強制入所措置などの対応をとることが示されている.

しかしながら，日本においては，虐待を受けた子どもに対するケアに関する専門性が十分確立しておらず，虐待をした側へのケアもまだまだ模索が続けられている段階で，今後の研究が重要である.

f 家族の再統合

施設入所などで，子どもと虐待をした保護者などを引き離せば問題が解決するわけではない. 最終的には再び一緒に暮らせるような状況をつくっていかなければならない. 家族再統合の方法論に関しても，まだまだ確立されていないのが現状である. 今後の取り組みが待たれるところである.

4 児童相談所の役割

相談窓口は市町村が担うが，児童相談所が専門機関として指導・助言を行う. また，児童相談所は強い権限である措置権を有し，一時保護の決定，児童養護施設や乳児院への入所の決定を行う. さらには，施設入所児童への退所支援も行う.

6 母子保健に関する施策

1 母子保健施策の目的

母子保健施策は，母性と子どもの健康保持・増進を図ることを目的に，母子保健法，児童福祉法などに基づき実施されている. 戦後は乳児死亡率を低下させることが大きな課題であったが，現在は，障害のある子どもの早期発見，家庭の子育て機能の低下への対応などのほかに，児童虐待の防止への対応など課題も多様化している.

2018（平成30）年12月に成立し，2019（令和元）年12月1日に「成育過程にある者及びその保護者並びに妊産婦に対し必要な成育医療等を切れ目なく提供するための施策の総合的な推進に関する法律」（**成育基本法**）が施行された. 出生から成人に至るまでの成育過程にある者とその保護者ならびに妊産婦に対して，必要な成育医療等を切れ目なく提供するための施策を総合的に推進することを目的としている. この法の施行によって，現代の母子を取り巻く問

plus α
産婦健康診査

産後うつの予防や新生児への虐待予防などを図る観点から，産後2週間，産後1カ月など出産後間もない時期の産婦に対する健康診査の重要性が指摘されている. このため，2017（平成29）年度から市町村で実施される産婦健康診査2回分の費用を助成し，産後の初期段階における母子に対する支援の強化と，妊娠期から子育て期にわたるまでの切れ目ない支援体制の整備が図られている. 産婦健康診査の費用の助成に当たっては，①母体の身体機能の回復や授乳状況などの把握，②健診の結果が実施機関から速やかに市町村へ報告される体制の整備，③健診の結果，支援が必要な産婦に対する産後ケア事業の実施，を要件としている.

plus α
産後ケア事業

2019年12月に母子保健法が改正され，出産後1年を経過しない母子に対して，心身のケアや育児サポート等を行う産後ケア事業の実施が努力義務化された. 2024（令和6）年度内に全国展開を目指す.

題に対するさまざまな施策を推進していくきっかけになることが期待されている.

2 健康診査

❶**妊産婦健康診査**　流産・早産や妊娠高血圧症候群，未熟児早産などを予防するために，ハイリスク妊婦を早期に発見し，健康管理を推進するために一般の病院，市町村保健センター，子育て世代包括支援センター（法律上は「母子健康包括支援センター」）等で行っている．事業内容は市町村によって異なる．

❷**乳児健康診査**　ほとんどの市町村で 3 ～ 4 カ月健康診査が実施されている．形式は市町村によりさまざまで，乳児の身体測定，疾病や虐待の発見，発達の確認のほか，親への相談助言や親同士の交流の機会の設定なども行われている．

❸**1 歳 6 カ月健康診査**　身体発育，運動発達，言語等の精神発達の確認を行い，適切な支援につなげる．また，離乳食から乳幼児食への切り替えなどの食事，虫歯予防，排泄の自立などの指導も行う．市町村が実施主体である．

❹**3 歳児健康診査**　身体面に加え，言語発達，運動機能，視聴覚機能，情緒，習癖，社会性など精神面の発達，歯科などさまざまな側面から診査し，障害や発達の遅れなどについて確認を行う．市町村が実施主体である．

❺**就学前健康診断**　学校保健安全法に定められており，小学校入学前の11月末までに市町村教育委員会が実施する．心身の障害を発見し，適切な義務教育課程の検討につなげる．

3 訪問指導

❶**妊産婦訪問指導**　高年初妊婦や疾患を抱える妊婦など出産にリスクが高い妊婦のいる家庭に，市町村が助産師や保健師を訪問させ，指導を行う．

❷**新生児訪問指導**　抵抗力が弱く疾病にかかりやすい新生児のいる家庭に対して，市町村が助産師や保健師を訪問させ，指導を行う．

❸**未熟児訪問指導**　2013（平成25）年 4 月から市町村が行うようになった．低出生体重児の届け出に基づき，未熟児が育てられている家庭を，保健師，助産師，医師などが訪問し指導する事業.

4 保健・医療

❶**母子健康手帳**　妊娠が確定したら市町村に届け出て，母子健康手帳の交付を受ける．母子の健康状況，健康診査の結果，予防接種の記録として重要である．

❷**予防接種**　重要な感染症を予防するためのワクチン接種にかかる費用等に関して公的な支援制度が用意されている．

❸**未熟児養育医療**　医療的なケアを必要とする未熟児の医療費を支弁するための事業で，2013年 4 月から市町村が実施することになった．

❹ **自立支援医療**　身体に障害のある児童が，生活の能力を得るために必要な医療給付あるいは費用の支給を行う制度であり，肢体不自由，視覚障害，聴覚・平衡障害，音声・言語障害，心臓障害，腎臓障害，その他の内臓障害が対象である．現在は，障害者総合支援法に規定されている．

❺ **小児慢性特定疾病医療費助成**　小児慢性特定疾病にかかっている児童等について，健全育成の観点から，患児家庭の医療費の負担軽減を図る．対象者は，悪性新生物，慢性腎疾患，慢性呼吸器疾患，慢性心疾患，内分泌疾患，膠原病，糖尿病，先天性代謝異常，血液疾患，免疫疾患，神経・筋疾患，慢性消化器疾患，染色体または遺伝子に変化を伴う症候群，皮膚疾患群，骨系統疾患，脈管系疾患の16疾患群および成長ホルモン治療を受けるもの．児童福祉法に基づき実施する．

❻ **病児保育事業**　保育所に預けている子どもが病気になった場合に，回復するまでの間，保育所・医療機関等に付設された専用スペースなどで保育・看護を行う事業である．対象となる子どもの年齢や病状などの要件は自治体により異なっている．

7 新たな課題に対する施策

　日本の少子高齢化は，さまざまな対策が試みられているものの，とどまる状況にはなく，いまや人口減少社会を迎えるに至っている．この中で社会の構造も著しく変化し，新たな子ども・家庭福祉分野の課題が生じてきている．ここでは，DV（ドメスティック・バイオレンス）および引きこもりに対する施策を取り上げる．

❶ DV（ドメスティック・バイオレンス）

　DV（ドメスティック・バイオレンス） を直訳すると，**家庭内暴力**である．家庭内暴力にはさまざまな状況が含まれるが，DVという表現で示されるのは配偶者間暴力，中でも男性である夫から女性である妻への暴力を示すことが一般的である．これに対して，2001（平成13）年4月に「**配偶者からの暴力の防止及び被害者の保護等に関する法律（DV防止法）**」が制定され，以下のような対策が図られてきている．

❶ **配偶者暴力相談支援センター**　この法律に基づいて，都道府県または市町村は，女性相談支援センターやその他の適切な施設において，配偶者暴力相談支援センターの機能を果たすように規定されている．このセンターにおいて，被害者の相談およびカウンセリングを行い，関係機関と連携して安全確保や保護を図る．

❷ **保護命令**　被害者の身体・生命に危険が及ぶ恐れが高いとき，法律に基づいて，裁判所は，被害者の申し立てにより加害者に対して命令を発することができる．これには加害者が被害者に近づくのを禁じる接近禁止命令や，電話等禁止命令がある．

DV防止法の令和元年一部改正

2019（令和元）年の改正では，児童虐待防止対策およびDV被害者の保護対策の強化を図るため，児童虐待と密接な関連があるとされるDV被害者の適切な保護が行われるよう，児童相談所が相互に連携・協力すべき機関として明記された．

家庭内でDVが起こっていることは、直接暴力の被害に遭わない場合においても子どもに著しい影響を及ぼす。児童虐待防止法においては、子どもがDVを目にすることを心理的虐待に当たるとしている。また近年、婚姻に至る以前の若い恋人同士間における暴力行為を**デートDV**として、対策に力が入れられてきている。

2 ひきこもる若者

人間関係の複雑化に伴うストレス増大や、進学競争、あるいは国の労働政策、企業の人事戦略による非正規雇用の拡大を要因とする労働の不安定化などを背景とし、長期間にわたって自宅にひきこもる若者の増加が指摘されている。

行政の取り組みとしては、精神保健センターにおける相談事業やデイケアが行われてきた。それに加えて、国はこの増加状況を踏まえて、2010（平成22）年4月に施行した「**子ども・若者育成支援推進法***」に基づいた支援策を展開している。この中には、NPO団体による支援活動を推進するものもあり、支援の広がりをみせてきている。

3 子どもの貧困

2013（平成25）年に**子どもの貧困率**が16.3％と発表されるなど、子どもの貧困の深刻化に伴い、2014（平成26）年1月に「**子どもの貧困対策の推進に関する法律**」（**子どもの貧困対策推進法**）が成立した。その後、2019（令和元）年6月に法改正が行われ、併せて11月に「子供の貧困対策に関する大綱」が閣議決定された。大綱の中で、指標として生活保護世帯・児童養護施設・ひとり親世帯の進学率や、スクールソーシャルワーカーの対応実績のある小中学校の割合などが掲げられている。

子どもの貧困率は、2015（平成27）年には13.9％と下がったが、2018（平成30）年では13.5％とわずかしか改善しなかった。**子ども食堂**が激増するなど、国民の関心は高まっているが、実効性に乏しいのが現実である。

子どもの貧困対策の推進に関する法律（抄）

第1条（目的）

この法律は、子どもの現在及び将来がその生まれ育った環境によって左右されることのないよう、全ての子どもが心身ともに健やかに育成され、及びその教育の機会均等が保障され、子ども一人一人が夢や希望を持つことができるようにするため、子どもの貧困の解消に向けて、児童の権利に関する条約の精神にのっとり、子どもの貧困対策に関し、基本理念を定め、国等の責務を明らかにし、及び子どもの貧困対策の基本となる事項を定めることにより、子どもの貧困対策を総合的に推進することを目的とする。

第2条（基本理念）

1　子どもの貧困対策は，社会のあらゆる分野において，子どもの年齢及び発達の程度に応じて，その意見が尊重され，その最善の利益が優先して考慮され，子どもが心身ともに健やかに育成されることを旨として，推進されなければならない．

2　子どもの貧困対策は，子ども等に対する教育の支援，生活の安定に資するための支援，職業生活の安定と向上に資するための就労の支援，経済的支援等の施策を，子どもの現在及び将来がその生まれ育った環境によって左右されることのない社会を実現することを旨として，子ども等の生活及び取り巻く環境の状況に応じて包括的かつ早期に講ずることにより，推進されなければならない．

3　子どもの貧困対策は，子どもの貧困の背景に様々な社会的な要因があることを踏まえ，推進されなければならない．

4　子どもの貧困対策は，国及び地方公共団体の関係機関相互の密接な連携の下に，関連分野における総合的な取組として行われなければならない．

■ 引用・参考文献

1) 網野武博. 児童福祉学：「子ども主体」への学際的アプローチ. 中央法規出版，2002，p.80.
2) 上野加代子. "児童福祉のパラダイム転換：児童虐待時代のとらえかた". 上野加代子ほか編著. 児童虐待時代の福祉臨床学：子ども家庭福祉のフィールドワーク. 明石書店，2002，p.20.
3) 柏女霊峰. 現代児童福祉論. 第5版，誠信書房，2002，p.205-206.
4) 木村容子ほか編. 子ども家庭福祉. 第2版，ミネルヴァ書房，2018.

 重要用語

子どもの権利条約　　　　　男女共同参画社会　　　　　児童虐待防止法
子どもの最善の利益　　　　子ども・子育てビジョン　　子どもの貧困対策推進法
子育て支援　　　　　　　　子ども・子育て支援法

2　障害児・者の福祉

　ノーマライゼーション*の理念に基づき，障害者が地域で安心した生活を送ることを目指す障害者自立支援法が2006（平成18）年度に施行された．その後，2012（平成24）年の改正を経て，障害者自立支援法は，**障害者の日常生活及び社会生活を総合的に支援するための法律（障害者総合支援法）**と名称を変え，2013（平成25）年4月1日から施行されている．また，障害者の権利を擁護する観点から，2012年10月から**障害者虐待防止法**が施行された．2013年には**障害者差別解消法**が成立，2014（平成26）年1月には**障害者権利条約**が批准され，同年2月から発効している．

このように，障害者にかかる法律・制度，政策・施策が大きく変化する中で，障害児・者の福祉についてその内容を概観する．

1 障害者福祉制度

1 障害者の法的定義

障害者基本法でいう**障害者**とは，身体障害，知的障害，精神障害（発達障害を含む）その他の心身の機能の障害がある者であって，障害および社会的障壁により継続的に日常生活または社会生活に相当な制限を受ける状態にある者をいう（第2条第1号）．同法において**社会的障壁**は，障害がある者にとって日常生活または社会生活を営む上で障壁となるような社会における事物，制度，慣行，観念その他の一切のものとされている（第2条第2号）．

1980（昭和55）年に，WHO（世界保健機関）は**国際障害分類**（International Classification of Impairments, Disabilities, and Handicaps：**ICIDH**）を発表した．ICIDHはそれまで「障害」という言葉に統一されたものに意味を付与し，障害は，疾病・変調が原因となって①機能・形態障害（impairments）が起こり，それから②能力障害（disabilities）が生じ，それが③社会的不利（handicaps）を起こすというものである．

WHOは2001（平成13）年に開催された第54回世界保健会議において，新しい国際障害分類である**国際生活機能分類**（International Classification of Functioning, Disability and Health：**ICF**）が採択された．ICIDHでの障害を，マイナス（〜できない）部分のみを対象としていた点を変更し，障害のみならず生活機能というプラス部分を含む人間の健康状態に関わるすべてのことが対象となるように改められた．この人間の健康状態（変調または病気）は，**生活機能・障害と背景因子**から構成されるとした．生活機能・障害は心身機能・身体構造（生命レベル），活動（生活レベル），参加（人生レベル）の三つ，背景因子は環境因子と個人因子の二つから成る．ICIDHで批判が多かった①機能・形態障害→②能力障害→③社会的不利という一方向的関係について再検討が加えられ，各構成要素間には相互作用があるとした．

ICFは，障害のとらえ方を変えたといわれている．これまで，障害は個人がもっているもので，病気や外傷などから直接的に生じるとされてきた．障害を治療し，できるだけ回復させることが重要で，医療などの専門職が必要とされるとらえ方（医学モデル）が主流であった．これに対して，障害は，個人の属性ではなく，社会によってつくられ，社会環境の態度や不適切な物理的環境によって生み出されたものであり，政治的な対応が求められるというとらえ方（社会モデル）が強調されるようになった．ICFは，障害を医学モデルと社会モデルの対立ととらえるのではなく，これらを統合してとらえる立場といえる．

用語解説 *

ノーマライゼーション

障害者が一般社会のなかで普通の生活を送れるように条件を整えるべきであり，障害のある人もない人も共に生きる社会こそノーマルな社会であるという考え方で，知的障害者の領域から誕生した．スウェーデンのニルジェ（Nirje, B.）は，「ノーマライゼーションとは，知的障害者の日常生活の様式や条件を，社会の普通の環境や生活方法にできるだけ近づけること」と提唱している．欧米においては脱施設化，日本においては地域生活移行の政策と結び付いてきた．

❷ 障害者基本法

障害者基本法は，1970（昭和45）年に発布された心身障害者対策基本法が，1993（平成5）年に改正されて障害者基本法と名称を変えたもので，その目的は，「全ての国民が，障害の有無によつて分け隔てられることなく，相互に人格と個性を尊重し合いながら共生する社会を実現するため，障害者の自立及び社会参加の支援等のための施策に関し，基本原則を定め，及び国，地方公共団体の責務を明らかにするとともに，障害者の自立及び社会参加の支援等のための施策の基本となる事項を定めること等により，障害者の自立及び社会参加等のための施策を総合的かつ計画的に推進すること」とされている（第1条）．

地域社会における共生，差別の禁止，国際的協調を基本原則とし，障害者の自立および社会参加の支援等のための基本施策として，医療，介護，年金，教育，療育，職業相談，雇用の促進，住宅の確保，公共的施設のバリアフリー化，情報の利用におけるバリアフリー化，相談，経済的負担の軽減，文化的諸条件の整備，防災・防犯，消費者としての障害者の保護，選挙等における配慮などを規定している．

また，内閣府に障害者政策委員会，都道府県に地方障害者施策推進協議会を設置し，施策に関する基本的な計画の策定に当たっては各協議会の意見を聴取することを義務付けた．**障害者週間**（12月3～9日）の設置も本法律に基づく（第9条第2項）．

plus α

障害者基本計画

障害者基本法に基づき策定される．2018～2023年度の第4次障害者基本計画は，共生社会の実現に向け，障害者が，自らの決定に基づき社会のあらゆる活動に参加し，その能力を最大限発揮して自己実現できるように支援することを基本理念としている．

❸ 身体障害者福祉法

身体障害者福祉法は，1949（昭和24）年に，戦争で体に傷を負った人たちを対象に，その更生を目指して制定され，1950（昭和25）年から施行されている．当時の法の目的は，「身体障害者の更生を援助し，その更生のために必要な保護を行い，もつて身体障害者の福祉を図ること」であった．その更生とは，もっぱら職業復帰を目的としていた．

現在の身体障害者福祉法の目的は，「障害者の日常生活及び社会生活を総合的に支援するための法律（障害者総合支援法）と相まつて，身体障害者の自立と社会経済活動への参加を促進するため，身体障害者を援助し，及び必要に応じて保護し，もつて身体障害者の福祉の増進を図ること」とされている（第1条）．

この法律でいう**身体障害者**とは，視覚障害，聴覚または平衡機能の障害，音声機能，言語機能または咀嚼機能の障害，肢体不自由，心臓，腎臓または呼吸器機能の障害，膀胱または直腸の機能の障害，小腸の機能の障害，ヒト免疫不全ウイルスによる免疫の機能の障害，肝臓の機能の障害のある18歳以上の者であって，都道府県知事から身体障害者手帳の交付を受けた者をいう．

身体障害者手帳の交付は，都道府県知事の定める医師の診断書を添えて，居住地の都道府県知事に申請する（第15条）．身体障害者手帳における障害の等

級は，1級から6級までであり，7級は交付の対象とはならないが，7級の障害が二つ以上重複した場合は一つ上の階級（6級）として交付される.

身体障害者更生相談所は，専門的相談支援機関として都道府県・指定都市に設置され（第11条），**身体障害者福祉司**が配置されている（第11条の2）．身体障害者更生相談所の業務は，主に市町村の援護の実施に関し，市町村相互間の連絡調整，市町村に対する情報の提供その他必要な援助を行う．また，身体障害者に関する専門的な知識や技術を必要とする相談・指導，医学的，心理的，職能的な判定，補装具の処方・適合判定などを行っている.

4 知的障害者福祉法

日本で最初に知的障害者への福祉サービスを規定したのは，1947（昭和22）年の児童福祉法である．児童福祉法に精神薄弱児施設が規定されたが，精神薄弱の定義はなされず，現在に至る．1960（昭和35）年に精神薄弱者福祉法が成立し，1998（平成10）年の改正で「精神薄弱」を「知的障害」という用語に改め，法律名も**知的障害者福祉法**に改められた.

知的障害者福祉法の目的は，「障害者の日常生活及び社会生活を総合的に支援するための法律（障害者総合支援法）と相まって，知的障害者の自立と社会経済活動への参加を促進するため，知的障害者を援助するとともに必要な保護を行い，もつて知的障害者の福祉を図ること」とされている（第1条）.

知的障害について法律に規定はないが，知的障害児（者）基礎調査では「知的機能の障害が発達期（おおむね18歳まで）にあらわれ，日常生活に支障が生じているため，何らかの特別の援助を必要とする状態にあるもの」と定義している．また，WHOが定めるICD-10によれば，適切に標準化されたIQ検査において，知的障害の程度を，IQ69〜50を軽度，49〜35を中度，34〜20を重度，20未満を最重度としている.

知的障害児（者）には，**療育手帳**が交付される療育手帳制度があり，「重度」と「それ以外」とに区分される．手帳の活用により福祉サービス等が受けやすくなる.

都道府県は，**知的障害者更生相談所**を設置し（第12条），**知的障害者福祉司**を置かなければならない（第13条第1項）．知的障害者更生相談所は，主に市町村の更生援護の実施に関し，市町村相互間の連絡・調整，市町村に対する情報の提供その他必要な援助を行う．また，知的障害者に関する専門的な知識・技術を必要とする相談・指導を行い，18歳以上の知的障害者の医学的，心理学的，職能的判定を行う.

5 精神保健福祉法

ⓐ 精神保健福祉の変遷

明治初期までは，精神病の治療はほとんどが加持祈祷に頼っており，精神保健の法的規制はなかったが，1875（明治8）年に日本に初めて精神病院（当初は癲狂院と呼ばれた）が設置された．1900（明治33）年に**精神病者監護**

法が施行され，配偶者・親権者等の親族が監護義務者として精神障害者の監護を行うこととなり，私宅監置が広く行われていた．この非人道的な精神病者監護法廃止と公的精神病院の設置などの訴えが起こり，1919（大正8）年に**精神病院法**が制定されたが，病院建設は進まず，諸外国と比較して病床数が少ないままであった．

戦後，公衆衛生の向上・増進を国の責務とした日本国憲法の成立を受け，精神障害者に適切な医療・保護の機会を提供するため，保健医療施策を内容とする**精神衛生法**が1950（昭和25）年に成立した．1964（昭和39）年に，いわゆるライシャワー事件*が起こり，1965（昭和40）年に精神衛生法の改正が行われ，通院公費負担制度の創設，在宅精神障害者の訪問指導・相談事業が強化された．1984（昭和59）年に起こった宇都宮病院事件*を契機に，入院患者をはじめとする精神障害者の人権擁護を求める声が高まり，1987（昭和62）年に精神障害者の人権に配慮した適正な医療および保護の確保と精神障害者の社会復帰の促進を図る観点から，任意入院制度の創設や精神医療審査会の創設等を内容とする精神衛生法の改正が行われ，法律の名称も精神衛生法から**精神保健法**へと改められた．1993（平成5）年には障害者基本法が成立し，精神障害者が障害者基本法の対象として明確に位置付けられたこと等を踏まえ，1995（平成7）年に精神保健法は，**精神保健及び精神障害者福祉に関する法律（精神保健福祉法）**に改正された．また，精神障害者保健福祉手帳が創設された．

2013（平成25）年の精神保健福祉法の改正において，保護者に関する規定の削除，医療保護入院の見直し，精神障害者の医療の提供を確保するための指針の策定等が盛り込まれ，2014（平成26）年3月に「良質かつ適切な精神障害者に対する医療の提供を確保するための指針」が策定された．この指針は，「精神保健医療福祉の改革ビジョン」における「入院医療中心の精神医療から精神障害者の地域生活を支えるための精神医療への改革（入院医療中心から地域生活へ）」という基本理念に沿ったものである．

b 精神保健福祉法の目的

精神保健福祉法の目的は，「精神障害者の医療及び保護を行い，障害者の日常生活及び社会生活を総合的に支援するための法律と相まつてその社会復帰の促進及びその自立と社会経済活動への参加の促進のために必要な援助を行い，並びにその発生の予防その他国民の精神的健康の保持及び増進に努めることによつて，精神障害者の福祉の増進及び国民の精神保健の向上を図ること」としている（第1条）．この法律でいう**精神障害者**とは，統合失調症，精神作用物質による急性中毒またはその依存症，知的障害，精神病質その他の精神疾患を有する者をいう．

c 行政機関

都道府県は，精神保健の向上および精神障害者の福祉の増進を図るため，精

用語解説 *
ライシャワー事件

1964（昭和39）年3月，当時の駐日アメリカ大使であったライシャワー大使が，米大使館門前で日本人青年にナイフで大腿を刺され重傷を負った．治療のために輸血を受け，「これで私の体の中に日本人の血が流れることになった」と発言し，多くの日本人から賞賛を浴びたが，この輸血がもとで肝炎に罹患した．これがきっかけとなり，売血に関する問題がクローズアップされ，輸血用血液は献血により管理されることになった．この事件は，精神衛生法改正や輸血用血液の売血廃止など，日本の医療制度に大きな影響を与えた．

用語解説 *
宇都宮病院事件

1984（昭和59）年，民間の精神病院である宇都宮病院（栃木県）で，入院中の患者が看護職員によって暴行を受け死亡する事件が起こった．医療従事者の無資格診療などの問題も明るみとなり，精神障害者の人権が守られていないことに批判が集中した．日本の精神医療のありかたや，社会復帰施策が不十分である点についても国際的に批判された．

神障害に関する相談や知識の普及等を行う**精神保健福祉センター**を設置し（第6条），精神保健および精神障害者の福祉に関する事項を調査審議させるため，条例で地方精神保健福祉審議会を置くことができる（第9条）．また，都道府県は，措置入院患者等の定期病状報告や，入院患者またはその家族等からの退院等の請求に対する審査等を行わせるため，**精神医療審査会**を設置する（第12条）．

　精神障害者は，厚生労働省令で定める書類を添えて，居住地の都道府県知事に**精神障害者保健福祉手帳**の交付を申請することができる（第45条）．ただし，知的障害のみの場合は，療育手帳制度があるため対象にはならないが，知的障害と精神疾患を両方有する場合は，両方の手帳を受けることができる．精神障害者保健福祉手帳における障害等級*は，障害程度の重い順に1級，2級，3級に分けられている．

6　発達障害者支援法

　発達障害者支援法は，2004（平成16）年に成立，翌年施行された．この法律は，発達障害の症状の発現後できるだけ早期に発達支援を行い，切れ目なく発達障害者の支援を行うことが特に重要であることから，発達支援を行うことに関する国・地方公共団体の責務を明らかにするとともに，学校教育における発達障害者への支援，発達障害者の就労の支援，発達障害者支援センターの指定等について定めることにより，発達障害者の自立および社会参加のためのその生活全般にわたる支援を図り，すべての国民が障害の有無によって分け隔てられることなく，互いに尊重し合いながら共生する社会の実現に資することを目的としている（第1条）．

　この法律では，**発達障害**を「自閉症，アスペルガー症候群その他の広汎性発達障害，学習障害，注意欠陥多動性障害その他これに類する脳機能の障害であってその症状が通常低年齢において発現するものとして政令で定めるもの」と定義している（第2条第1項）．政令で定めるものとは，言語障害，協調運動の障害，上記以外の心理的発達の障害ならびに行動および情緒の障害を指す．

　発達障害児に対し，発達障害の症状の発現後できるだけ早期に，その者の状況に応じて適切に，就学前の発達支援，学校における発達支援その他の発達支援が行われるとともに，発達障害者に対する就労，地域における生活等に関する支援，発達障害者の家族等に対する支援が行われるよう，必要な措置を講じることを国・地方公共団体に義務付け，ライフステージを通した一貫した支援を規定している．発達障害者とその家族に対する専門的な相談機関として，**発達障害者支援センター**が位置付けられている．

2　障害者自立支援法から障害者総合支援法へ

　障害者の地域生活と就労を進め，自立を支援する観点から，それまで障害種

用語解説 *

精神障害者保健福祉手帳の等級

1級：日常生活の用に弁ずることを不能ならしめる程度のもの
2級：日常生活が著しい制限を受けるか，または日常生活に著しい制限を加えることを必要とする程度のもの
3級：日常生活もしくは社会生活が制限を受けるか，または日常生活もしくは社会生活に制限を加えることを必要とする程度のもの

plus α

発達障害の定義

ICD-10では，発達障害は心理的発達の障害（F80-F89）と小児〈児童〉期および青年期に通常発症する行動および情緒の障害（F90-F98）に分類される．

別ごとに異なる法律に基づいて提供されてきた福祉サービス等について，共通の制度の下で一元的に提供し，地域生活や就労支援を推進する**障害者自立支援法**が2006（平成18）年４月に施行された．障害者自立支援法は，施行時から利用者負担，施設・事業者への報酬，障害程度区分の課題等が指摘されていたが，特別対策や緊急措置により対応がなされてきた．

2009（平成21）年９月，新たな政権の成立により障害者自立支援法を廃止し，総合的な制度である「障がい者総合福祉法（仮称）」を制定することが目指された．同年12月には，障害者施策の総合的かつ効果的な推進を図るため，障がい者制度改革推進本部の設置が閣議決定された．2010（平成22）年１月，推進本部の下に障害者，障害者の福祉に関する事業に従事する者，学識経験者等からなる「障がい者制度改革推進会議」が設置された．同年４月には，「障がい者制度改革推進会議総合福祉部会」が開催され新しい制度への具体的な検討に入り，2011（平成23）年８月には障害者総合福祉法の骨格に関する総合福祉部会の提言が出された．これを受けて，2012（平成24）年３月に「**地域生活における共生の実現に向けて新たな障害保健福祉施策を講ずるための関係法律の整備に関する法律案**」が提出され，障害者総合支援法が，2012年６月に成立し，2013（平成25）年４月１日から施行されている．

3 障害者総合支援法の概要

1 目的・理念

障害者総合支援法の目的は「基本的人権を享有する個人としての尊厳にふさわしい日常生活又は社会生活を営むことができる」ことである．

新たに設けられた基本理念は「全ての国民が，障害の有無にかかわらず，等しく基本的人権を享有するかけがえのない個人として尊重されるものである」と規定された．さらに，「全ての国民が，障害の有無によって分け隔てられることなく，相互に人格と個性を尊重し合いながら共生する社会を実現するため，全ての障害者及び障害児が可能な限りその身近な場所において必要な日常生活又は社会生活を営むための支援を受けられることにより社会参加の機会が確保されること及びどこで誰と生活するかについての選択の機会が確保され」と，障害者の地域における生活等に関する支援の保障や，その際，障害者自らが決定していくことの必要性が盛り込まれた．

また，「地域社会において他の人々と共生することを妨げられないこと並びに障害者及び障害児にとって日常生活又は社会生活を営む上で障壁となるような社会における事物，制度，慣行，観念その他一切のものの除去に資することを旨として，総合的かつ計画的に行わなければならない」とされ，障害者権利条約および障害者基本法の理念である障害者差別を解消し，共生社会を実現していくための総合的かつ計画的な実施が規定された．

plus α

**障害者自立支援法の
ポイント**

理念
- 障害者が地域で暮らせる社会に
- 自立と共生の社会を実現

障害者施策の一元化
- ３障害（身体・知的・精神）の制度格差を解消
- 市町村に実施主体を一元化

サービス体系
- 施設体系を再編
- 規制緩和

就労支援強化
- 新たな就労支援事業の創設
- 雇用施策との連携

支給決定
- 障害程度区分を導入
- 支給決定プロセスを透明化

財源確保
- 国の費用負担の責任強化
- 利用者も応分負担し，皆で支えるしくみとする

plus α

**障害者総合支援法の
ポイント**

①障害者の範囲に難病等を追加
②障害支援区分の創設
③重度訪問介護の対象拡大
④共同生活介護（ケアホーム）の共同生活援助（グループホーム）への一元化
⑤地域移行支援の対象拡大
⑥地域生活支援事業の追加
⑦サービス基盤の計画的整備

2 法の対象者

　障害者自立支援法の対象者は，身体障害者，知的障害者，精神障害者（発達障害者を含む）と規定されていたが，障害者総合支援法では，制度の谷間のない支援を提供する観点から，障害者の定義に新たに**難病***等を追加し，障害福祉サービス等の対象とされた．これにより，難病患者等で，症状の変動などにより身体障害者手帳の取得はできないが一定の障害がある者に対して障害福祉サービスが提供されることとなった．

3 支給決定

　障害者自立支援法は，障害者の心身の状況についての調査結果から客観的に介護サービスの必要度を求める尺度として，新たに障害程度区分（1から6までに分類．6を最重度とする）を導入した．障害程度区分に関しては，訪問による認定調査の結果に基づき，コンピュータによる一次判定を行い，さらに障害保健福祉の学識経験者等からなる審査会において審査・判定を行うしくみ（二次判定）となった．市町村が支給決定するときは，障害程度区分の判定結果に加え，介護者の状況やサービスの利用に関する意向，サービス等利用計画案などを勘案して行うとされた（図5.2-1）．

　障害者総合支援法においては，「障害程度区分」を「**障害支援区分**」に改

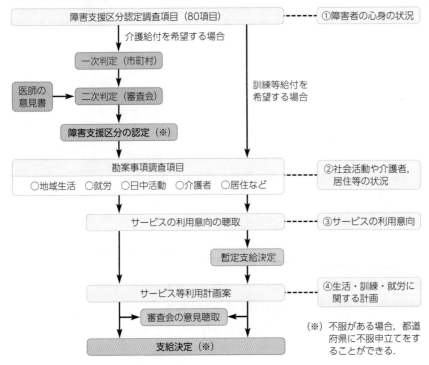

障害者の福祉サービスの必要性を総合的に判定するため，支給決定の各段階において，①障害者の心身の状況（障害支援区分），②社会活動や介護者，居住等の状況，③サービスの利用意向，④生活・訓練・就労に関する計画（サービス等利用計画案）を勘案し，支給決定を行う．

図5.2-1　障害者総合支援法における支給決定プロセス

> **用語解説***
> **難　病**
> 治療方法が確立していない疾病その他の特殊の疾病であって，政令で定めるものによる障害の程度が厚生労働大臣が定める程度である者．

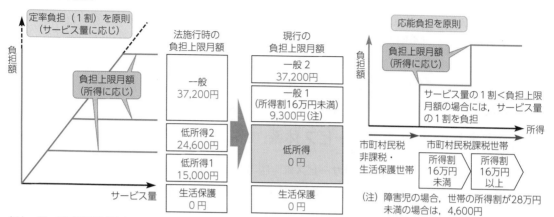

- 平成18年4月からの障害者自立支援法の施行により，定率負担を原則として，所得に応じて1カ月当たりの負担上限月額を設定（介護保険並び）
- 平成22年4月から，実質的な応能負担として，低所得（市町村民税非課税）の利用者負担を無料化
- 平成24年4月から，法律上も応能負担を原則とすることが明確化（平成22年12月の議員立法による障害者自立支援法等の一部改正法により措置）

（1）一般：市町村民税課税世帯
（2）低所得2：市町村民税非課税世帯（（3）を除く）
（3）低所得1：市町村民税非課税世帯であって，利用者本人（障害児の場合はその保護者）の年収が80万円以下の方
（4）生活保護：生活保護世帯
※平成20年7月から障害者の負担上限月額については，世帯全体ではなく「本人および配偶者」のみの所得で判断

図5.2-2　障害福祉サービス等の利用者負担（居宅・通所サービスの場合：障害者・障害児）

め，その定義を「障害者等の障害の多様な特性その他の心身の状態に応じて必要とされる標準的な支援の度合を総合的に示すものとして厚生労働省令で定める区分」とされ，2014（平成26）年4月から新たな基準が導入されている．

4 利用者負担

障害者総合支援法に基づくサービスを利用する際には，利用したサービスに要する費用の一部を利用者が負担することになっている（図5.2-2）．その際，家計の負担能力その他の事情を斟酌して政令で定める額が**負担上限額**として決められており，利用者は利用したサービスの総額が負担上限月額を上回った場合でも，負担上限月額までを負担することになる．しかし，負担上限月額よりもサービスに要する費用の1割相当額のほうが低い場合は，サービスに要する費用の1割の額を負担する．

5 障害福祉計画によるサービス基盤の整備

障害者総合支援法では，地域における障害福祉サービスの基盤を計画的に整えるために，国が基本指針を定め，市町村および都道府県に障害福祉計画の策定を義務付けている．その際，障害福祉サービス等の提供体制の確保に係る目標に関する事項を定めるとともに，障害福祉計画に地域生活支援事業の種類ごとの実施に関する事項を定めることとされている．また，基本指針や障害福祉計画について，定期的な検証と見直しを法定化し，適時適切な見直し等を行うこと，さらに，基本指針や障害福祉計画の策定や見直しに当たっては，障害者やその家族その他の関係者の意見等を反映させる措置を講ずることとされて

5

対象別にみた社会福祉

いる.

　国が定める指針における基本的な理念は，「障害者の自己決定と自己選択の尊重」「市町村を基本とするしくみへの統一と3障害の制度の一元化」「地域生活移行や就労支援等の課題に対応したサービスの基盤の整備」であり，基本的な考え方としては，「全国どこでも必要な訪問系サービスの保障」「希望する障害者に対する日中活動サービスの保障」「グループホーム等の充実を図り施設入所・入院から地域生活への移行の推進」「福祉施設から一般就労への移行等の推進」を挙げている.

4　障害者総合支援法のサービス体系（図5.2-3）

　障害者総合支援法における**障害福祉サービス**は，居宅介護，重度訪問介護，同行援護，行動援護，療養介護，生活介護，短期入所，重度障害者等包括支援，施設入所支援，自立訓練，就労移行支援，就労継続支援，就労定着支援，自立生活援助および共同生活援助をいう．**障害福祉サービス事業**とは，障害福祉サービス（障害者支援施設等）その他厚生労働省令で定める施設において行

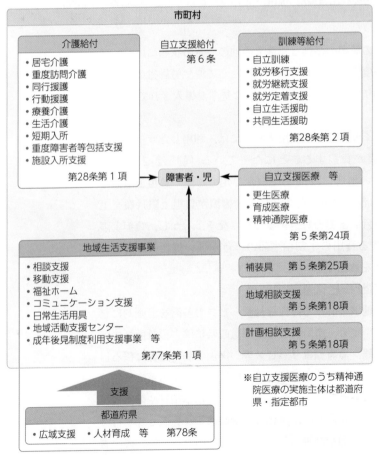

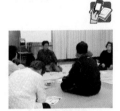
●デイケア活動〈動画〉

図5.2-3　障害者総合支援法に基づく障害福祉サービスの体系

われる施設障害福祉サービスを行う事業とされている。障害者総合支援法に基づく給付は，障害者を支援するために，義務的経費*である**自立支援給付**（介護給付と訓練等給付等）と裁量的経費*である**地域生活支援事業**に大きく分けられる。また，自立支援医療，補装具，相談支援に係る経費が個別給付として支給されている。

2014（平成26）年4月からは，重度訪問介護の対象が重度の肢体不自由者に加え，重度の知的・精神障害者に拡大された。また，ケアホームとグループホームがグループホームに一元化され，外部サービスの利用の推進やサテライト型住居*が創設された。

5 児童福祉法によるサービス提供

1 児童福祉法の概要

児童福祉法の第1条で「全ての児童は，児童の権利に関する条約の精神にのつとり，適切に養育されること，その生活を保障されること，愛され，保護されること，その心身の健やかな成長及び発達並びにその自立が図られることその他の福祉を等しく保障される権利を有する」と規定されており，障害児も健やかに育成される必要がある。その上で，障害児だからこそ必要な特別な配慮が必要とされている。

2010（平成22）年に児童福祉法の一部改正が行われ，障害児施設は，肢体不自由児通園施設，知的障害児通園施設，難聴幼児通園施設の通所サービスは**障害児通所支援**に，肢体不自由児施設，知的障害児施設，重症心身障害児施設等の入所サービスは**障害児入所支援**（医療型と福祉型）に変更された〔2012（平成24）年4月施行〕。

障害児通所支援では，障害児を児童発達支援センター等に通わせ，日常生活における基本的な動作の指導や知識技能の付与，集団生活への適応訓練を行う**児童発達支援**，学校に就学している障害児を対象に，授業の終了後または休業日に児童発達支援センター等に通わせ，生活能力の向上のために必要な訓練や社会との交流の促進を行う**放課後等デイサービス**，保育所等に入所している障害児を対象に，保育所等に訪問して障害児以外の児童との集団生活への適応のための専門的な支援を行う**保育等訪問支援**などが，新たな児童福祉サービスとして児童福祉法に位置付けられた。

また，障害児相談支援については，**障害児支援利用援助**により支援計画の作成が義務付けられ，**継続障害児支援利用援助**（モニタリング）が必要に応じて実施され，障害児にも障害者ケアマネジメント*が制度化された。なお，居宅介護や短期入所等の福祉サービスについては，障害者総合支援法によりサービスが提供されている。

用語解説*
義務的経費と裁量的経費

義務的経費には，人件費，扶助費（生活保護費など），公債費など，法律で支出が義務付けられた費用や国の指示によって事実上強制される費用がある。
国や地方公共団体による歳出のうち，政策によって縮減できる裁量性のある経費を裁量的経費という。

用語解説*
サテライト型住居

1人で暮らしたいという要望に応えつつも，食事は1人ではなくグループホームに参加するなど，複数の障害者が利用するグループホームとの連携を前提とする住居。

用語解説*
障害者ケアマネジメント

障害者ケアマネジメントは，障害者の地域における生活を支援するために，利用者の福祉・保健・医療・教育・就労等の幅広いニーズと，さまざまな地域のサービスを適切に結びつけて調整を図り，総合的かつ継続的なサービスの供給を確保していく援助方法である。具体的には，相談支援事業者が作成するサービス等利用計画（案を含む）を通して実施していくものである。

5

対象別にみた社会福祉

2 行政施策の現状

1 児童相談所

児童相談所は児童福祉行政の第一線機関であり，児童やその保護者からの相談に応じている．障害についての相談では，必要な調査判定を行うとともに，それに基づき，必要な助言・指導・施設入所等の措置を行っている．比較的軽易なケースについては，福祉事務所に設置されている家庭児童相談室においても障害児の相談，指導が行われている．

2 保健所・市町村保健センター

保健所は，地域における公衆衛生の向上および増進を目的とした行政機関であり，保健師がさまざまな相談等に応じている．地域住民に密着した健康相談などについては**市町村保健センター**が対応し，障害児の相談支援も行っている．

3 障害児等療育支援事業

1996（平成8）年度より都道府県，指定都市および中核市において，在宅障害児（者）に対する療育・相談等の体制の充実と地域における障害児（者）の福祉の向上を図ることを目的に**障害児（者）地域療育等支援事業**が実施された．その中の療育等支援施設事業は，障害児（者）施設等の有する機能を活用し，在宅障害児（者）の療育，相談体制の充実を図るとともに，各種福祉サービスの提供，調整等を行うものであった．

2006（平成18）年10月から障害児も含めた3障害（身体，知的，精神）の一般的な相談支援は，市町村事業に位置付けられた．在宅障害児（者）の療育支援等は，都道府県が**障害児等療育支援事業**として継続して行っている．

4 発達障害者支援センター

発達障害者支援センターは，発達障害児（者）に対して，相談支援，発達支援，就労支援などを総合的に行うことを目的としている．発達障害児（者）とその家族が地域において豊かに生活できるよう，関係機関と連携して総合的な支援ネットワークを構築し，さまざまな相談に応じ，指導・助言を行う．発達障害者支援センターは都道府県・指定都市に配置されている．

3 医療的ケア児の支援

医療技術の進歩等を背景として，NICU等に長期間入院した後，引き続き日常生活及び社会的生活を営むために恒常的に医療的ケア（人工呼吸器による呼吸管理，喀痰吸引その他の医療行為）を受けることが不可欠な児童（**医療的ケア児**）が増加している．2016（平成28）年5月に児童福祉法が一部改正され，地方公共団体に対し，医療的ケア児が必要な支援を円滑に受けることができるよう，保健，医療，福祉等の各関連分野の支援を行う機関との連絡調整を行うための体制を整備することが努力義務化された．

2021（令和3）年6月，医療的ケア児及びその家族に対する支援に関する法律（医療的ケア児支援法）が成立し，同年9月より施行されている．同法

は医療的ケア児支援の国・地方公共団体の責務，保育所及び学校の設置者の責務，医療的ケア児支援センターの各都道府県における設置を定めている．

❹ 障害児福祉計画

2016（平成28）年5月に障害者総合支援法および児童福祉法の一部改正が行われ，障害者総合支援法に規定されている障害福祉計画の基本指針は，児童福祉法に新たに規定された**障害児福祉計画**の基本指針と一体のものとして作成できるとされた．障害児福祉計画の基本指針は，障害児通所支援，障害児入所支援および障害児相談支援の提供体制を整備し，障害児通所支援等の円滑な実施を確保するために定められる．基本指針に即して，市町村は**市町村障害児福祉計画**（第33条の20）を，都道府県は**都道府県障害児福祉計画**（第33条の22）を策定することが義務付けられた．

第2期障害児福祉計画〔2021（令和3）～2023（令和5）年度〕の基本指針は以下の通りである．

①重層的な地域支援体制の構築を目指すための児童発達支援センターの設置および保育所等訪問支援の充実

②難聴児支援のための中核的機能を有する体制の構築

③主に重症心身障害児を支援する児童発達支援事業所および放課後等デイサービス事業所の確保

④医療的ケア児支援のための関係機関の協議の場の設置およびコーディネーターの配置

plus α
第3期障害児福祉計画
2024（令和6）～2026（令和8）年度の3年間となる．障害児のサービス提供体制の計画的な構築，発達障害者等支援の一層の充実，よりきめ細かい地域ニーズを踏まえた障害児福祉計画の策定などが主な基本指針の見直し事項となっている．

6 相談支援 （図5.2-4, 表5.2-1）

障害者自立支援法の下では，障害者が望む地域での生活を実現するためには，障害者のニーズに基づき療養介護，生活介護，生活訓練，就労移行支援，就労継続支援などの日中活動，グループホームなどの居住サービス，ホームへ

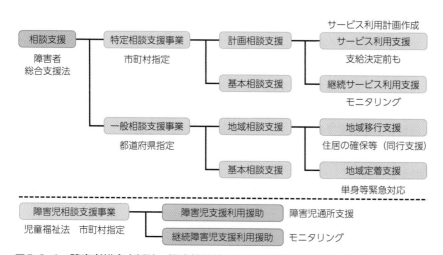

図5.2-4 障害者総合支援法・児童福祉法における相談支援事業の体系

165

表5.2-1　障害者総合支援法・児童福祉法における相談支援の内容

特定相談支援事業		基本相談支援および計画相談支援のいずれも行う事業
計画相談支援	サービス利用支援	障害者の心身の状況，その置かれている環境等を勘案し，利用する障害福祉サービスや地域相談支援の種類・内容等を定めたサービス等利用計画案を作成し，支給決定等が行われた後に，指定障害福祉サービス事業者等との連絡調整等を行うとともに，当該支給決定等の内容を反映したサービス等利用計画を作成すること
	継続サービス利用支援	サービス等利用計画が適切であるかどうかを一定期間ごとに検証し，その結果等を勘案してサービス等利用計画の見直しを行い，サービス等利用計画の変更等を行うこと
一般相談支援事業		基本相談支援および地域相談支援のいずれも行う事業
地域相談支援	地域移行支援	障害者支援施設等の施設に入所している障害者または精神科病院等に入院している精神障害者につき，住居の確保その他の地域における生活に移行するための活動に関する相談その他の便宜を供与すること
	地域定着支援	地域定着支援居宅において単身等の状況において生活する障害者につき，当該障害者との常時の連絡体制を確保し，障害の特性に起因して生じた緊急の事態において相談その他の便宜を供与すること
基本相談支援		地域の障害者等の福祉に関する各般の問題につき，障害者等，障害児の保護者または障害者等の介護を行う者からの相談に応じ，必要な情報の提供および助言を行い，併せてこれらの者と市町村および指定障害福祉サービス事業者等との連絡調整（サービス利用支援および継続サービス利用支援に関するものを除く）その他の厚生労働省令で定める便宜を総合的に供与すること
障害児相談支援事業		障害児支援利用援助および継続障害児支援利用援助を行う事業
障害児支援利用援助		障害児通所支援給付費等の申請に係る障害児の心身の状況，その置かれている環境等を勘案し，利用する障害児通所支援の種類・内容等を定めた障害児支援利用計画案を作成し，給付決定等が行われた後に，関係機関との連絡調整等を行うとともに，当該給付決定等の内容を反映した障害児支援利用計画を作成すること
継続障害児支援利用援助		障害児支援利用計画が適切であるかどうかを一定の期間ごとに検証し，その結果等を勘案して障害児支援利用計画の見直しを行い，障害児支援利用計画の変更等を行うこと

ループなどの居宅サービスを組み合わせて利用する必要があった．

a サービスの調整

　これらのサービスを調整するために，**ケアマネジメント**といわれる援助方法が2003（平成15）年の支援制度の開始とともに導入された．それは支援費制度が措置制度から契約制度に移行するなか，障害者が施設や事業者のサービスを選択して利用するしくみに変わったからである．病院や入所施設においては，これらの支援が施設内で完結して提供されていたため，さまざまなサービスの調整は必要なかったが，障害者自立支援法下においては，地域に散在しているこれらのサービスを利用者のニーズに基づいて調整するために，支援者による調整会議を実施しながら，チームで障害者を支えるしくみが重要になってきた．障害者総合支援法においては，この実践を**相談支援**が担う．具体的には相談支援事業者やそこに所属する**相談支援専門員**がケアマネジメント技術を活用しながら実践を行うことになる．

b 一般相談とサービス利用計画作成

　障害者自立支援法においては，相談支援事業を市町村および都道府県の責務として位置付け，相談支援を個別給付として明記した．相談支援の具体的な内容として次の二つを規定した．

　一つは，「地域生活支援事業」として，地域の相談に応じ，情報提供や助

言，事業所等との連絡調整などを総合的に実施するもので，いわゆる「一般的な相談」と呼ばれるものである．この事業は，全国すべての市町村で実施されているが，この事業の財源は一般財源（交付税）のため，市町村によって取り組み状況に差があるという指摘がなされていた．

二つめは，「サービス利用計画作成費の個別給付化」で，障害福祉サービスを適切に利用することができるよう，障害者のニーズや置かれている状況などを勘案しサービス利用計画を作成するものである．この事業は，指定相談支援事業所が実施することとされており，財源は，義務的経費である「自立支援給付」である．

このような計画作成により個別給付が支払われることは，ケアマネジメントが制度に初めて位置付けられたものといえるが，対象者が限定されていたためか，全国においてサービス利用計画の作成数は伸びなかった．

障害者自立支援法の3年後の見直しに当たって，社会保障審議会障害者部会は，①地域における相談支援体制の強化，②ケアマネジメントの充実，③自立支援協議会の充実など，障害者の相談支援の充実を図るべきとした．2010（平成22）年12月に「障がい者制度改革推進本部等における検討を踏まえて障害保健福祉施策を見直すまでの間において障害者等の地域生活を支援するための関係法律の整備に関する法律」（改正法）が成立し，相談支援の充実や自立支援協議会の法定化がなされた．

サービス利用計画作成のための相談支援は，「特定相談支援事業」における「計画相談支援」として位置付けられ，支給決定前にも「サービス等利用計画（案）」を作成することができるようになった．また，地域移行および地域定着のための相談支援事業が「一般相談支援事業」における「地域相談支援」として位置付けられた．さらに，障害児が児童発達支援センター（障害児通所支援施設）を利用する際の計画作成についても，「障害児相談支援事業」として計画の作成が給付の対象となった．

一方，こうした計画作成に至るまでに不可欠な，専門性に裏打ちされた従来の「一般的な相談」は，**「基本相談支援」**として各事業のベースに位置付けられた．

ⓒ 支援のための連携

地域における障害者の支援において，複雑かつ多様なニーズを抱えた問題に対して，医療，福祉，教育，労働等の各支援機関が役割分担の下，個々の障害者のニーズに対応した支援を総合的に行うためには，多職種，多機関との連携が必要である．特に，医療的ニーズのある障害者にとって，医師，看護師，保健師，コメディカルスタッフとの連携は重要なものとなっている．

精神医療福祉のありかたにおいても，精神障害者が地域の一員として，安心して自分らしい暮らしができるよう，医療，障害福祉・介護，社会参加，住まい，地域の助け合い，教育が包括的に確保された「精神障害にも対応した地域

包括ケアシステム」の構築を目指すことが示され，そのためには，精神保健福祉センター，保健所，かかりつけ医，地域の連携病院・診療所，精神科訪問看護などとの連携が重要となる．そこに関わる看護師や保健師は，個々の障害者のニーズに対応した支援を総合的に行うためのチームの一員として，その役割を果たしていくことが求められている．

従来の医療チームは医師が中心となっていたが，近年ではその方法は見直され，当事者を中心とした医療チームへと移り変わっている．また，多職種チームアプローチにより，医師や看護師，作業療法士，臨床心理士，保健師，精神保健福祉士など当事者（患者）を取り巻くすべてのスタッフが，当事者を中心としてチームをつくり，医療・支援を行う．多職種チームアプローチの実践においては，多職種チームが単なる専門職の集まりということではなく，基本的には全員が治療・援助における一定水準の知識と技能をもち，互いの専門に関しても一定水準の知識をもっているということが大切である．

7 自立支援医療

障害者に対する公費負担医療制度は，従来，身体障害者福祉法に基づく更生医療，児童福祉法に基づく育成医療，精神保健福祉法に基づく精神通院医療から成り立っていた．障害者自立支援法の制定により，これら医療に関する事業は，2006（平成18）年4月から自立支援給付内の自立支援医療に位置付けられた．**自立支援医療**は，医療費に関して障害者が自己負担する部分について，その軽減を図るためのしくみである．

自立支援医療についても，自己負担は定率1割であるが，負担への配慮から低所得世帯に属する者については，月当たりの負担額に上限が設定されている．また，一定の負担能力のある者であっても，高額治療継続者（いわゆる重度かつ継続）に該当する場合には，継続的に相当額の医療費負担が発生することから，1カ月当たりの負担額に上限が設定されている．2010（平成22）年の障害者自立支援法の改正により，自立支援医療費の支給について，障害福祉サービスと同様，負担能力に応じたもの（応能負担）を原則とすることとなった．すなわち，本人または属する世帯の収入等に応じて負担上限月額が設定されている．

1 更生医療

身体障害者の職業能力を向上させ，あるいは日常生活を容易にするために，身体の機能障害部位に対して行われる医療が**更生医療**である．対象者は身体障害者福祉法に基づき身体障害者手帳の交付を受けた者で，障害を除去・軽減する手術等の治療により確実に効果が期待できる者（18歳以上）とされている．対象となる疾病の範囲は，例えば，視覚障害者の角膜移植，聴覚障害者の外耳道形成術，肢体不自由者の人工関節置換術等である．

② 育成医療

早期療育対策として，比較的短期間の治療により障害が除去・軽減される身体障害児に対して，指定医療機関（更生医療と同一の医療機関）において行われるものが**育成医療**である．対象は，更生医療と同様な身体に障害を有する児童で，障害を除去・軽減する手術等の治療により確実に効果が期待できる者（18歳未満）である．給付対象には，整形外科，眼科，耳鼻咽喉科関係の疾患をはじめとして，先天性の臓器障害，腎不全に対する人工透析，後天性心臓機能障害も含められている．

③ 精神通院医療

精神障害者への公費負担医療制度（通院医療）は1965（昭和40）年から精神保健福祉法に基づき実施されてきたが，2006（平成18）年4月の障害者自立支援法の施行に伴って，対象疾病等を変更することなく自立支援医療として再編された．統合失調症，精神作用物質による急性中毒，その他の精神疾患を有する者および通院による精神医療を継続的に要する病状にある者に対し，当該精神障害に起因して生じた病態に対して病院または診療所に入院しないで行われる医療（**精神通院医療**）について自立支援医療費の支給がなされている．

8 補装具費の支給

身体障害者の失われた部位や障害機能を補い，日常生活や職業活動を容易にする義肢，車椅子，補聴器，盲人安全杖，装具などの用具を**補装具**という．その給付（交付・修理）は，従来，18歳以上の身体障害者については身体障害者福祉法による援護として，8歳未満の身体障害児については児童福祉法による援護として，それぞれ当該身体障害者または身体障害児の保護者からの申請に基づき，市町村が原則として補装具製作業者に委託して行うものであった．

障害者自立支援法が施行され，2006（平成18）年10月から補装具は，自立支援給付として位置付けられた．補装具費支給決定書の交付を受けた身体障害者等は，補装具製作業者に補装具費支給券を提出し契約を結んだ上で，補装具の購入または修理を受けることができる．自己負担は定率1割負担となっているが，負担水準への配慮として，低所得世帯に属する者については，月当たりの負担額に上限が設定されている．また，日常生活用具との再編見直しで，点字器，歩行補助杖（一本杖のみ），収尿器，ストーマ用装具などは，日常生活用具へ移行し，重度障害者用意思伝達装置が日常生活用具から補装具に移行された．2010（平成22）年の障害者自立支援法の改正により，補装具費の支給について，障害福祉サービスと同様，負担能力に応じたもの（応能負担）を原則とすることとなった．

9 障害者雇用および支援

1960（昭和35）年，身体障害者雇用促進法が制定され，努力義務であるが

民間企業等に一定割合の身体障害者の雇用を義務付ける身体障害者雇用率制度が開始された．1976（昭和51）年の同法の改正により，雇用率制度が法的に義務化され，身体障害者の雇用が義務化されるとともに身体障害者雇用納付金制度が新たに設けられた．

1987（昭和62）年，同法は「**障害者の雇用の促進等に関する法律**」（**障害者雇用促進法**）に変更され，その対象が知的障害者と精神障害者にも拡大された．知的障害者については雇用の義務化は行わないものの，雇用率制度および納付金制度の対象となったが，1998（平成10）年には雇用の義務化が拡大され，民間企業に1.8％の雇用率が設定された．1989（平成元）年の改正で特例子会社*も雇用率算定の対象となる．2005（平成17）年の改正で，雇用の義務化は課せられないが，精神障害者を雇用している企業は，それらの障害者を雇用率にカウントできるようになった．

用語解説 *
特例子会社
障害者を多数雇用する等，一定の要件を満たす会社をいう．

1 障害者雇用促進法の概要

a 障害者雇用促進法の目的

この法律は，「障害者の雇用義務等に基づく雇用の促進等のための措置，雇用の分野における障害者と障害者でない者との均等な機会及び待遇の確保並びに障害者がその有する能力を有効に発揮することができるようにするための措置，職業リハビリテーションの措置その他障害者がその能力に適合する職業に就くこと等を通じてその職業生活において自立することを促進するための措置を総合的に講じ，もつて障害者の職業の安定を図ることを目的とする」とされている．

b 雇用義務制度

事業主に対し，障害者雇用率に相当する人数の身体障害者・知的障害者・精神障害者の雇用を義務付けている（**表5.2-2**）．

c 納付金制度

障害者の雇用に伴う事業主の経済的負担の調整を図るため，納付金および調整金の制度がある．障害者の法定雇用率未達成の事業主は，法律上雇用しなければならない障害者とすでに雇用している障害者数の人数差について納付金が

plus α
民間企業における障害者雇用義務

2013（平成25）年4月1日から従業員56人以上から50人以上規模の企業に変更され，2018（平成30）年4月1日から45.5人以上の事業主に義務範囲が拡大された．

plus α
障害者雇用納付金制度の徴収・支給額

障害者雇用納付金（雇用率未達成事業主）：不足1人月額5万円徴収
障害者雇用調整金（雇用率達成事業主）：超過1人月額2万7千円支給

表5.2-2　**法定雇用率，実雇用率**

		法定雇用率（％）	実雇用率（％）
一般の民間企業		2.3	2.25
独立行政法人等		2.6	2.72
国・地方公共団体	国の機関	2.6	2.85
	都道府県の機関	2.6	2.86
	市町村の機関	2.6	2.57
都道府県等の教育委員会		2.5	2.27

（2022年6月1日現在）

徴収される．一方，法定雇用率を上回って障害者を雇用している事業主に対しては，その上回っている人数に応じて障害者雇用調整金が支給される．

2 障害者雇用の状況 （図5.2-5）

2022（令和4）年6月1日現在の民間企業における法定雇用率は2.3％であり，雇用障害者数，実雇用率共に過去最高を更新している．数・率の伸び幅も過去最高である．雇用障害者数は61万3,958.0人，対前年2.7％（1万6,172.0人）の増加となっている．また，実雇用率は2.25％であり，対前年比0.05ポイント上昇している．法定雇用率達成企業の割合は48.3％（対前年比1.3ポイント低下）となっている．

公的機関における法定雇用率は2.6％，都道府県などの教育委員会は2.5％である．国の雇用障害者数は9,703.0人で，実雇用率2.85％となっている．都道府県の雇用障害者数は1万409.0人で，実雇用率は2.86％である．市町村の雇用障害者数は3万4,535.5人で，実雇用率は2.57％となっている．都道府県などの教育委員会の雇用障害者数は1万6,501.0人で，実雇用率は2.27％である．独立行政法人などの法定雇用率は2.6％で，雇用障害者数は1万2,420.5人，実雇用率は2.72％となっている．

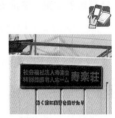

●障害をもつ人の一般就労
〈動画〉

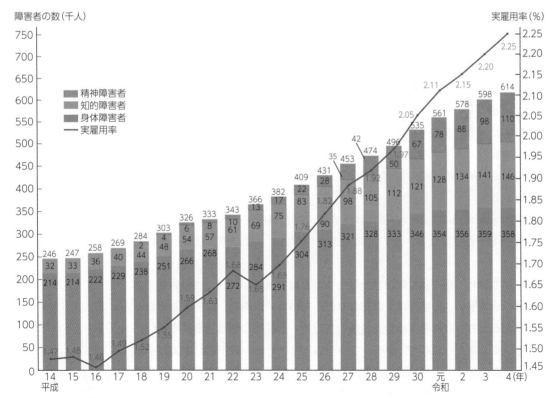

○民間企業の障害者雇用状況：実雇用率2.25％　法定雇用率達成企業割合48.3％
厚生労働省「令和4年障害者雇用状況の集計結果」より

図5.2-5　障害者雇用の状況〔2022（令和4）年6月1日現在〕

③ その他の施策

地域の就労支援関係機関において障害者の職業生活における自立を支援するなど職業リハビリテーションを実施している．特に近年では，福祉施策との有機的な連携を図ることが重要になってきている．全国には以下のような就労支援の機関等がある．

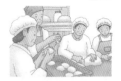

●地域で生きる：働く場所〈動画〉

❶ハローワーク（全国544カ所，令和5年）　障害者の態様に応じた職業紹介，職業指導，求人開拓等を行っている．

❷地域障害者職業センター（全国52カ所）　専門的な職業リハビリテーションサービスの実施（職業評価，準備訓練，ジョブコーチ等）をしている．

❸障害者就業・生活支援センター（全国337カ所）　就業・生活両面にわたる相談・支援している民間のセンターである．

10 障害児・者施策の今後の課題

① 地域生活支援の課題

障害者総合支援法は，ノーマライゼーションの原理にのっとり，病院や施設から地域への移行を計画的に行うものとされた．そのために都道府県および市町村に障害福祉計画を作成するものと法律に規定し，地域生活への移行を推進しているところである．都道府県障害福祉計画や市町村障害福祉計画は，定期的に見直しと策定がなされる．第4期障害福祉計画期間〔2015（平成27）～2017（平成29）年度〕において，これまでの地域生活への移行の状況を概観すると，

①施設や病院から地域生活への移行に関して，主な移行先はグループホーム等である

②移行率に関して全国の都道府県を比較すると，大きな格差がある

③地域移行後は新規入所者も施設を利用することとなるが，施設入所者数はそれほど変わっていない．施設入所者数の削減にも都道府県間に大きな格差がある

④精神障害者の地域生活への移行は進まず，精神科病院の病床を居住系施設に転換することにより，その目的を達成していこうという課題が出されている

などが見て取れ，必ずしも国が目指したものとはなっていない．この意味で，障害者の地域生活への移行は計画どおり進んでいない，あるいは停滞しているともいえるだろう．障害者総合支援法の施行後，全般的に地域生活への移行は進んでいると考えられるが，グループホームとケアホームの一元化および小規模入所施設の創設，病棟転換型居住系施設など，障害者の居住の支援のありかた等について根本から検討する必要があろう．

② 相談支援の課題

障害者自立支援法では，それぞれの支援サービス事業にサービス管理責任者

を配置し，サービス提供のプロセス管理を実施することにより，利用者に質の高いサービスを提供することが求められた．また，障害者自立支援法改正後の2012（平成24）年度から地域における相談支援体制やケアマネジメントの充実が図られ，相談支援専門員が作成するサービス等利用計画と，サービス管理責任者が作成する個別支援計画が整理されて本格的な福祉サービスの利用が始まっている．サービス等利用計画は支給決定の根拠となるものであり，利用者のニーズに基づいて支援計画を作成しサービスを提供していくというケアマネジメントのしくみが本格的に動き始めたといえるだろう．国は，公的な福祉サービスを利用しているすべての障害児・者に関して，2012年度から3年間でサービス等利用計画を作成するものとしている．

　しかし，このようなサービス等利用計画が障害者の地域生活への移行や，生活の安定化をもたらすものになっているかは疑問の残るところである．というのは，サービス等利用計画（案を含む）が，障害者のニーズに応えた新たな生活の構築を目指すというより，既存の生活やサービスの利用に重点を置いた計画となっているのではないか危惧（きぐ）されるからである．その意味で，国が2012～2014（平成24～26）年度の3年間で，障害福祉サービスを利用しているすべての障害児・者について，サービス等利用計画（案を含む）を作成することを義務付けた，真の意味が問われている．

11 障害者と権利擁護

1 障害者虐待防止法

　障害者虐待防止法が2012（平成24）年10月に施行された．この法律は，障害者に対する虐待が障害者の尊厳を害し，障害者の自立および社会参加にとっては虐待を防止することが極めて重要であること等に鑑（かんが）み，障害者に対する虐待の禁止，予防および早期発見その他の障害者虐待の防止等に関する国等の責務等を規定している．虐待防止をはじめとする権利侵害に対して権利を擁護するだけでなく，権利擁護の観点から，障害者総合支援法が掲げる自己決定の尊重という基本理念を具体的に実現していくことが重要である．

2 障害者権利条約

　障害者権利条約（表5.2-3）は，障害者の人権および基本的自由の享有を確

表5.2-3　障害者権利条約の主な内容

①一般原則：障害者の尊厳，自律および自立の尊重，無差別，社会への完全かつ効果的な参加および包容等
②一般的義務：合理的配慮の実施を怠ることを含め，障害に基づくいかなる差別もなしに，すべての障害者のあらゆる人権および基本的自由を完全に実現することを確保し，および促進すること等
③障害者の権利実現のための措置：身体の自由，拷問の禁止，表現の自由等の自由権的権利および教育，労働等の社会権的権利について締約国がとるべき措置等を規定．
　社会権的権利の実現については漸進的に達成することを許容
④条約の実施のためのしくみ：条約の実施および監視のための国内の枠組みの設置．
　障害者の権利に関する委員会における各締約国からの報告の検討

保し，障害者の固有の尊厳の尊重を促進することを目的として，障害者の権利の実現のための措置等について定める条約である．2006（平成18）年12月に国連総会において採択され，2008（平成20）年5月に発効した．わが国は，2007（平成19）年9月にこの条約に署名し，2014（平成26）年1月に批准，2月より発効している．

3 障害者差別解消法

障害者権利条約に先立ち，2013（平成25）年にわが国で成立したのが**障害者差別解消法**で，2016（平成28）年度から施行されている．この法律では，行政機関等および事業者が事務または事業を行うに当たり，障害を理由として不当な差別的取り扱いをすることにより，障害者の権利利益を侵害してはならないものとされ，社会的障壁の除去の実施について必要かつ合理的な配慮をしなければならないとされている．今後は，障害者差別解消法に基づき，関係機関が地域の実情に応じた差別解消の取り組みを主体的に行うネットワークである障害者差別解消支援地域協議会が組織化されている．

共生社会の形成に向け，障害者権利条約の内容が着実に推進されることが重要である．その際，医療，保健，福祉，労働等の分野において，障害者個々人にとって必要な合理的配慮に取り組むことが改めて重要になってくるだろう．

障害者自立支援法に代わった障害者総合支援法の成立に当たっては，多くの重要事項の検討がなされた．サービス体系の観点からすると大きな変更はなかったとみることができるが，「障害の有無にかかわらず，等しく基本的人権を享有するかけがえのない個人として尊重されるものである」という理念が掲げられるなど，障害者の権利擁護の観点からは大きな進歩がなされたといえるだろう．今後も，障害者自立支援法から障害者総合支援法を貫く理念である「障害者が安心して地域で生活していくこと」を，障害者の権利擁護を軸に，さらに確かなものとするような制度・施策を実現していくことが重要となる．

■ 引用・参考文献
1) 厚生労働省．障害者総合支援法が施行されました．https://www.mhlw.go.jp/stf/seisakunitsuite/bunya/hukushi_kaigo/shougaishahukushi/sougoushien/，（参照2023-11-15）．
2) 厚生労働省．障害者雇用促進法の概要．https://www.mhlw.go.jp/bunya/koyou/shougaisha/03.html，（参照2023-11-15）．
3) 外務省．障害者の権利に関する条約（略称：障害者権利条約）．https://www.mofa.go.jp/mofaj/gaiko/jinken/index_shogaisha.html，（参照2023-11-15）．

📎 **重要用語**

ノーマライゼーション	障害支援区分	法定雇用率
障害者総合支援法	相談支援	障害者虐待防止法
地域生活	サービス等利用計画	障害者権利条約
障害福祉サービス	障害者雇用促進法	障害者差別解消法

3 高齢者の福祉

1 高齢者保健福祉施策の社会的背景

　日本の**平均寿命**は世界的にも高い水準を誇っているが，2022（令和4）年は男性81.05歳，女性87.09歳と2年連続で前年を下回っている（**表5.3-1**）．平均寿命とは，0歳児の平均余命のことであり，子どもや若年者の死亡率が大きく影響を及ぼす．一方，65歳に達した人の平均余命（65歳平均余命）は，男性が19.44年（84.44歳），女性が24.30年（89.30歳）となっている（カッコ内は65歳に加算した年齢）．生命表上では，65歳に達する人の割合は男性89.6％，女性94.4％であり，多くの人が65歳に達する状況の中で，高齢者の平均的な寿命の状況としては，65歳平均余命のほうが実感に近いといえよう．また，生命表上では，90歳に達する人は男性25.5％，女性は49.8％，95歳に達する人は男性8.7％，女性25.0％となっており，まさに「人生100年時代」となっている．

　寿命の延伸は，社会情勢の安定，生活水準の向上，医療の発達など，社会的な成熟を示すもので喜ぶべきことであるが，高齢者の人口が増加することに対応する社会づくりが必要となる．しかも，出生率の低下による少子化によって，総人口はすでに減少し始めており，総人口に対する老年人口比率（高齢化率）は年々増加し，それを経済的に支える生産年齢人口（15～64歳）の比率が減少している．日本では，1970（昭和45）年に老年人口比率が7％を超えて，「**高齢化社会**」に突入した．高齢化は世界的にも類をみないほど急速に進行し，24年後の1994（平成6）年には老年人口比率が14％を突破する「**高齢社会**」となった．現在では，すでに人口の4人に1人が65歳以上となり，「**超高齢社会**」というべき状況に達しており（2022年10月1日現在：29.0％．総務省人口推計），世界でも最も人口の高齢化が進んだ国となっている．2035年ごろには人口の3人に1人が65歳以上となり，2070年には高齢化率は38.7％に達すると予想されている（**図5.3-1**）．

plus α

**高齢化社会と
高齢社会**

国連では総人口に対する65歳以上人口の割合（高齢化率）が7％を超えた社会を「高齢化社会」と定義した．高齢化率が2倍の14％を超えると，一般に「高齢社会」と呼んでいる．

表5.3-1　平均寿命の推移

年	男（歳）	女（歳）	年	男（歳）	女（歳）	年	男（歳）	女（歳）
1950	58.00	61.50	2011	79.44	85.90	2018	81.25	87.32
1960	65.32	70.19	2012	79.94	86.41	2019	81.41	87.45
1970	69.31	74.66	2013	80.21	86.61	2020	81.64	87.74
1980	73.35	78.76	2014	80.50	86.83	2021	81.47	87.57
1990	75.92	81.90	2015	80.79	87.05	2022	81.05	87.09
2000	77.72	84.60	2016	80.98	87.14			
2010	79.64	86.39	2017	81.09	87.26			

厚生労働省「令和4年簡易生命表」

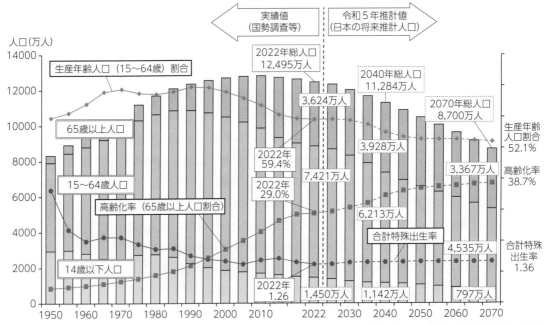

（出所）2022年までの人口は総務省「国勢調査」「人口推計」、合計特殊出生率は厚生労働省「人口動態統計」、2025年以降は国立社会保障・人口問題研究所「日本の将来推計人口（令和5年推計）」（出生中位（死亡中位）推計）
厚生労働省．令和5年厚生労働白書：資料編．2023, p.5. 一部改変．

図5.3-1　日本の人口の推移

　平均寿命の延伸は，65歳以上の中でも「高齢化」をもたらしており，65歳以上の人口の中で75歳以上の後期高齢者の占める割合が年々増えており，2018年には50％を超えた．年齢が高くなるにつれて，病気や障害の出現率は増える傾向があり，今後一層，医療や介護を中心とした援助を必要とする高齢者は増えていく．少子高齢化の中で，高齢者の生活を維持していくためには，経済的な生活保障である年金制度をはじめとして，医療保険制度，高齢者保健福祉施策全体の見直しが求められている．特に，介護が必要になった際の支援は大きな問題であり，高齢社会の社会保障改革の先駆けとして2000（平成12）年から**介護保険制度**が施行されている．

➡ 介護保険制度の詳細については，p.237参照.

2 高齢者保健福祉施策の目的と理念

　現在の高齢者保健福祉施策は，主に**老人福祉法**（高齢者福祉制度），**高齢者の医療の確保に関する法律**（高齢者医療・保健制度），**介護保険法**（介護保険制度）に基づいて実施されている．

　老人福祉法では，高齢者が生きがいをもてる健全で安らかな生活を保障することを目的として，高齢者福祉事業が実施されている．高齢者の医療の確保に関する法律では，国民の高齢期における適切な医療の確保を図ることを目的として，高齢者の医療，疾病の予防等を実施している．介護保険制度は，高齢者とその家族にとって大きな生活問題である介護に対応する制度である．2000

年から施行され，それまで高齢者福祉と高齢者保健の両方にまたがっていた介護サービスについて，社会保険制度によって費用を確保し，介護サービスを総合的に使いやすくすることを目的としている．介護保険制度は，介護が必要になっても尊厳を保ち，可能な限り自立して生活できるよう支援すること（自立支援）を目的としている．

高齢者保健福祉関係法の目的と理念

▶老人福祉法（抜粋）

第1条

　この法律は，老人の福祉に関する原理を明らかにするとともに，老人に対し，その心身の健康の保持及び生活の安定のために必要な措置を講じ，もつて老人の福祉を図ることを目的とする．

第2条

　老人は，多年にわたり社会の進展に寄与してきた者として，かつ，豊富な知識と経験を有する者として敬愛されるとともに，生きがいを持てる健全で安らかな生活を保障されるものとする．

第3条

1　老人は，老齢に伴つて生ずる心身の変化を自覚して，常に心身の健康を保持し，又は，その知識と経験を活用して，社会的活動に参加するように努めるものとする．

2　老人は，その希望と能力とに応じ，適当な仕事に従事する機会その他社会的活動に参加する機会を与えられるものとする．

▶高齢者の医療の確保に関する法律（抜粋）

第1条

　この法律は，国民の高齢期における適切な医療の確保を図るため，医療費の適正化を推進するための計画の作成及び保険者による健康診査等の実施に関する措置を講ずるとともに，高齢者の医療について，国民の共同連帯の理念等に基づき，前期高齢者に係る保険者間の費用負担の調整，後期高齢者に対する適切な医療の給付等を行うために必要な制度を設け，もつて国民保健の向上及び高齢者の福祉の増進を図ることを目的とする．

第2条

1　国民は，自助と連帯の精神に基づき，自ら加齢に伴つて生ずる心身の変化を自覚して常に健康の保持増進に努めるとともに，高齢者の医療に要する費用を公平に負担するものとする．

2　国民は，年齢，心身の状況等に応じ，職域若しくは地域又は家庭において，高齢期における健康の保持を図るための適切な保健サービスを受ける機会を与えられるものとする．

plus α

後期高齢者医療制度

高齢者の医療については，2008（平成20）年，老人保健法が廃止され，高齢者の医療の確保に関する法律が施行された．これによって，75歳以上の高齢者には，後期高齢者医療制度によって医療の提供が行われ，65〜74歳の高齢者はそれぞれの医療保険に継続して加入し，費用については負担の調整が行われることになった．また，各医療保険者は生活習慣病に焦点を当てた予防対策（特定健康診査，特定健康指導）を実施することとなった．

▶ **介護保険法**（抜粋）

第1条

　この法律は，加齢に伴って生ずる心身の変化に起因する疾病等により要介護状態となり，入浴，排せつ，食事等の介護，機能訓練並びに看護及び療養上の管理その他の医療を要する者等について，これらの者が尊厳を保持し，その有する能力に応じ自立した日常生活を営むことができるよう，必要な保健医療サービス及び福祉サービスに係る給付を行うため，国民の共同連帯の理念に基づき介護保険制度を設け，その行う保険給付等に関して必要な事項を定め，もって国民の保健医療の向上及び福祉の増進を図ることを目的とする．

3 高齢者保健福祉施策の経緯

1 戦後から老人福祉法施行まで

　第二次世界大戦前の「救護法」，戦後の「生活保護法」による福祉政策の中では，高齢者に対する福祉は救貧対策の中で行われていた．昭和30年代に入ると，1959（昭和34）年に**国民年金法**による老齢福祉年金の支給が開始され，まずは経済的な安定が図られた．そして1963（昭和38）年には**老人福祉法**が制定され，高齢者に対するさまざまな社会的支援が体系的に行われることになった．

　老人福祉法には，現在も継続している3種の入所型の**老人福祉施設**（養護老人ホーム，特別養護老人ホーム，軽費老人ホーム）が規定された．このうち**特別養護老人ホーム**の入所要件については，所得制限がなく，「常時介護を要する」という介護の必要性だけが示されており，経済的支援ではなく，高齢者に特有の「介護」の必要性に対する援助がニーズとして位置付けられた．在宅福祉としては，老人家庭奉仕員派遣（後にホームヘルプサービスに名称を変更し，現在は訪問介護）が規定されたが，利用には所得制限が設けられていた．また，高齢者の生きがい対策として，老人クラブが法律上に位置付けられた．

2 老人保健法の成立と在宅サービスの創設

　高齢者の医療・保健について，1973（昭和48）年に老人福祉制度の中に老人医療費支給制度が創設され，高齢者の医療費の自己負担を無料にした．しかし，老人医療費の急増や各医療保険者間の負担の不均衡などの問題が顕著となり，長年の議論の末，1982（昭和57）年に**老人保健法**が制定された．老人保健法では，低額ではあったが高齢者の自己負担を再度求め，また税と各医療保険者からの拠出金によって，高齢者医療の費用を国民が公平に負担することになった．同時に疾病の予防，機能訓練などの保健事業が総合的に実施されることになった．

　また，昭和40年代から50年代にかけて，それまでの施設中心の福祉が見直

表5.3-2　高齢者保健福祉の変遷

1959（昭和34）年	国民年金法
1963（昭和38）年	老人福祉法 　老人福祉施設（養護老人ホーム，特別養護老人ホーム，軽費老人ホーム） 　老人家庭奉仕員派遣
1969（昭和44）年	日常生活用具給付等事業
1973（昭和48）年	老人医療費支給制度（高齢者の医療費無料化）
1978（昭和53）年	老人短期保護（ショートステイ）事業
1979（昭和54）年	デイサービス事業
1982（昭和57）年	老人保健法〔高齢者医療・保健（予防）の一元化〕
1989（平成元）年	高齢者保健福祉推進十か年戦略（ゴールドプラン）策定 　平成2年から10年間の介護サービスを中心とした計画的整備
1990（平成2）年	福祉関係8法の改正 　高齢者福祉サービスの市町村への一元化 　在宅サービスの法定化 　老人保健福祉計画の策定
1991（平成3）年	老人保健法の改正（老人訪問看護制度）
1994（平成6）年	高齢者保健福祉推進十か年戦略の見直し（新ゴールドプラン） 　老人保健福祉計画に基づく介護サービス整備の見直し 　四つの基本理念：利用者本位・自立支援，普遍主義，総合サービス提供， 　　　　　　　　　地域主義
1997（平成9）年	介護保険法成立
1999（平成11）年	今後5か年間の高齢者保健福祉施策の方向（ゴールドプラン21） 　介護サービスと介護予防サービスの両輪 　介護サービスの質，利用環境の整備
2000（平成12）年	介護保険法施行
2005（平成17）年	介護保険法の改正（介護予防の強化等：地域密着型サービスの創設，地域 包括支援センターの設置）
2008（平成20）年	高齢者の医療の確保に関する法律施行（老人保健法から移行）
2011（平成23）年	介護保険法の改正（地域包括ケアシステムの構築等）
2014（平成26）年	介護保険法の改正（医療・介護制度改正一括法）
2017（平成29）年	介護保険法の改正（地域包括ケアシステムの強化）
2020（令和2）年	介護保険法の改正（地域共生社会の実現）

され，**在宅サービス**が創設された．デイサービス，ショートステイといった在宅福祉サービスが次々と制度化されていき，高齢者介護における在宅中心の理念が推進されていった（表5.3-2）．

3 ゴールドプランによる介護サービス整備

　昭和60年代～平成にかけて，ますます人口の高齢化が進む中で，高齢者介護は重要施策課題となっていった．1989（平成元）年には消費税の導入を契機に，当時の大蔵・厚生・自治の3大臣合意により**高齢者保健福祉推進十か年戦略（ゴールドプラン）**が策定された．これは，1999（平成11）年を目標年度として，介護サービスの基盤の整備を中心とした10年間の高齢者保健福祉施策の方針を定めたものであった．これによって，老人保健福祉サービスは，介護サービスを中心として，全国的に計画的な整備が行われることとなった．

1990（平成2）年には老人福祉法や老人保健法の改正が行われ，この時点ですでに整備が進められていた各種の在宅福祉サービスが老人福祉法に正式に位置付けられた．また，特別養護老人ホームなどの施設への入所決定（措置）について，従来は町・村では都道府県が行っていたものを，入所決定権（措置権）を町・村に委譲し，在宅，施設の両サービスについて市町村が責任をもって，総合的に利用決定を行う体制となった．さらに，市町村および都道府県は**老人保健福祉計画***を策定することが定められ，市町村単位で計画的にサービスの整備などの施策を進めていくこととなった．そして市町村老人保健福祉計画を集計した結果，ゴールドプランを大幅に上回るサービス整備の必要性が明らかになった．また，1991（平成3）年の老人保健法の改正により，**老人訪問看護制度**が創設され，翌年からは訪問看護ステーションの設置が始まった．

4 新ゴールドプランから介護保険制度へ

老人保健福祉計画の全国集計値を受けて，1994（平成6）年に大蔵・厚生・自治の3大臣合意で**新・高齢者保健福祉推進十か年戦略（新ゴールドプラン）**が策定された．新ゴールドプランは，ゴールドプランの後半5年間[1995～1999（平成7～11）年度]の見直しであり，整備目標の一層の充実が図られることとなった．特にホームヘルプサービス，ショートステイ，デイサービスなどの在宅サービスの大幅な目標の引き上げが行われ，また，老人訪問看護ステーション等の新たなサービスの整備目標が追加された．さらに，今後の高齢者保健福祉の基本理念が明らかにされ，個々の意思を尊重した質の高いサービスを提供し，高齢者の自立を支援する（**利用者本位・自立支援**），必要とする人に所得などの制限なくサービスを提供する（**普遍主義**），在宅ケアを中心とし保健・医療・福祉サービスを効率的に提供する（**総合的サービス提供**），市町村が住民のニーズに応じて必要なサービスを提供する（**地域主義**）という四つの考え方が示された．

この基本理念は**介護保険制度**に引き継がれ，21世紀の高齢社会に対応するために，従来の老人福祉制度，老人保健制度に分かれていた介護サービスを統合し，新たな社会保険制度として2000（平成12）年4月から施行された．介護保険制度は，社会保険制度として，保険料を広く薄く集め，それに公費（租税）を加え，介護サービスの利用にかかる費用について保険給付を行っている．

5 ゴールドプラン21

国は，1999年で終了する新ゴールドプランの後を受け，2000年からの5年間の高齢者保健福祉施策の方針を，**今後5か年間の高齢者保健福祉施策の方向（ゴールドプラン21）**として示した．

ゴールドプラン21では，市町村が介護保険法に基づき策定した「介護保険事業計画」の集計に基づいて，必要な支援を図るための介護サービスなどの全国的な整備目標が掲げられたが，施策の中心となっているのは，介護保険制度

用語解説 *
老人保健福祉計画
老人保健法において，市町村に老人保健計画の策定が義務付けられ，かつては老人保健福祉計画として老人福祉計画と一体的に作成することとされていた．しかし，老人保健法の廃止によってその規定がなくなり，現在では，法律上は老人福祉計画のみが作成を義務付けられている．ただし，現在でも老人保健福祉計画という名称を用いている場合もある．

plus α
介護保険事業計画
介護保険制度は市町村が保険者となって運営しており，各保険者が3年ごとに，要介護者・要支援者の人数，提供されるサービスの種類ごとの量，それに伴う給付費用の見込みなどについて介護保険事業計画を策定している．認定者の人数やサービスの内容・量によって，保険者ごとに給付費用は異なり，第1号被保険者の保険料に反映される．また，都道府県は介護保険事業支援計画を策定し，特に広域的な調整が必要な施設サービスの整備計画などを定めている．

下における高齢者保健福祉施策の方針と内容である。特に，**介護予防**（要介護になることを予防すること）の重要性が強調され，介護サービスと介護予防サービスを高齢者保健福祉施策の「両輪」と位置付けた。介護保険制度の成立によって介護サービスの利用者像，内容が明らかになったことで，それに対する予防対策の位置付けが明確になったといえる。

また，介護サービスの質の充実も掲げられ，特に認知症高齢者支援対策が重点として取り上げられた。

6 介護保険制度の見直し：2015年の高齢者介護

介護保険制度は制度開始5年後に見直しをすることが盛り込まれていた。制度施行後，居宅サービスの利用量は順調に増えていったが，一方で介護保険施設への入所希望者の増加，軽度認定者の増加など，新たな課題も明らかになり，大幅な見直しに関する議論が進められることになった。高齢者介護・医療等の専門家を集めた高齢者介護研究会が開催され，2003（平成15）年に**「2015年の高齢者介護」**として，今後10年の高齢者介護の方向性を示す報告書がまとめられた。

「2015年の高齢者介護」では，介護保険制度開始後の現状分析と今後の課題整理が行われ，今後の高齢者介護サービスのねらいを「高齢者の尊厳の保持」と明確化し，「地域包括ケア」の推進が提案された。介護予防の重視や認知症高齢者介護の確立などを目標とするとともに，施設・居住（グループホームや特定施設など）・居宅のいずれにおいても，24時間の安心を提供できる支援や個室を原則とした居住環境が得られることが提案された。この報告書に基づく改正介護保険法は，2005（平成17）年7月に成立し，2006（平成18）年4月（一部は2005年10月）から施行された。その結果，施設では**個室・ユニットケア**が推進される一方，居住費や食費の自己負担化が行われた。また，居宅や地域で24時間の安心を提供できるサービスとして，小規模多機能型居宅介護などの**地域密着型サービス**が創設された。

2006（平成18）年には，「高齢者虐待の防止，高齢者の養護者に対する支援等に関する法律」（**高齢者虐待防止法**）が施行された。この法律では，家庭における養護者と施設等の職員による虐待を対象として，通報や支援などについて，市町村を中心とした体制が定められた。

7 地域包括ケアシステムの構築

2005年の介護保険法改正で示された**地域包括ケアシステム**という概念は，医療と介護の両面で具体化されていった。2011（平成23）年の介護保険法改正によって，地域包括ケアシステムの構築の推進が国や地方公共団体の責務として位置付けられた。いわゆる団塊の世代（第1次ベビーブーム世代）が後期高齢者となる2025年ごろをめどに，可能な限り住み慣れた地域において能力に応じた自立的な生活を継続できるように，各市町村では，身近な地域（日常生活圏域）における住まい・医療・介護・介護予防・生活支援の5分野の

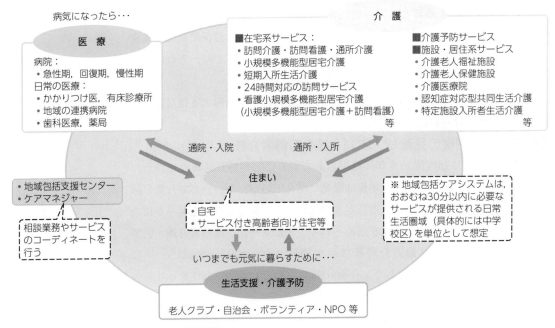

介護が必要になったら・・・

医　療

病気になったら・・・

病院：
・急性期，回復期，慢性期
日常の医療：
・かかりつけ医，有床診療所
・地域の連携病院
・歯科医療，薬局

介　護

■在宅系サービス：
・訪問介護・訪問看護・通所介護
・小規模多機能型居宅介護
・短期入所生活介護
・24時間対応の訪問サービス
・看護小規模多機能型居宅介護
　（小規模多機能型居宅介護＋訪問看護）
　　　　　　　　　　　　　　　　等

■介護予防サービス
■施設・居住系サービス
・介護老人福祉施設
・介護老人保健施設
・介護医療院
・認知症対応型共同生活介護
・特定施設入所者生活介護
　　　　　　　　　　　等

通院・入院　　　　通所・入所

住まい

・地域包括支援センター
・ケアマネジャー

相談業務やサービス
のコーディネートを
行う

・自宅
・サービス付き高齢者向け住宅等

※ 地域包括ケアシステムは，
おおむね30分以内に必要な
サービスが提供される日常
生活圏域（具体的には中学
校区）を単位として想定

いつまでも元気に暮らすために・・・

生活支援・介護予防

老人クラブ・自治会・ボランティア・NPO 等

図5.3-2　地域包括ケアシステムの概念図

整備や連携を図り，包括的・継続的な支援を実現するための体制を構築することが目指されている（図5.3-2）.

　地域包括ケアの推進のために法改正も着々と行われている．2014（平成26）年には，「地域における医療及び介護の総合的な確保を推進するための関係法律の整備等に関する法律」（**医療介護総合確保推進法**）が制定され，地域における医療提供体制と地域包括ケアシステムの構築を目指して，医療法や介護保険法等の改正が行われた．介護保険制度では，医療・介護連携，認知症ケアの総合的推進，互助による日常生活支援体制の整備，地域ケア会議の開催といった高齢者の地域での生活を支える市町村の事業が創設された．2017（平成29）年には，「地域包括ケアシステムの強化のための介護保険法等の一部を改正する法律」制定による介護保険法の改正において，地域包括ケアシステムを構築していくための保険者機能の強化が図られるとともに，新たな施設類型として，医療的支援と生活支援の両方の機能をもつ**介護医療院**が創設された．2020（令和２）年には，「地域共生社会の実現のための社会福祉法等の一部を改正する法律」により，地域住民の複雑化・複合化した支援ニーズに対応するため，高齢者に限らず属性や世代を問わない総合的な相談支援，参加支援，地域づくりに向けた市町村の事業が創設されることとなった．

4 現在の老人福祉法による高齢者支援

1 介護保険施設・事業所との関係

　介護保険制度の施行以前は，特別養護老人ホーム（介護老人福祉施設）やホームヘルプサービス（訪問介護），デイサービス（通所介護）等は，設置・運営ともに老人福祉法に基づいて行われていたが，介護保険制度の施行によって，サービス提供に対する報酬は介護保険法による給付に移行し，施設・事業所の指定に関する人員・設備・運営の基準や介護報酬に関する基準は介護保険法に基づいて規定された.

　しかし，訪問介護，通所介護，短期入所生活介護，小規模多機能型居宅介護，複合型サービス，認知症対応型共同生活介護等については，老人福祉法に基づく「老人居宅生活支援事業」として，開設や変更の届出を都道府県知事に行うこととされている. また，特別養護老人ホームは老人福祉法に基づき都道府県知事の設置許可を受け，介護保険法による「指定介護老人福祉施設」の指定が行われる.

2 老人福祉計画

　市町村は，老人居宅生活支援事業と老人福祉施設による事業の供給体制の確保に関する計画を，市町村**老人福祉計画**として定めることが規定されている. その目標量を定めるに当たっては介護保険事業計画と一体的に作成することとされており，市町村地域福祉計画等と調和が保たれたものでなければならない. また，都道府県は，市町村老人福祉計画の達成に資するため，各市町村を通ずる広域的な見地から，都道府県老人福祉計画を定めることが規定されている. 都道府県老人福祉計画は，都道府県介護保険事業支援計画と一体のものとして作成されなければならず，また都道府県地域福祉支援計画等と調和が保たれたものでなければならない.

3 やむを得ない事由による福祉の措置

　高齢者介護に関する老人福祉法の大きな役割は，虐待等によって自立的に介護保険給付を受けるのが著しく困難な場合にやむを得ない事由による福祉の措置*として，介護サービスの利用を可能とする措置制度を残していることである. ただし，これはサービスの利用開始時において一時的なものと想定されており，介護給付等を受けることが可能になれば，介護保険の給付が適用される.

4 養護老人ホーム

　養護老人ホームは，老人福祉法に基づき設置されている. 環境上の理由および経済的理由によって，居宅において支援を受けて生活することが困難な高齢者を市町村が措置によって入所させる施設である. 2020（令和2）年度現在（令和2年 社会福祉施設等調査），全国に948施設（定員総数62,958人）あり，支援員や生活相談員に加え，看護職員の配置が必須である. また，視覚ま

用語解説 *
福祉の措置

やむを得ない事由により介護保険法に基づくサービスの利用が困難な者に，老人福祉法第10条の4第1項および第11条第1項第2号に基づいて，措置により福祉サービスが提供される. 具体的には，訪問介護，通所介護，短期入所生活介護，小規模多機能型居宅介護，認知症対応型共同生活介護等（介護予防も含む），特別養護老人ホームの入所であり，措置の事由の多くは虐待への対応であり，入居型施設や短期入所への措置が想定されることが多い.

たは聴覚に障害のある入所者のための養護老人ホームが設置されており，そこでは看護職員の人員配置が手厚くなっている.

5 有料老人ホーム

有料老人ホームは，老人福祉法によって規定される施設である．有料老人ホームを設置しようとする者は，老人福祉法に従い，あらかじめ都道府県知事に届け出をしなければならない．また，休止や廃止時も事前の届け出が必要である．さらに，利用者保護が強く規定されており，入居者や入居希望者に対して供与する介護等の内容等に関する情報を開示しなければならないことや，家賃・敷金・介護等の日常生活上必要な便宜供与の対価以外（例えば権利金等）を受領してはならないことが定められている．健康型，住居型，介護型にタイプ分けされており，介護型は介護保険制度の特定施設入居者生活介護の事業所指定を受けることから，看護職員の配置は必須である．健康型や住居型では，人員配置として看護職員は必置ではないが，健康管理サービスとして，日常の健康管理や医療機関との連携を行っている場合には，看護職員が勤務しているホームもある.

6 生きがい対策

●地域における高齢者の社会参加〈動画〉

老人福祉法には，地方公共団体は老人の心身の健康の保持に資するための教養講座やレクリエーション等，高齢者が自主的・積極的に参加することができる老人健康保持事業を実施するように努めなければならないとされている．特に，地域を基盤とする高齢者の集まりである**老人クラブ**は，老人福祉法の制定当初から高齢者の**生きがい**対策となっており，地方公共団体が援助をすることが定められている．老人クラブの活動は，市町村での市町村老人クラブ連合会，都道府県単位の連合会，全国老人クラブ連合会として組織化されている.

全国的な取り組みとしては，全国健康福祉祭（ねんりんピック）が，毎年，各都道府県持ち回りで開催されている．60歳以上の人を参加者として，スポーツ競技や囲碁・将棋・俳句などの文化的競技が行われ，社会参加による健康づくりや生きがいづくりの普及・啓発が図られている.

都道府県単位では，高齢者の生きがいと健康づくりを目指して，「明るい長寿社会づくり推進機構」が設けられており，高齢者の生きがいと健康づくりを推進し，高齢者の社会活動の振興のための指導者養成などに取り組むとともに，都道府県での健康福祉祭の開催などを行っている.

7 老人の日・老人週間

老人福祉法では，9月15日を**老人の日**とし，**老人週間**を同日から21日までと定めており，国や地方公共団体は，老人週間においてさまざまな行事を実施することを奨励することとされている.

5 地域における高齢者保健福祉の課題

　1980（昭和55）年には，高齢者がいる世帯のうち約50％が三世代が同居する世帯であったが，年々核家族化が進み，2022（令和4）年には7.1％にすぎなくなっている（図5.3-3）．代わりに高齢者の一人暮らし世帯（31.8％）や高齢者夫婦だけの世帯（32.1％）が増加しており，虚弱化したときや介護が必要になったときに，家族の支援が難しい世帯が増えている（図5.3-3）．介護保険制度においては，居宅サービス重視が理念の一つであるが，施設サービスの希望者も多く，また居住型のサービスである認知症グループホームや特定施設（有料老人ホーム）が急増してきたことからも，これまでの居宅介護サービスだけでは地域における生活を支えられない場合が多くなっていることが推察できる．

　そこで，地域において高齢者が安心して暮らし続けられるための「**地域包括ケア**」の整備が求められており，介護，医療，介護予防，生活支援，住まいの五つの領域の支援がおおむね30分以内で得られるよう，日常生活圏域内に確保するモデルが示された．介護保険のサービスについても，小規模多機能型居宅介護や定期巡回・随時対応型訪問介護看護など，複合する機能をもち，長い時間帯で随時的に支援可能なサービスが設けられた．医療については，在宅医療の充実と介護等との連携が課題であり，また入退院時における地域でのサー

> **plus α**
> **65歳以上の者のいる世帯**
> 2022（令和4）年国民生活基礎調査より（単位は万世帯）．
> 総数：2,747.4
> 　〈全世帯の50.6％〉
> 単独：873.0（31.8％）
> 夫婦のみ：
> 　882.1（32.1％）
> 親と未婚の子のみ：
> 　551.4（20.1％）
> 三世代：194.7（7.1％）
> その他：246.3（9.0％）
> 〈再掲〉
> 65歳以上の者のみ：
> 　1,691.5（61.6％）

5 対象別にみた社会福祉

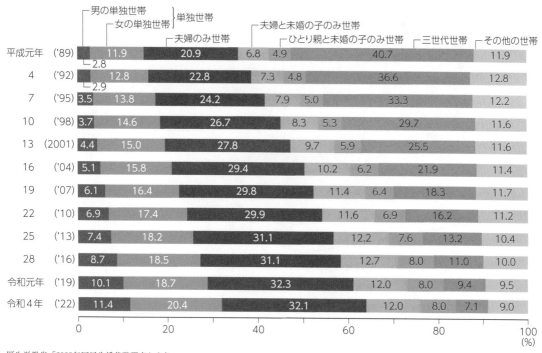

厚生労働省「2022年国民生活基礎調査」より

図5.3-3　世帯構造別にみた65歳以上の者のいる世帯数の構成割合の年次推移

ビスとのスムーズな移行も望まれる.

　介護保険以外の生活支援や見守りについては，公的サービスだけでなく，地域住民の参加による広がりを促進することも大きな課題である．住まいについては，虚弱になっても一人暮らしを可能にする生活上の支援や見守りの機能をもった**サービス付き高齢者向け住宅**登録制度が始まった．こうした新たな取り組みを含めた重層的な地域資源を，支援を必要としている一人ひとりの高齢者のためにコーディネートする機能が重要である．また，それをきっかけに地域資源の連携が促進し，一層の包括的支援が可能となることが期待されている．その中心的役割を担うものとして，地域包括支援センターが置かれている．

1 地域包括支援センター

　介護保険法によって位置付けられた地域包括ケアの中核を担う機関である．市町村の直営のほか，在宅介護支援センター，その他多様な法人に委託して設置されている（図5.3-4）．職員としては，保健師（または地域ケアの経験がある看護師），主任介護支援専門員（主任ケアマネジャー），社会福祉士の3専門職種が置かれている．また，市町村を事務局とし，地域のサービス事業者，関係団体，被保険者などによって構成される地域包括支援センター運営協議会が設置されており，センターの設置や運営について協議するしくみが設けられている．

plus α

地域包括支援センターの設置状況

・設置数：5,404カ所
・ブランチ：1,647カ所
・サブセンター：358カ所
・委託割合：
　直営（市町村）　2割
　委託（社会福祉法人等）
　　8割
〔2022（令和4）年4月末現在〕

●地域包括支援センター〈動画〉

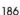

図5.3-4　地域包括支援センターのイメージ

地域包括支援センターは，包括的支援事業と呼ばれる以下の四つの事業を実施することとなっており，これらの事業を通じて，地域における重層的なネットワークを構築し，包括的ケアを可能にしていくことが求められている．

❶**介護予防ケアマネジメント**　要支援者に対する予防給付と要支援以前の介護予防サービスの両方について，目標を定め，適切なサービス利用につなげる．

❷**総合相談**　地域の高齢者の実態把握，総合的情報提供を行うとともに，関連機関との連絡調整などを行う．

❸**包括的・継続的ケアマネジメント支援**　困難ケースなどに対するケアマネジメントへの助言などケアマネジャーへの支援を行うとともに，多様な社会資源を活用したケアマネジメント体制を構築する．

❹**権利擁護**　権利擁護に関する相談，成年後見制度（➡p.189参照）の円滑利用の援助，虐待発見のための地域ネットワークづくり等を行う．

　また，2014（平成26）年の介護保険法の改正によって，地域支援事業の包括的支援事業に，在宅医療・介護連携推進事業，認知症総合支援事業，生活支援体制整備事業（互助による日常生活支援の整備）が加えられた．

2 認知症の人を支える支援

　厚生労働省の推計では，介護保険の認定を受けている認知症自立度Ⅱ以上の高齢者数は，2010（平成22）年に280万人（高齢者人口比9.5%）であり，2025年には470万人（同12.8%）と急増していくと予測されている．さらに最新の推計では，2025年には，軽度な人も含めた認知症高齢者数が約700万人になると報告されている[1]．国は2012（平成24）年に，認知症施策推進5か年戦略（オレンジプラン）を公表した．さらに，認知症施策は，医療・介護分野だけでなく，国を挙げた国家戦略と位置付けられ，2015（平成27）年には**認知症施策推進総合戦略（新オレンジプラン）**が公表され，総合的に認知症施策が推進されることとなった．

　2018（平成30）年には，認知症施策推進関係閣僚会議が設置され，2019（令和元）年に**認知症施策推進大綱**が取りまとめられた．この大綱は2025年までを対象期間として実施されている．基本的な考え方として，認知症の発症を遅らせ，認知症になっても希望をもって日常生活を過ごせる社会を目指し，認知症の人や家族の視点を重視しながら「共生」と「予防」を両輪として施策を推進することが示された．ここでいう「共生」とは，認知症の人が，尊厳と希望をもって認知症とともに生き，認知症があってもなくても同じ社会で共に生きるということである．また，「予防」とは，認知症にならないという意味ではなく，認知症になるのを遅らせる，または認知症になっても進行を緩やかにするということである．施策としては，**表5.3-3**のような5本の柱が示されており，認知症の人の視点に立って，認知症の人やその家族の意見を踏まえて推進することが基本とされている．

plus α

認知症高齢者の日常生活自立度判定基準

Ⅰ：なんらかの認知症を有するが，日常生活は家庭内および社会的にほぼ自立している．
Ⅱ：日常生活に支障をきたすような症状・行動や意思疎通の困難さが多少見られても，誰かが注意していれば自立できる．
Ⅱa：家庭外でⅡの状態が見られる．
Ⅱb：家庭内でもⅡの状態が見られる．
Ⅲ：日常生活に支障をきたすような症状・行動や意思疎通の困難さが見られ，介護を必要とする．
Ⅲa：日中を中心としてⅢの状態が見られる．
Ⅲb：夜間を中心としてⅢの状態が見られる．
Ⅳ：日常生活に支障をきたすような症状・行動や意思疎通の困難さが頻繁に見られ，常に介護を必要とする．
M：著しい精神症状や周辺症状あるいは重篤な身体疾患が見られ，専門医療を必要とする．

表5.3-3　認知症施策推進大綱の概要

1　**普及啓発・本人発信支援**
- 認知症に関する理解促進（認知症サポーター養成など）
- 相談先の周知
- 認知症の人本人からの発信支援

2　**予防**
- 認知症予防に資する可能性のある活動の推進
- 予防に関するエビデンスの収集の推進
- 民間の商品やサービスの評価・認証のしくみの検討

3　**医療・ケア・介護サービス・介護者への支援**
- 早期発見・早期対応，医療体制の整備
- 医療従事者等の認知症対応力向上の促進
- 介護サービス基盤整備・介護人材確保
- 介護従事者の認知症対応力向上の促進
- 医療・介護の手法の普及・開発
- 認知症の人の介護者の負担軽減の推進

4　**認知症バリアフリーの推進・若年性認知症の人への支援・社会参加支援**
- 認知症バリアフリーの推進（まちづくり，移動手段，交通安全，地域支援体制，成年後見制度の利用促進，消費者被害防止，虐待防止など）
- 若年性認知症の人への支援
- 社会参加支援

5　**研究開発・産業促進・国際展開**
- 認知症の予防，診断，治療，ケア等のための研究
- 研究基盤の構築
- 産業促進・国際展開

「認知症施策推進大綱」より筆者作成.

　認知症の人が地域で生活を継続するためには，各地域における認知症対応型の介護サービスや在宅医療の充実が大きな課題であるが，地域住民への認知症理解の普及や，認知症の初期からの継続的支援も重要である．

　2014（平成26）年の介護保険法の改正により，地域支援事業の中に，認知症の早期における症状の悪化の防止などの総合的な支援を行う事業（認知症総合支援事業）が設けられ，各市町村において，認知症の初期に訪問し，アセスメントや家族支援などを行うための**認知症初期集中支援チーム**や地域での相談・ネットワークづくりを行う**認知症地域支援推進員**の設置が行われている．

ⓐ 認知症介護研究・研修センターと認知症介護研修事業

　認知症介護サービスの質の向上を図るために，全国3カ所（東京都杉並区，愛知県大府市，宮城県仙台市）に認知症介護研究・研修センターが設置され，認知症介護の実践的研究を行うとともに，各都道府県の認知症介護指導者の養成研修を行っている．認知症介護指導者は各地域に戻り，認知症介護に関する実務者向けの研修の企画や実施に寄与している．

ⓑ 認知症の理解を広めるための事業

　認知症の人が地域で暮らし続けるためには，認知症への偏見をなくし，地域住民の理解のもと，暮らしやすい地域づくりを進める必要がある．そのため，認知症に関する正しい知識と理解をもち，地域や職域で認知症の人や家族に対し，できる範囲での手助けができる地域住民を増やす取り組みとして，**認知症サポーター**＊の養成が行われている．また，認知症サポーター養成の講師として**キャラバンメイト**の養成も各地域で行われている．認知症サポーターは全国

用語解説＊

認知症サポーター

「認知症を知り地域をつくる」キャンペーンの一環．認知症サポーターを全国で養成し，全国が認知症になっても安心して暮らせるまちになることを目指している．また，認知症サポーター養成講座の講師役であるキャラバンメイトも養成している．

で約1,482万人（2023年9月）に達している.

c 認知症地域医療支援事業

認知症の人に早期から適切な対応をするには，最初に発見する可能性が高いかかりつけ医が適切な診断や指導を行い，家族や本人から話や悩みを聞くことが重要であり，そのため各地域でかかりつけ医の認知症対応力の向上を目指す研修事業が実施されている．また，専門的な診断や指導が可能な認知症サポート医の養成も行われている．

6 高齢者の権利擁護と虐待防止

1 成年後見制度

認知症，知的障害，精神障害などによって判断能力が低下している場合に，財産管理や身上監護（医療，健康，介護，生活等に配慮すること）に関する契約などについて支援し，人権や利益を守ることが必要である．かつては，このような支援が必要な場合には「禁治産」「準禁治産」として戸籍に記載され，利用に対する心理的抵抗感も強かった．しかし，ますます進む高齢社会において，認知症等によってこうした支援が必要な人が増えることからも，より使いやすいしくみが検討され，介護保険制度開始と同じ2000（平成12）年に新しい制度としてスタートした．

新制度では，戸籍への記載もなくなり，また本人の能力を最大限に生かしながら支援するために，判断能力の低下の程度に応じて「**後見**」「**保佐**」「**補助**」の三つの類型が設けられた（**法定後見制度**）．法定後見を受けたい場合には，本人，配偶者，４親等以内の親族，市町村長などが，家庭裁判所に申し立てを行い，裁判所において類型や後見人等の決定が行われる．親族がいなかったり，虐待状態にあったりする場合には，市町村長が申立人になることで適用が可能である．それぞれの類型において，範囲や条件は異なるが，契約の取り消しが可能なことによって，悪徳商法などによる被害を最小にするためにも有効である．また，後見人・保佐人・補助人には，財産管理だけでなく，身上監護義務も課せられており，医療，健康，介護等の利用が必要な場合には，その選択や契約等の支援も行い，サービス等が契約どおり提供されていることを確認することとされている．

ただし，利用しやすくなったとはいえ，裁判所への申し立てなどの手続きや金銭的負担等について利用の障壁があり，市町村では成年後見制度の利用支援事業も行われている．また，気軽に後見等を依頼できる市民後見人の養成の取り組み等も始まっている．

| 1 | 法定後見制度

❶**後見**　重度の知的障害，精神障害，認知症等によって，常に判断能力がなく，自分だけで物事を決定することが難しい場合である．この場合には，「成年後見人」が本人に代わって契約を結ぶことができ，本人が不利益な契

約を結んでしまった場合には，その契約を取り消すこともできる．

❷**保佐**　知的障害，精神障害，認知症等によって，判断能力が著しく不十分で，簡単な契約は可能であるが，財産の管理や処分の際には常に援助が必要な場合である．この場合には「保佐人」が，不動産の処分や金銭の借用などの裁判所が認めた重要な契約事項について，本人の同意の下に本人に代わって契約を行うことができる．また不利益な契約を取り消すことができる．

❸**補助**　軽度の知的障害，精神障害，認知症等によって，自分で契約が可能であるが，判断能力が不十分で支援を必要としている場合である．この場合には「補助人」が本人の同意を得ながら契約等の支援を行う．また，裁判所が認めた事項について契約の代行や取り消しを行うことができる．補助では，例えば一定額以上の高額な買い物をするには，補助人の同意を得なければならないと決めておくことによって，補助人の同意を得ないで高額な買い物をしてしまった場合など，買い物を取り消すことができる．

|2| 任意後見制度

　将来，判断能力が低下したときのために，あらかじめ後見人を決めておく制度である．法定後見制度では後見人などは家庭裁判所が決定するが，任意後見制度では，本人があらかじめ決めておくことが可能であり（**任意後見受任者**），支援の内容についても，あらかじめ柔軟に取り決めておくことができる．任意後見は本人と任意後見受任者の契約によって成立するが，財産管理・身上監護など広い権限を任意後見人に与えるため，より厳格に公証役場において公正証書で任意後見契約書が作成される．

　本人の判断能力が低下してきたときには，本人，配偶者，4親等内の親族，任意後見受任者が家庭裁判所に申し立てることで，**任意後見監督人**が選任される．任意後見監督人は，後見人が契約通りに行っていることを監視する役割であり，その監督の下で，任意後見受任者が任意後見人となり，あらかじめ締結した契約内容に基づいて後見が開始される．

❷ 日常生活自立支援事業

　認知症の人，知的障害者，精神障害者等であって，自己決定能力が低下している場合に，福祉サービス利用を支援し，成年後見制度を補完する役割を果たす．対象とする内容は，福祉サービスの利用援助〔情報提供・助言，手続きの援助（申し込みの同行・代行，契約締結の援助，苦情解決の利用援助）〕や日常的な金銭管理（福祉サービス利用料の支払い，通帳・権利証の預かりなど）に焦点を絞っており，社会福祉協議会を中心としたしくみが実施されている．

　なお，制度発足時は地域福祉権利擁護事業という名称であったが，2007（平成19）年4月から**日常生活自立支援事業**に変更された．

➡ 日常生活自立支援事業については，p.65 plusα参照．

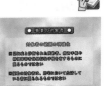

●日常生活自立支援事業〈動画〉

3 高齢者虐待防止法

正式な名称は「**高齢者の虐待の防止，高齢者の養護者に対する支援等に関する法律**」といい，潜在化しやすい高齢者に対する虐待に対応し，防止することを目的として2006（平成18）年に施行された．

この法律では，家庭における養護者と施設等の職員による虐待を対象としており，高齢者虐待を，①身体的虐待（暴行），②養護を著しく怠ること（ネグレクト），③心理的虐待（著しい心理的外傷を与える言動），④性的虐待，⑤経済的虐待（財産の不当処分，不当に財産上の利益を得ること）と定義している．

a 家庭における養護者の虐待に対する対応

市町村が，虐待を受けている高齢者やその養護者に対する相談，指導，助言を行う．高齢者虐待を発見した者は，高齢者の生命や身体に重大な危険が生じている場合には市町村に通報しなければならず，それ以外の場合にも通報するように努めることとされている．通報を受けるために，市町村は通報のための窓口を明確にしておく必要があり，発見者や高齢者本人からの通報を受けたときには，訪問調査を行うなどして事実確認を行う必要がある．高齢者の生命や身体に重大な危険が生じている場合は，立入調査をすることができ，その際には所管の警察署長に援助を求めることもできる．

さらに，高齢者の生命や身体に重大な危険が生じている恐れがあると認められる場合には，高齢者の保護のため，迅速に施設へ入所させる等の措置をとる．この場合に養護者との面会を制限することも可能である．また，同時に虐待の解決のために虐待者側の養護者の負担を軽減できるよう相談・指導・助言等を行い，緊急の必要がある場合には，高齢者を短期間養護する場合もある．

b 施設等の職員による高齢者虐待への対応

市町村が中心になって対応を行うが，施設に対する監査権限をもつ都道府県の協力を得ながら対応していく．施設等の職員は，業務に従事している施設等で虐待を受けた高齢者を発見した場合は，市町村に通報しなければならない．その際，通報者は解雇などの不利益を受けないことが定められている．また，家庭での虐待と同様に，高齢者虐待を発見した者は，高齢者の生命や身体に重大な危険が生じている場合には市町村に通報しなければならず，それ以外の場合にも通報するように努めることとされている．

市町村は，通報を受けた場合は，必要事項を都道府県に報告し，市町村・都道府県はそれぞれの権限に基づき，老人福祉法や介護保険法に定められた指導・監督を行う．通報を受けた場合には，まず事実確認を行うことが重要であり，報告徴収や訪問調査などを実施する．

都道府県は，毎年度，施設や事業者による虐待の状況を公表することになっている．

■ 引用・参考文献

1) 二宮利治. "日本における認知症の高齢者人口の将来推計に関する研究". 平成26年度厚生労働科学研究費補助金特別研究事業 総括研究報告書. 厚生労働省, 2015.

2) 内閣府. 令和元年版高齢社会白書.

重要用語

老人福祉法	介護予防	成年後見制度
ゴールドプラン（新ゴールドプラン）	地域包括ケアシステム	日常生活自立支援事業
ゴールドプラン21	地域包括支援センター	高齢者虐待防止法
介護保険制度	オレンジプラン	

◆ 学習参考文献

❶ 永井憲一ほか編. 新解説子どもの権利条約. 日本評論社, 2000.

　各界の研究者や実践家が条約を解説し, その活かし方についても触れている. 子どもの権利条約についての基本書である.

❷ 木村容子ほか編. 子ども家庭福祉. 第2版, ミネルヴァ書房, 2018.

　幅広い内容が易しい表現で説明されており, 入門的である.

❸ 社会福祉士養成講座編集委員会編. 障害者に対する支援と障害者自立支援制度. 第6版, 中央法規出版, 2019, （新・社会福祉士養成講座, 14）.

　障害者の自立支援に関する法制度等について詳しく解説している.

❹ 『社会福祉学習双書』編集委員会編. 障害者福祉論. 全国社会福祉協議会, 2022.

❺ 『社会福祉学習双書』編集委員会編. 老人福祉論. 全国社会福祉協議会, 2022.

6 生活保護

学習目標

● 生活保護における生活保障のしくみと内容について述べることができる.

● 生活保護の種類・範囲・方法について述べることができる.

● 生活保護基準について述べることができる.

● 生活保護に関する費用，保護施設の種類と内容について述べることができる.

● 被保護者の権利義務と不服申し立てについて述べることができる.

● 生活困窮者対策について述べることができる.

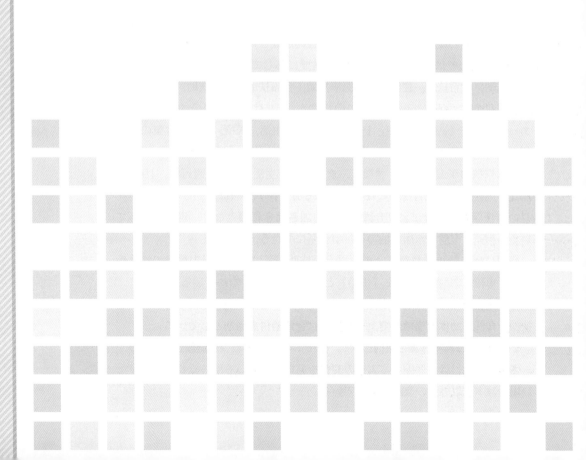

1 公的扶助制度

公的扶助は，社会保障制度体系の一つとして，国民・住民の健康と生活を最終的に保障する制度として機能している．その特徴として，①貧困・低所得者を対象としていること，②最低生活の保障であること，③公的責任で行われること，④資力調査あるいは所得調査を伴っていること，⑤租税を財源としていること，⑥救貧対策であること，などが挙げられる．

公的扶助制度は，資力調査を要件とする生活保護制度，および所得調査（所得制限）を要件とする低所得者対策（社会手当制度，総合支援資金融資制度，公営住宅制度など）に分かれ，貧困・低所得者のさまざまな生活課題に対応する制度資源として提供されている．

2 生活保護における生活保障

生活保護制度は，日本国憲法第25条に規定されている生存権の保障を具体化する制度であり，国民・住民の生活上の諸困難に対し生活保障を行うことにある．それは，生活全般に及んでいる．

1 生活保護の種類・範囲・方法

生活保護は，その前提要件として，資産，能力を活用し，さらに私的扶養，他の法律による給付を優先し，それでもなお生活に困窮する場合に保護が適用されるしくみとなっている．これを**補足性の原理**という．

生活保護法では，要保護世帯の生活需要に応じて次の8種類，すなわち，生活扶助，教育扶助，住宅扶助，医療扶助，介護扶助，出産扶助，生業扶助，葬祭扶助が定められている（**八つの扶助**）．これは，戦前の公的扶助制度であった救護法（1929年制定，1932年施行）で生活，医療，助産，生業の4種類の扶助が創設され，その後，戦後の生活保護法（旧法，1946年制定・施行）では葬祭扶助が追加され5種類に，また現行の生活保護法（現行法，1950年制定・施行）では教育扶助と住宅扶助が追加され7種類に，そして2000年4月の介護保険法施行により介護扶助が追加され8種類となり，現在に至っている．相談・申請は，居住地の福祉事務所にて行う．

必要に応じて1種類から2種類以上の扶助が受けられる（1種類の扶助受給を「単給」，2種類以上を「併給」という）しくみとなっている．

給付は**金銭給付**を原則とし，それによりがたい場合は**現物給付**を行う（医療扶助，介護扶助は現物給付で，それ以外は金銭給付を原則としている）．

また，給付は**居宅保護**を原則として，それによりがたい場合は**施設保護**を行う．

さらに，給付は要保護者本人への交付を原則としているが，それによりがたい場合は本人以外への交付を認めている．

plus α
生活保護の受給者
2021（令和3）年度（月次調査確定値）では被保護世帯が約164.1万世帯，被保護実人員約203.8万人〔保護率（人口百人当たり）1.62%〕となっている．

各扶助は，次のような範囲と方法をとっている（図6.2-1）.

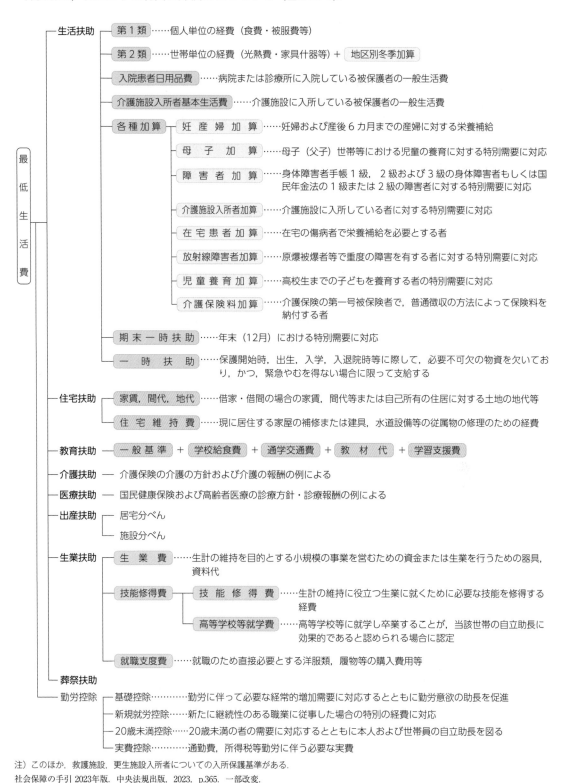

6

生活保護

注）このほか，救護施設，更生施設入所者についての入所保護基準がある.
社会保障の手引 2023年版．中央法規出版，2023，p.365．一部改変．

図6.2-1　最低生活費の体系

1　生活扶助

:• 範囲

①衣食その他日常生活の需要を満たすために必要なもの

②移送

　生活扶助は，「衣食その他日常生活の需要を満たすために必要なもの」を中心に行われる．その内容は，飲食物費や被服費などの個人的経費（第1類）と光熱水費や家具什器費などの世帯共通経費（第2類），そして特別な生活需要に対応する各種加算や臨時的な生活需要に対応する一時扶助がある．被保護者が入院している場合は「入院患者日用品費」が，介護施設に入所している場合は「介護施設入所者基本生活費」が支給される．

　なお，移送とは，施設入退所や転居などの場合の交通費の支給を指している．

:• 方法

　居宅保護を原則とし，それによりがたい場合は施設への入所や私人の家庭に養護を委託して保護を行う．金銭給付が原則である．

　生活扶助のための保護金品は，1カ月分以内を限度として前渡しする．ただし，これによりがたいときは，1カ月分を超えて前渡しすることができる．

　居宅において生活扶助を行う場合の保護金品は，世帯単位に計算し，世帯主またはこれに準ずる者に対して交付する．ただし，これによりがたいときは，被保護者に対して個々に交付することができる．

2　教育扶助

:• 範囲

①義務教育に伴って必要な教科書その他の学用品

②義務教育に伴って必要な通学用品

③学校給食その他義務教育に伴って必要なもの

　これらはあくまでも義務教育（小学校・中学校）に伴って必要な費用であり，義務教育就学前の幼稚園，義務教育修了後の高校・大学等の就学費用は対象とならない．一般基準として小学校・中学校別の基準額，教材代，学校給食費，通学交通費，学習支援費が支給され，特別基準として学級費，校外活動参加費などが支給される．

:• 方法

　金銭給付が原則である．

　教育扶助のための保護金品は，被保護者，その親権者もしくは未成年後見人または被保護者の通学する学校の長に対して交付する．

3　住宅扶助

:• 範囲

①住居

②補修その他住宅の維持のために必要なもの

ここでいう「住居」とは，資産としての住宅を提供するのではなく住まうという意味で使用している．具体的には借間，借家住まいをしている場合に，家賃，間代（部屋を借りる代金），地代に充てるべき費用が一定の基準額の範囲内で支給される．また「補修その他住宅の維持のために必要なもの」として家屋の畳，建具，水道設備，配電設備などの修理，または家屋の補修その他維持の費用を設定された範囲内で認定することができる．

:・ 方法

　金銭給付を原則とし，ただし，それによりがたい場合は現物給付が補完する．

　現物給付は，宿所提供施設を利用させ，または宿所提供施設にこれを委託して行うものとする．

　住宅扶助のための保護金品は，世帯主またはこれに準ずる者に対して交付する．

4　医療扶助

:・ 範囲

①診察

②薬剤または治療材料

③医学的処置，手術およびその他の治療ならびに施術

④居宅における療養上の管理およびその療養に伴う世話その他の看護

⑤病院または診療所への入院およびその療養に伴う世話その他の看護

⑥移送

:・ 方法

　現物給付が原則である．

　現物給付のうち，医療の給付は医療保護施設を利用させ，または医療保護施設もしくは生活保護法指定医療機関にこれを委託して行う．

5　介護扶助

:・ 範囲

　介護扶助は，困窮のため最低限度の生活を維持することのできない介護保険法に規定する要介護者および要支援者に対して，次に掲げる事項の範囲内において行われる．

①居宅介護（居宅介護支援計画に基づき行うものに限る）

②福祉用具

③住宅改修

④施設介護

⑤介護予防（介護予防支援計画に基づき行うものに限る）

⑥介護予防福祉用具

⑦介護予防住宅改修

⑧介護予防・日常生活支援（介護予防支援計画または第1号介護予防支援事業による援助に相当する援助に基づき行うものに限る）

⑨移送

:• 方法

　現物給付が原則である．

　現物給付のうち，居宅介護および施設介護などは，介護機関（その事業として居宅介護を行う者およびその事業として居宅介護支援計画を作成する者などならびに地域密着型介護老人福祉施設，介護老人福祉施設および介護老人保健施設）ならびに介護予防・日常生活支援事業者であって，指定を受けたものに委託して行う．

　介護保険の保険給付が行われている場合は，保険給付が優先し，自己負担分を扶助費として支給する．

　介護保険料については，生活扶助の中から納付することになっている．

6 出産扶助

:• 範囲

① 分べんの介助

② 分べん前および分べん後の処置

③ 脱脂綿，ガーゼその他の衛生材料

　医療機関および在宅での出産に必要な費用である分娩介助料，沐浴料，分娩前後の処置料などを基準額の範囲内で支給する．

:• 方法

　金銭給付を原則とし，ただし，それによりがたい場合は現物給付が補完する．なお，分娩については，補足性の原理により一般的に児童福祉法の「入院助産」の制度が優先される場合は多い．

7 生業扶助

:• 範囲

① 生業費

② 技能修得費

③ 高等学校等就学費

④ 就職支度費

　事業を経営するための設備費，運営費，器具購入費などの生業費，生業に就くために必要な技能を修得するための経費，高等学校等就学に必要な基本額のほか就学費用，学習支援のための費用（入学料および入学考査料，授業料，教材代，通学のための交通費，学習支援費），就職が確定した者の被服費などの就職支度費が，これに当たる．

:• 方法

　金銭給付を原則とし，ただし，それによりがたい場合は現物給付が補完する．

8 葬祭扶助

:• 範囲

① 検案

② 死体の運搬

③ 火葬または埋葬

④ 納骨その他葬祭のために必要なもの

　困窮のため葬祭を行うことができない場合，その必要経費を支給するものである．それは，死亡者に対してその遺族または扶養義務者が困窮のため葬祭を行うことができない場合に適用される．そのほかにも，被保護者であった者が死亡しその葬祭を行う扶養義務者がいない場合，または遺留金品の所持が乏しい死者の葬祭を行う扶養義務者がいない場合，それらの者の葬祭を行う第三者がいる場合にその第三者に対し適用される．なお，検案とは，死体についての事実を医学的に確認することを指している．

:• 方法

　金銭給付を原則とし，葬祭を行う者に交付する．

2 生活保護基準

1 生活保護基準の考え方

　生活保護制度によって保障される生活水準は，**最低生活水準**（**生活保護基準**）として設定される．

　それは生活保護制度の保障水準を表しているだけでなく，国民にどの程度の生活レベルを国家が保障していくのかという社会保障制度の根幹に関わる機能（ナショナルミニマム＝国家が保障する最低限度の生活水準）を有しているといってよい．

　この水準は，**憲法第25条**で表現されているように「健康で文化的な最低限度の生活」を営むことができなければならないとされ，単に生理的生存が可能な水準ということではなく，人間としての尊厳と体裁が維持できる社会的文化的生活を実現する水準でなければならない．

　この最低生活水準（生活保護基準）は，生活困窮（貧困）であるかどうかを判断する**貧困線***の役割を果たしている．また，要保護者の生活需要に応じて8種類の扶助のそれぞれに基準を設けている．これらの基準は各扶助の事情により，年齢別，世帯人員別，所在地域別に設定されている．

2 生活保護基準の算定方式

　八つの扶助の中で最も基本的な生活扶助基準は，これまで次のような算定方式の変遷をたどっている．

❶**マーケット・バスケット方式**（1948～1960年度）　最低生活を維持するのに必要な飲食物費，被服費，光熱水費，家具什器などの個々の費目を具体的に積み上げ，最低生活費を算定する方式であり，ラウントリー方式，全物

用語解説 *
貧困線

等価可処分所得の中央値の半分．等価可処分所得とは，可処分所得（世帯の収入から税金・社会保険料等を除いたいわゆる手取り収入）を世帯人員の平方根で割って調整した所得のこと．例えば，2018（平成30）年国民生活基礎調査での等価可処分所得の中央値の半分である127万円が貧困線となる．

plus α
マーケット・バスケット方式

マーケットで買物かごに必要な品物を入れていく様子に由来している．イギリスのラウントリー（Rowntree, S.）が貧困調査を実施するに当たり設定した貧困線算定方式に，その根拠がある．

量方式，あるいは理論生計費方式ともいう．

❷ **エンゲル方式**（1961～1964年度）　家計に占める飲食物費の割合により生活水準が測定できるというドイツのエンゲル（Engel, E.）の法則をもとに算定する方式をいい，実態生計費方式ともいう．栄養審議会で算出している日本人の標準栄養所要量を満たすことができる飲食物費を理論的に計算し，それと同額の飲食物費を現実に支出している低所得世帯を家計調査から抽出し，そのエンゲル係数で逆算して総生活費を計算している．

❸ **格差縮小方式**（1965～1983年度）　一般世帯と被保護世帯の消費水準格差を縮小する観点から，生活扶助基準改定率を決定する方式である．具体的には，水準の伸び率（民間消費支出）を基礎とし，これにいわゆる格差縮小分を加味して生活扶助基準の改定率を決定している．

❹ **水準均衡方式**（1984年度～現在）　格差縮小方式により算定した基準額が，一般国民の生活水準との均衡上おおむね妥当になったとの理由から，現在の格差の水準を維持するために一般国民の生活水準の変動に対応した改定を毎年行う．具体的には，政府経済見通しによる当該年度の民間最終消費支出の伸び率を基礎とし，さらに前年度までの一般国民の消費水準との調整を行う方法である．

❸ 最低生活費の計算方法

最低生活費の計算方法を図6.2-2に示す．

生活保護基準の設定に当たり，要保護者の所在地域を考慮し，「**級地**」という概念が導入されている．生活扶助，住宅扶助および葬祭扶助それぞれの基準生活費は，所在地域の物価や地価等を参酌し地域格差をつけている．全国市町村を1級地から3級地に分類（3級地制）し，さらに生活扶助の基準生活費においては，1級地－1，1級地－2のように各級地を2区分している．最も高い基準生活費は1級地－1であり，以下，級地の数が増えるに従い低くなる．基準の適用は，原則として世帯の居住地または現在地によっている．

表6.2-1に主なモデル世帯の生活保護基準額（月額）を示している．

■最低生活費の計算

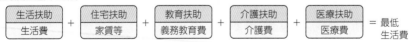

　　•このほか，出産，葬祭等がある場合は，その基準額が加えられる．

■収入充当額の計算
　　平均月額収入－（必要経費の実費＋各種控除）＝収入充当額

■扶助額の計算
　　最低生活費－収入充当額＝扶助額

図6.2-2　最低生活費の計算方法

表6.2-1　主なモデル世帯の生活保護基準額（月額）

(単位：円)

世帯の構成	項　目	1級地-1	1級地-2	2級地-1	2級地-2	3級地-1	3級地-2
夫婦子2人世帯 35歳夫 30歳妻 9歳（小学生） 4歳	世帯当たり最低生活費	217,310	211,340	204,750	199,400	193,170	180,080
	生　活　扶　助	181,330	175,360	168,770	163,420	162,190	156,100
	児童養育加算	20,380	20,380	20,380	20,380	20,380	20,380
	教　育　扶　助	2,600	2,600	2,600	2,600	2,600	2,600
	住　宅　扶　助	13,000	13,000	13,000	13,000	8,000	8,000

注 1：第2類は，冬季加算（VI区×5/12）を含む．以下同じ.
　　2：住宅扶助は，住宅費が上記の額を超える場合，地域別に定められた上限額の範囲内でその実費が支給される.
　　　　例：1級地-1（東京都区部　69,800円），1級地-2（千葉市　53,000円），
　　　　　　2級地-1（長崎市　47,000円），2級地-2（尾道市　46,000円），
　　　　　　3級地-1（天理市　43,000円），3級地-2（さぬき市　42,000円）
　　3：上記の額に加えて，医療費等の実費相当が必要に応じて給付される．以下同じ.
　　4：勤労収入のある場合には，収入に応じた額が勤労控除として控除されるため，現実に消費しうる水準としては，生活保護の基準額に控除額を加えた水準となる．（就労収入が10万円の場合：23,600円）

世帯の構成	項　目	1級地-1	1級地-2	2級地-1	2級地-2	3級地-1	3級地-2
高齢者夫婦世帯 68歳夫 65歳妻	世帯当たり最低生活費	135,460	133,030	129,790	126,750	120,760	116,720
	生　活　扶　助	122,460	120,030	116,790	113,750	112,760	108,720
	住　宅　扶　助	13,000	13,000	13,000	13,000	8,000	8,000

注：住宅扶助は，住宅費が上記の額を超える場合，地域別に定められた上限額の範囲内でその実費が支給される.
　　例：1級地-1（東京都区部　64,000円），1級地-2（千葉市　49,000円），
　　　　2級地-1（長崎市　43,000円），2級地-2（尾道市　42,000円），
　　　　3級地-1（天理市　40,000円），3級地-2（さぬき市　38,000円）

生活保護のてびき　令和5年度版．第一法規，2023, p.70.

4　各種扶助基準の概要

|1| 生活扶助基準

　生活扶助基準は，第1類，第2類の**基準生活費**および各種加算等により構成されている（**図6.2-3**）.

❶**第1類費（個人的経費）**　飲食物費や被服費など個人単位に消費する生活費について定められた基準であり，年齢別・所在地域別に表示されている.

❷**第2類費（世帯共通的経費）**　電気代，ガス代，水道代など光熱水費や家具什器費など世帯全体としてまとめて支出される経費であり，世帯人員別に表示されている．また，冬季においては，寒冷の度合いなどにより暖房費などの必要額が異なっているため，こうした事情を考慮し，都道府県を単位として地域別（3級地6区分）に冬季加算額が表示されている.

❸**加算**　第1類費，第2類費は，誰もが日常生活を営む上で必要とする最低生活費である．障害者の場合など，特定の状態にある人には特別の経費を必要とするので，特定の者だけに限って第1類費，第2類費のほかに，さらに一定額が上積みされることになる．このような特別の需要のある者だけに上積みすることが認められている特別経費分の基準を加算と呼んで

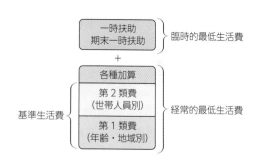

図6.2-3　生活扶助基準の構成

る．この加算には，妊産婦加算，母子加算，障害者加算，介護施設入所者加算，在宅患者加算，放射線障害者加算，児童養育加算，介護保険料加算の8種類がある．

❶❷❸のほか，入院患者日用品費，介護施設入所者基本生活費，期末一時扶助は，要保護者の衣食住など月々の経常的な最低生活需要のすべてを満たすための費用として認定するもので，**経常的最低生活費**と呼ばれる．

また，経常的最低生活費の中で必要な物資が確保できない場合に限って，一時的な支給を認めている．例えば，出産，入学，入退院などの場合や新しく生活保護を開始する場合に，主として被服費（布団，被服，新生児被服等，寝巻等，おむつなど），家具什器，移送，入学準備金，就労活動促進費，配電設備，水道等設備，家財保管料，家財処分料などがある．これらは臨時的（一時的）に認定することから，**臨時的最低生活費**（一時扶助費）と呼ばれる．

|2| その他の扶助基準

生活扶助基準以外の扶助基準の中には，要否判定に使う基準ではなく，支給基準として特別に決められたものがある．主なものとして，転居の際の敷金（退院する場合や都市計画法などによって転居を余儀なくされるような場合など），家屋補修費（家屋の屋根や壁などの補修を必要とするとき），入浴設備の敷設費（重度の心身障害者，歩行困難な老人などで近隣に公衆浴場がないとき），通学用自転車の購入費（通学のために自転車を使用しなければならない場合）がある．なお，被保護世帯の自立を支援する観点から，2005（平成17）年度より高等学校等就学費が生業扶助の技能修得費として給付されることとなった．

3 生活保護にかかる費用

1 生活保護に関する費用

①保護費：被保護者に対する給付に必要な費用であり，具体的には各種扶助費として支給される費用を指す．

②保護施設事務費：被保護者が生活保護施設に入所した場合，当該施設に支出される経費であり，具体的には，施設運営に必要な事務費（主として施設職員の人件費や運営管理費など）として支払われる費用を指す．

③委託事務費：被保護者を生活保護施設以外の施設や私人の家庭に委託し保護した場合に支払われる事務費を指す．

④設備費：生活保護施設を新設する場合に必要な経費のほか，施設の改築，拡張，修繕ならびに器具などの施設設備の整備に必要な費用を指す．

⑤就労自立給付金および進学準備給付金の支給に要する費用：被保護者が安定した職業に就いたことなどにより保護を必要としなくなった場合に支給される就労自立給付金および大学等への進学の支援として進学準備金のための費用を指す．

表6.2-2　生活保護費用負担区分

経　費	居住地区分	国	都道府県または指定都市・中核市	市町村または事業者
保護費（施設事務費および委託事務費を含む）	市または福祉事務所を設置している町村内居住者	3/4	−	1/4
	福祉事務所を設置していない町村内居住者	3/4	1/4	−
	指定都市・中核市内居住者	3/4	1/4	−
	居住地の明らかでない者	3/4	1/4	−
保護施設設備費	都道府県立または指定都市・中核市立	1/2	1/2	−
	市（指定都市・中核市を除く）町村立	1/2	1/4	1/4
	社会福祉法人立または日本赤十字社立	1/2	1/4	1/4

注）なお，生活保護費予算のうち保護費については，その事業の特性を考慮して，財政法第35条ただし書による予備費使用の特例が予算執行の上で認められている.

⑥被保護者就労支援事業の実施に要する費用：就労支援に要する被保護者からの相談に応じ，必要な情報の提供および助言を行う事業の費用を指す.

⑦法施行に伴う地方公共団体の人件費：生活保護の実務に当たる行政職員（都道府県，指定都市本庁関係職員および福祉事務所職員）の給与やその他手当を指す．実施機関に対し協力義務を果たす町村長のもとで関係業務に従事する職員の人件費も含む.

⑧法の施行に伴う必要な行政事務費：生活保護の決定実施に当たる実施機関の職員の活動旅費，事務に必要な消耗品費，通信，運搬費および福祉事務所委託医手当などの費用を指す.

2 費用負担区分

　生活保護法は，生活困窮する国民に最低生活保障を国家責任で実施することを規定している．その費用負担は，国と都道府県，指定都市・中核市，市および福祉事務所を設置している町村では，表6.2-2のようになっている.

4 保護施設の種類と内容

　要保護者が入所して保護を受ける施設として，次の5種類があり，それぞれ目的・内容が異なる.

❶救護施設　身体上または精神上著しい障害があるために日常生活を営むことが困難な要保護者を入所させ，生活扶助を行うことを目的とした施設である．また，同施設に通所して，生活指導・生活訓練などに参加することによって，自立促進を図る通所事業を行っている.

❷更生施設　身体上または精神上の理由により養護および生活指導を必要とする要保護者を入所させて，生活扶助を行うことを目的としている．同施設は平常の社会生活に耐えられない者であっても，必要な養護および指導を行うことによって社会復帰が可能である者を入所させて，その者の社会復帰，家庭復帰を図るものである．また，同施設に通所して，就労指導・

職業訓練などに参加することによって，自立促進を図る通所事業も行っている．

❸**医療保護施設**　医療を必要とする要保護者に対して，医療の給付を行うことを目的としている．

❹**授産施設**　身体上もしくは精神上の理由または世帯の事情により就業能力の限られている要保護者に対して，就労または技能の修得のため必要な機会および便宜を与えて，その自立を助長することを目的としている．これは，生業扶助を目的とする施設であって，これを利用できる者は身体上もしくは精神上の障害により労働能力に障害を有するか，または乳幼児を養育しているなどのために正規の労働に就業できない者などを対象としている．

❺**宿所提供施設**　住居のない要保護者の世帯に対して，住宅扶助を行うことを目的としている．

5　被保護者の権利義務と不服申し立て

1　被保護者の権利と義務

被保護者には特別な権利が与えられる一方，義務も課せられる．

|1| 被保護者の権利

被保護者の権利として，次の三つがある．

❶**不利益変更の禁止**　正当な理由がなければ，すでに決定された保護を不利益に変更されることがない．

❷**公課禁止**　保護金品を標準として租税その他の公課を課せられることがない．

❸**差押禁止**　すでに給付を受けた保護金品またはこれを受ける権利を差し押さえられることがない．

|2| 被保護者の義務

被保護者の義務として，次の四つがある．

❶**譲渡禁止**　保護または就労自立給付金を受ける権利を譲り渡すことができない．

❷**生活上の義務**　常に，能力に応じて勤労に励み，自ら健康の保持および増進に努め，収入，支出その他生計の状況を適切に把握するとともに，支出の節約を図り，その他生活の維持，向上に努めなければならない．

❸**届出の義務**　収入，支出その他生計の状況について変動があったとき，または，居住地もしくは世帯の構成に異動があったときは，速やかに，保護の実施機関または福祉事務所長にその旨を届け出なければならない．

❹**指示等に従う義務**　保護の実施機関は，被保護者に対して生活の維持，向上その他保護の目的達成に必要な指導または指示をすることができることになっている．被保護者は，保護の実施機関からこれらの指導または指示を受けたときは，これに従う義務がある．なお，これらの指導または指示があったにもかかわらず，これに従わないときは，保護の実施機関は保護の

変更，停止または廃止をすることができる．

2 保護の費用の返還と徴収

次のような場合，保護費の返還と徴収が行われる．

①急迫した事情により資力があるにもかかわらず保護を受けた場合，その受けた保護金品に相当する金額の範囲内の額を返還しなければならない．

②収入，支出，その他生計の状況についての届け出の義務を故意に怠ったり，あるいは虚偽の申告をした場合など不正な手段により保護を受けた場合は，保護のために要した費用の全部または一部を徴収される．なお，不正受給については単に費用徴収にとどまらず，「生活保護のてびき」では，情状により生活保護法の罰則規定あるいは刑法の規定に基づき処罰を受けることがある．

③扶養義務者が十分な扶養能力を有しながら扶養をしなかった場合などには，その扶養義務者の扶養能力の範囲内で，保護のために要した費用の全部または一部を徴収されることがある．

3 行政救済としての不服申し立て

生活保護を受けることは国民の権利であることから，当然受けられるはずの保護が正当な理由もなく行われなくなった場合などには，行政上の不服申し立てによる救済の途が認められている．それは，次の二つの段階がある（図6.2-4）．

①都道府県知事への不服申し立て（**審査請求**）：福祉事務所長の行った保護開始申請却下，保護の変更・停止・廃止，就労自立給付金・進学準備給付金の支給などの処分に不服がある者は，都道府県知事に対し審査請求を行うことができる（処分を知った日の翌日から起算して3カ月以内）．都道府県知事は，福祉事務所長の処分が違法または不当でないかについて審査した上で裁決を行う（諮問の有無により70日あるいは50日以内）．

②厚生労働大臣への不服申し立て（**再審査請求**）：都道府県知事の裁決に不服のある者は，さらに厚生労働大臣に対して再審査請求を行うことができる

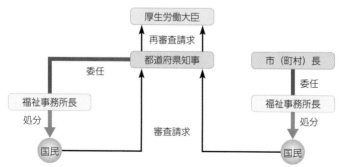

『新版・社会福祉学習双書』編集委員会．公的扶助論：低所得者に対する支援と生活保護制度．全国社会福祉協議会，2011，p.79より

図6.2-4　生活保護の審査請求等の手順

（当該裁決があったことを知った日の翌日から起算して1カ月以内）．厚生労働大臣は，再審査請求があったときは，70日以内に裁決をしなければならない．

4 司法救済としての行政事件訴訟法

都道府県知事への審査請求における裁決を経た後は，裁判所に対して訴訟を提起することができる．

3 生活困窮者対策と生活保護制度の見直し

1 公的扶助の諸問題

貧困・低所得者対策である公的扶助は，多くの福祉諸課題が複雑化，多様化，広汎化して現れる領域でもある．これら貧困・低所得者問題は，社会の諸変化，とりわけ経済雇用・環境の変容により国民・住民生活の経済的基盤が脆弱化し，貧困と社会的格差の拡大・深化をもたらしたことによる．

これらの諸問題は，雇用や住宅などの社会保障関連制度や，社会保障・社会福祉諸制度が十分機能しなくなっていることでもあり，一般所得階層を対象とする第一のセーフティネットである社会保険制度の機能不全，第二のセーフティネットである社会手当制度などの低所得者対策が十分でないことから，最後のセーフティネットである生活保護制度の担う役割が大きくなっている．

低所得者対策については，従来の低所得者対策である児童扶養手当等をはじめとする社会手当に加え，リーマンショックを契機に導入された「新たな第二のセーフティネット*」も，その対象となる給付・貸付対象が労働市場への参入を果たせず，最後のセーフティネットである生活保護制度を活用せざるを得ない者がいる状況となっている．

家族・地域・企業とのつながりが希薄化・喪失し，孤立した失業者・高齢者・障害者・ひとり親などの生活困難層への対策，そして貧困の世代間継承（再生産）防止の取り組みなどが，より一層求められるようになっている．

2 新たな生活困窮者対策

政府は，「社会保障と税の一体改革大綱」において「生活支援戦略」（「新たな生活支援体系」）を策定し，生活困窮者対策の充実強化と生活保護制度の見直しを打ち出した〔2012（平成24）年2月〕．同年4月に社会保障審議会「生活困窮者の生活支援の在り方に関する特別部会」を設置し，上記二つの事項について審議し翌2013年1月に提言を行った．さらに政府は，部会報告を踏まえつつ，今後の生活困窮者対策・生活保護制度の見直しに総合的に取り組むべく，生活保護法の一部改正法案および生活困窮者自立支援法案を国会に提出し，2013（平成25）年12月，両法案は可決成立した．

用語解説 *

新たな第二のセーフティネット

雇用の安定を図る雇用保険と，最低限度の生活を保障する生活保護という二つのセーフティネットの間を補完するしくみとして新たに整備された一連の施策の総称．

■1 生活保護法の一部改正

生活保護法の一部改正については，その目的とする「生活に困窮するすべての国民に対し，その困窮の程度に応じ，必要な保護を行い，その最低限度の生活を保障するとともに，その自立を助長する」という考え方を維持しつつ，主に次の見直しを行った．

❶ **就労自立の促進を図る就労自立給付金の創設**　生活保護受給中の就労収入のうち，収入認定された金額の範囲内で別途一定額を積み立て，安定就労収入を得た機会を得たことにより保護廃止に至ったときに支給するという制度（就労自立給付金）であり，2014（平成26）年7月から実施．

❷ **健康・生活面等に着目した支援**　受給者の自立に向けて，自ら，健康の保持・増進に努め，また，収入，支出その他生計の状況を適切に把握することを受給者の責務として位置付けている．2014年1月から実施．

❸ **不正・不適正受給対策の強化等**　不正・不適正な受給に対し，適正な保護の実施や厳正な対処を行うことを目的として，福祉事務所の調査権限の拡大や罰則の引き上げ等の実施を行うことを規定している．2014年7月から実施．

❹ **医療扶助の適正化**　医療扶助の不正防止の観点から，指定医療機関制度の見直しや指定医療機関に対する指導体制の強化を2014年7月から実施．また，医療扶助における後発医薬品（ジェネリック医薬品）の使用の促進を図ることについては，2014年1月から実施されている．

■2 生活困窮者自立支援法の成立

生活困窮者自立支援法では，生活保護に至る前の段階の自立支援の強化を図るため，生活困窮者に対する自立の支援に関する措置として，自立支援相談事業，住居確保給付金の支給，その他の事業を行う（図6.3-1）．その運営実施主体を福祉事務所設置自治体（自治体直営）で行うほか，社会福祉協議会や社

必須事業
①自立相談支援事業
　就労その他の自立に関する相談支援．事業利用のためのプラン作成などを実施．
②住居確保給付金の支給
　離職により住宅を失った生活困窮者等に対し，家賃相当の住居確保給付金（有期）を支給．

任意事業
①就労準備支援事業
　就労に必要な訓練を日常生活自立，社会生活自立段階から有期で実施．
②一時生活支援事業
　住居のない生活困窮者に対して一定期間，宿泊場所や衣食の提供などを行う．
③家計相談支援事業
　家計に関する相談，家計管理に関する指導，貸付のあっせんなどを行う．
④学習支援事業
　生活困窮家庭の子どもへの学習支援
⑤その他生活困窮者の自立の促進に必要な事業

都道府県知事等による就労訓練事業（いわゆる「中間的就労」）の認定．

図6.3-1　生活困窮者自立支援法成立時の概要

会福祉法人，NPO等への委託も可能としている．また，ここでいう「生活困窮者」とは，現に経済的に困窮し，最低限度の生活を維持することができなくなる恐れのある者をいう．

生活困窮者に対する自立の支援に関しては，必須事業として，①自立相談支援事業の実施，②住居確保給付金の支給，また，任意事業として，①就労準備支援事業，②一時生活支援事業，③家計相談支援事業，④学習支援事業などがある．ほかに，都道府県知事等による就労訓練事業（いわゆる「中間的就労」）の認定が行われる．

以上のように，生活困窮者の増加する中で，生活困窮者については早期に支援を行い，自立の促進を図るため，就労の支援その他の自立の支援に関する相談等を実施するとともに，住居を確保し，就職を容易にするための給付金を支給するなどの策を講じるため，生活困窮者自立支援法が成立している〔2015（平成27）年4月1日施行〕．また，この法律の施行後3年をめどとして，施行の状況を勘案し，生活困窮者に対する自立の支援に関する措置のありかたについて総合的な検討を加え，必要があると認めるときは，その結果に基づいて所要の措置を行うものとされており，次の2018（平成30）年改正に至る．

❸ 2018（平成30）年の生活保護法および生活困窮者自立支援法の改正

生活困窮者等の自立を促進するための生活困窮者自立支援法等の一部を改正する法律（平成30年法律第44号）が，2018年6月8日に成立・公布された．

|1| 生活保護法の一部改正

生活保護制度における自立支援の強化，適正化を主眼として次の改正を行う．

❶生活保護世帯の子どもの大学等への進学を支援　進学の際の「進学準備給付金」を一時金として給付．2018年6月8日から実施．

❷医療扶助費の適正化　後発医薬品の使用の原則化，資力がある場合の返還金と保護費との調整．2018年10月1日から実施．「健康管理支援事業」を創設し，データに基づいた生活習慣病の予防等，健康管理支援の取り組みの推進．2021（令和3）年1月1日施行．

❸単独での居住が困難な人への生活支援　無料低額宿泊所等における生活支援．同時に社会福祉法の一部改正により，無料低額宿泊所について事前届出，最低基準の整備，改善命令の創設等，貧困ビジネス対策として規制強化．2020（令和2）年4月1日施行．

|2| 生活困窮者自立支援法の一部改正

生活困窮者の自立支援の強化を目的とし，次の改正を行う．

❶生活困窮者に対する包括的な支援体制の強化　生活困窮者を把握した場合は，自立相談支援事業等の利用勧奨を行うことを努力義務化．就労準備支援事業・家計改善支援事業の実施を努力義務化し，両事業を実施した場合の家計改善支援事業の国家補助率を1/2から2/3に引き上げ．

❷子どもの学習支援事業の強化　学習支援のみならず，生活習慣・育成環境の改善に関する助言等も追加し，「こどもの学習・生活支援事業」として強化.

❸居住支援の強化（一時生活支援事業の拡充）　シェルター等の施設退所者や地域社会から孤立している者に対する訪問等による見守り・生活支援を創設.

4 新型コロナウイルス感染症の影響と公的扶助

　生活保護法において，2020（令和2）年度の生活保護受給者世帯数は全国的には前年度に比べてほぼ横ばいだったが，2021（令和3）年度には大都市を中心に相談が増加し保護の申請が前年度に比して多く見られた．またこうしたコロナ感染症の時期を考慮し，速やかな保護の決定等に留意することとされた.

　また生活困窮者自立支援法においては，自立相談支援機関での相談件数や住居確保給付金の支給件数が増加，さらにはコロナ特例の貸付（生活福祉資金貸付制度）の申請・決定・貸付件数が増加となっている.

📖 引用・参考文献

1）生活保護制度研究会編．生活保護のてびき 令和5年度版．第一法規，2023.
2）中央法規出版編集部編．改正生活保護法・生活困窮者自立支援法のポイント．中央法規出版，2014.
3）『社会福祉学習双書』編集委員会編．貧困に対する支援．全国社会福祉協議会，2022,（社会福祉学習双書2022, 7）.
4）岡部卓編．生活困窮者自立支援ハンドブック．中央法規出版，2015.
5）岡部卓編．生活困窮者自立支援．中央法規出版，2018.
6）厚生労働省．被保護調査（令和3年度確定値）．https://www.mhlw.go.jp/toukei/saikin/hw/hihogosya/m2022/dl/r03houdou.pdf,（参照2023-11-15）.

重要用語

公的扶助制度	施設保護	更生施設
生活保護制度	最低生活費	医療保護施設
八つの扶助	生活保護基準	授産施設
金銭給付	水準均衡方式	宿所提供施設
現物給付	生活扶助基準	不服申し立て
居宅保護	救護施設	生活困窮者自立支援法

7 社会保険制度

学習目標

◖ 年金制度の体系としくみについて説明できる.
◖ 医療保険制度の体系としくみについて説明できる.
◖ 介護保険制度のしくみを理解し,主なサービス内容について
　説明できる.
◖ 雇用保険制度のしくみと給付について説明できる.
◖ 労災保険制度の概要と給付について説明できる.

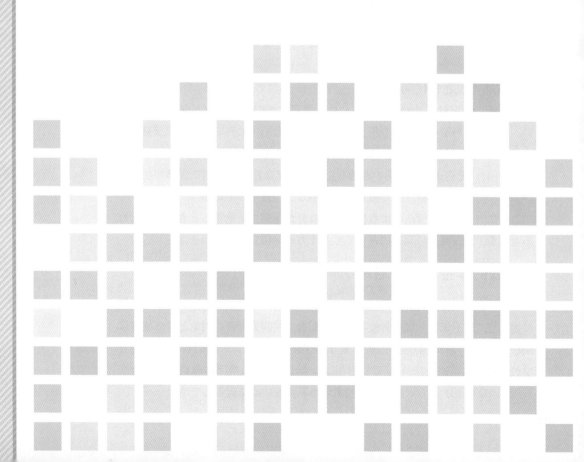

1 年金制度

1 公的年金制度の意義としくみ

1 公的年金制度の意義

かつては，所得が減少する老後の生活は，主に子ども世代による家族の扶養によって支えられていた．しかし，現代社会において，都市化や核家族*化の進展，農業から被用者（サラリーマンなど雇われて働いている人）へという就業構造の変化などから，老後の生活を家族の扶養に依存することが困難になった．高齢期においても健やかに生活していくためには，やがて必ず訪れる老後において，安心して生活のできる収入が確保されていることが必要となる．

そこで，高齢期の所得を保障する社会的なしくみとして，公的年金制度が創設された．日本の公的年金制度は，20歳以上の者すべてがいずれかの年金保険に加入する強制加入制をとり，老齢，障害および死亡を保険事故として，法律で定められた要件を満たす場合に，原則として保険料の拠出に応じた**年金給付**を行う制度として発展してきた．

公的年金制度の中でも**老齢年金**は重要な地位を占める．生涯を安心して暮らすためには，老後においても一定の収入が確保されていることが必要である．しかし，自らの老後の余命期間や，現役時代から年金受給時代の経済社会変動の予測は不可能であること，核家族化により家族の扶養には限界があることなどから，老後の生活に必要となる収入を個人レベルで確実に確保することは困難といえよう．このため，老後の所得保障を柱とする公的年金制度の役割が重要となる．

2 賦課方式と世代間扶養

公的年金制度は，サラリーマンや自営業者などの現役世代が保険料を支払い，その保険料をその時々の年金受給世代の年金給付に充てる**世代間扶養**，あるいは世代間の支え合いという考え方を基本に運営されている（**賦課方式**）（図7.1-1）．その上で，経済の変動などにより年金給付の支給に支障が生じないように，過去に積み立てた積立金を活用しつつ運用している．

これに対し，民間保険のように，将来自分が年金を受給するときに必要となる財源を，現役時代の間に積み立てておく方式を**積立方式**という．

2 公的年金制度の沿革

公的年金制度は，明治時代の軍人や官吏（国家公務員の旧称）に対する恩給に始まり，明治末から官業労働者の共済組合，民間労働者を対象とする船員保険法〔1939（昭和14）年〕，労働者年金保険法〔1941（昭和16）年〕，私立学校教職員共済組合法〔1953（昭和28）年〕，農林漁業団体職員共済組合法〔1958（昭和33）年〕といった被用者年金制度を中心に発展してきた．一方，

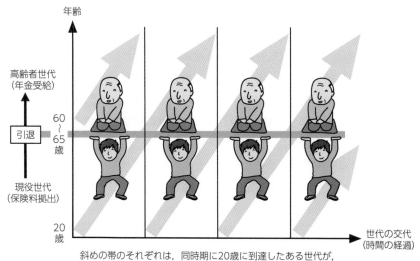

年齢

高齢者世代
（年金受給）

60
〜
65
歳

引退

現役世代
（保険料拠出）

20
歳

世代の交代
（時間の経過）

斜めの帯のそれぞれは，同時期に20歳に到達したある世代が，時の経過により年齢が上がり，現役世代という支え手側から，年金受給世代という支えられる側へ移行する様子を示したもの.

図7.1-1　公的年金制度における世代間扶養のしくみ

自営業者などについては，1959（昭和34）年に国民年金法が制定され，1961（昭和36）年から保険料徴収が開始された．これにより，すべての国民がなんらかの形で年金制度に加入する**国民皆年金**が実現した．ただし，この時点では，被用者の妻の国民年金の適用は任意加入であり，任意加入をした場合にのみ，被用者の妻名義の基礎年金受給権が認められていた.

　国民皆年金体制実現後，人口の高齢化や年金制度の成熟化に伴い，年金財政の見地から長期安定化が求められることになる．1985（昭和60）年には，公的年金制度始まって以来の大改正を行い，国民年金の強制適用を全国民に拡大し，全国民に**基礎年金**を支給することにした．これにより，国民年金による基礎年金と厚生年金や共済年金による報酬比例年金から構成される**2階建て年金制度**に再編され，従来任意加入であった被用者の妻にも年金権が確立された．その後，1989（平成元）年改正では，従来は任意加入であった20歳以上の学生を国民年金の強制適用とし，**国民年金基金**を新たに創設した.

　1990年代に入ってからも，より一層の年金財政の長期安定化が求められ，矢継ぎ早に改革が行われた．1994（平成6）年改正では，老齢厚生年金の支給開始年齢（満額）の60歳から65歳への段階的引き上げ，育児休業期間中の厚生年金の本人負担分の保険料免除制度の創設などの改正がなされた．また，2000（平成12）年改正では，①厚生年金（報酬比例部分）の給付水準の5％引き下げ，②65歳以降の基礎年金・厚生年金の改定方式の変更，③学生納付特例の導入，④育児休業期間中の事業主負担分の保険料免除，⑤総報酬制の導入などの改正が行われた.

　その後，さらなる少子高齢化の進行，経済状況の低迷などと年金財政の悪化，年金制度への不安感・不信感の広がりや，女性の社会進出，就業形態の多

**産前産後・育児休業
期間中の保険料**

産前産後休業期間，育児・介護休業法による育児休業等期間について，それぞれの期間中に事業主が年金事務所に申し出ることにより，被保険者・事業主の両方の健康保険・厚生年金保険の保険料負担は免除される．この免除期間は，被保険者の年金額を計算する際には保険料を納めた期間として扱われる．2019（平成31）年4月から，国民年金第1号被保険者の産前産後期間の保険料も免除される.

様化といった状況の変化に対応するために，2004（平成16）年に年金制度の改正が行われた．主な内容としては，①保険料水準固定方式*の導入，②基礎年金国庫負担割合の2分の1への引き上げ，③給付水準の自動調整（マクロ経済スライド*）の導入，④離婚時等の年金分割，⑤遺族年金制度の見直しなどである．その後，2007（平成19）年には，社会保険庁のずさんな年金記録の管理が社会問題化し，同庁の廃止と**日本年金機構***の設立，年金時効特例法等による立法上の措置などがなされた．

　2012（平成24）年には，社会保障・税の一体改革の一環として大規模な社会保障改革がなされた．この改革は，社会保障の機能強化・機能維持のための安定財源の確保と財政健全化の同時達成を目指すものであった．年金については，2012（平成24）年に成立した「公的年金制度の財政基盤及び最低保障機能の強化等のための国民年金法等の一部を改正する法律」（**年金機能強化法**）により，①受給資格期間の短縮，②基礎年金国庫負担1/2の恒久化，③短時間労働者への厚生年金・健康保険の適用拡大，④産休期間中の社会保険料免除，⑤父子家庭への遺族基礎年金の支給等が決まった．また，2015（平成27）年10月の**被用者年金一元化法**の施行により，厚生年金と共済年金に分かれていた被用者の年金制度が厚生年金に統一された．このほか，年金を含めても所得の低い基礎年金受給者に対する補足的な給付を行う「年金生活者支援給付金の支給に関する法律」（**年金生活者支援給付金法**）が2012年に成立している．

　その後，「持続可能な社会保障制度の確立を図るための改革の推進に関する法律」（**社会保障改革プログラム法**）に基づく，社会経済情勢の変化に対応した保障機能の強化等の措置を講ずることを趣旨とする「公的年金制度の持続可能性の向上を図るための国民年金法等の一部を改正する法律」（**年金改革法**）が2016（平成28）年に成立し，①短時間労働者への被用者保険の適用拡大の促進，②国民年金第1号被保険者の産前産後期間の保険料の免除，③年金額改定ルールの見直し等が行われている．

3 公的年金制度の概要

　わが国の公的年金制度は，全国民が加入する**国民年金**（**基礎年金**）と，その上にサラリーマンや公務員などの被用者がさらに加入する**厚生年金保険**からなる2階建てのしくみになっている（**図7.1-2**）．さらに，国民年金や厚生年金を補うための任意加入のしくみとして，**厚生年金基金**や**確定給付企業年金**，**企業型確定拠出年金**などが上乗せされている．国民年金や厚生年金保険は，政府（日本年金機構）が保険者として管掌*している．

1 国民年金

　1階部分の**国民年金**には，日本国内に住所のある20歳以上60歳未満の人はすべて加入しなければならない．国民年金制度では，働き方や暮らし方によ

用語解説*
保険料水準固定方式

あらかじめ厚生年金と国民年金の将来の保険料水準を固定した上で，その保険料負担の範囲内で給付水準を自動的に調整するしくみ．2004（平成16）年改正により，国民年金の保険料と厚生年金の保険料率が段階的に引き上げられ，2017（平成29）年以降は保険料水準が固定された．

用語解説*
マクロ経済スライド

その時点の社会情勢（現役人口の減少や平均寿命の延伸）に合わせて，公的年金財政の収入の範囲内で年金の給付水準を自動調整するしくみをいう．

用語解説*
日本年金機構

2010年1月の社会保険庁の廃止に伴い，非公務員型の公法人として新たに設立された組織．国は公的年金に係る財政責任・管理運営責任を担い，日本年金機構は厚生労働大臣から委任を受け，その直接的な監督の下で，公的年金に係る一連の運営業務（適用・徴収・記録管理・相談・裁定・給付等）を担う．

用語解説*
管掌

つかさどること．

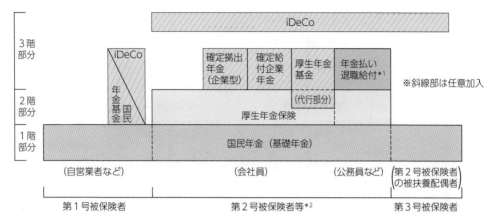

＊1 　被用者年金制度の一元化に伴い，平成27年10月１日から公務員及び私学教職員も厚生年金に加入．また共済年金の職域加算部分は廃止され，新たに年金払い退職等年金給付が創設．ただし，平成27年９月30日までの共済年金に加入していた期間分については，平成27年10月以降においても，加入期間に応じた職域加算部分を支給．
＊2 　第２号被保険者等とは，厚生年金被保険者のことをいう（第２号被保険者のほか，65歳以上で老齢，または，退職を支給事由とする年金給付の受給権を有する者を含む）．
厚生労働省．令和５年版厚生労働白書：資料編．2023, p.240.

図7.1-2　年金制度の体系

り，被保険者が三つに区分されている．第１号被保険者は，次の第２号被保険者でも第３号被保険者でもない人（自営業者や学生など），第２号被保険者は，会社等に勤務していて２階部分の厚生年金に加入している人，第３号被保険者は，第２号被保険者に扶養されている配偶者などである（図7.1-3）．

国民年金の被保険者は，保険料を支払わなければならない．第１号被保険者の保険料は，月額16,520円（令和５年度）である．ただし，保険料を支払うことが困難な場合には，保険料の減額・免除のしくみがある．学生については，**学生納付特例制度**＊のしくみがある．第２号被保険者の保険料相当分は，２階部分の厚生年金の保険料と一括して徴収されている．第３号被保険者は，自らは保険料を負担せず，第２号被保険者の加入制度が負担している．

2 厚生年金

２階部分の**厚生年金**には，70歳未満で会社などに勤務している人が加入する．パートタイマーやアルバイトでも，１週間の所定労働時間と１カ月の所定労働日数が，同じ事業所で同様の業務に従事している一般社員の４分の３以上で働いている人は厚生年金の適用となる．また，所定労働時間・所定労働日数が一般社員の４分の３未満であっても，所定労働時間が20時間以上など一定の要件を満たす人は被保険者となる．なお，厚生年金の被保険者は同時に国民年金の**第２号被保険者**となる．

厚生年金の保険料は，給与に決まった保険料率を掛けた額であり，半分は事業主が負担し，残りの半分は被保険者が負担する（**労使折半**）．

用語解説 ＊

学生納付特例制度

日本国内に住むすべての人は，20歳になったら国民年金の被保険者となり，納付が義務付けられているが，学生については，申請により保険料の納付を猶予してもらうことができる．本人の所得が一定以下の学生が対象となる．

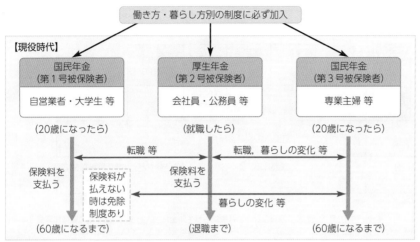

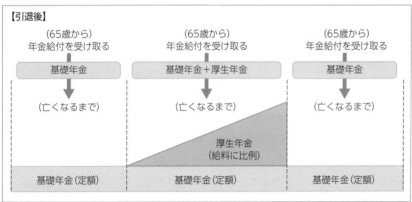

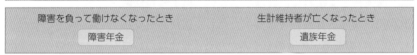

厚生労働省. 教えて！公的年金制度 公的年金制度はどのような仕組みなの？.
https://www.mhlw.go.jp/topics/nenkin/zaisei/01/01-02.html.（参照2023-11-15）.

図7.1-3　公的年金制度の全体イメージ

4 公的年金制度の給付

　公的年金は，高齢になって働けなくなったときや重い障害を負ったとき，一家の生計維持者が亡くなったときなどに，本人や残された家族に対して年金を支給することで生活を保障する（**表7.1-1**）．年金給付を受けるためには，年金を受け取るために必要な期間（受給資格期間）と年金を受けられるようになる年齢（支給開始年齢）など，一定の要件を満たしている必要がある．

1 老齢年金

　高齢になり，会社を退職するなどして所得が低くなったときの生活の支えとなる年金が**老齢年金**である．**老齢基礎年金**は，保険料を納めた期間と保険料を免除された期間が合わせて10年以上ある人が，65歳になったときに受給できる．**老齢厚生年金**は，老齢基礎年金を受け取ることができる人で，厚生年金へ

plus α

老齢年金の繰り上げ・繰り下げ受給

老齢基礎年金の支給開始年齢は原則65歳であるが，希望をすれば60歳から65歳になるまでの間で繰り上げて受けることができる．老齢厚生年金にも繰り上げ受給がある．いずれも繰り上げ受給の請求をした時点に応じて年金が減額される．また，老齢基礎年金と老齢厚生年金は，65歳で請求せずに66歳以降75歳までの間で申し出たときから繰り下げて受けることもできる．この場合，繰り下げ受給の請求をした時点に応じて，年金額が増額される．

表7.1-1 公的年金の給付種類

	基 礎	厚 生
老齢	老齢基礎年金 保険料納付済期間などに応じた額	老齢厚生年金 保険料納付済期間・賃金*1に応じた額
障害	障害基礎年金 障害等級*2に応じた額 （子どもがいる場合には加算がある）	障害厚生年金 賃金*1・加入期間・障害等級*2に応じた額 （配偶者がいる場合には加算がある）
遺族	遺族基礎年金 老齢基礎年金の満額に子どもの数に応じて加算した額	遺族厚生年金 亡くなった方の老齢厚生年金の4分の3の額

*1 賃金とは，正確には「平均標準報酬額」といい，厚生年金などへの加入期間中の給与と賞与（ボーナス）の平均額のことをいう．
*2 障害等級は，基礎年金と厚生年金で共通．障害厚生年金（2級以上）受給者は，同時に障害基礎年金を受給できる．
(注) 基礎年金は全国民が共通して受け取るが，厚生年金は会社員など厚生年金に加入している人が受け取る．

の加入期間が1カ月以上ある人が65歳になったときに受給できる（ただし，支給開始の年齢については，男性は2024年度，女性は2029年度まで経過措置があり，65歳未満でも受給できる）．

2 障害年金

　事故などにより重い障害を負ってしまった場合に，生活の支えとなる年金が**障害年金**である．**障害基礎年金**は，被保険者である間，あるいは被保険者であった人が60歳以上65歳未満の間のいずれかの期間に障害状態になったときに支給される（ただし，国民年金の保険料の滞納期間が被保険者期間の3分の1を超える場合には支給されない）．20歳より前に障害状態になった場合には，20歳になったときから障害基礎年金が支給される．**障害厚生年金**は，厚生年金の被保険者期間中に障害状態になった場合に支給される（ただし，障害基礎年金と同様に一定の滞納期間がある場合には支給されない）．

3 遺族年金

　被保険者であった一家の生計維持者が亡くなったときに，残された家族の生活の安定のために遺族に対して支給される年金が**遺族年金**である．**遺族基礎年金**は，①国民年金の被保険者，②国民年金の被保険者であった60歳以上65歳未満の人で，日本国内に住所を有していた人，③老齢基礎年金の受給権者であった人，④老齢基礎年金の受給資格期間を満たした人，のいずれかが死亡したときに，遺族に支給される．ただし，①と②については，死亡した人の死亡日前日において国民年金の保険料納付済期間（保険料免除期間を含む）が国民年金加入期間の3分の2以上あることが必要である．遺族基礎年金が支給される遺族の範囲は，死亡した人によって生計を維持されていた子のある配偶者，または子である．ここでの子とは，18歳に到達した年度の3月31日までの間にある子，または20歳未満で障害年金の障害等級1級または2級の子で，かつ婚姻していない子をいう．

　遺族厚生年金は，①厚生年金保険の被保険者が死亡したとき，②被保険者であった人が被保険者期間中に初診日がある傷病がもとで初診日から5年以内に死亡したとき，③1級または2級の障害厚生年金の受給権者が死亡した

とき，④老齢厚生年金の受給権者が死亡したとき，⑤老齢厚生年金の受給資格期間を満たした人が死亡したとき，のいずれかに該当する場合に遺族に支給される．ただし，①と②については，遺族基礎年金と同様，死亡した人の死亡日前日の保険料納付済期間が国民年金加入期間の3分の2以上あることが必要である．遺族厚生年金を受け取ることができる遺族の範囲は，死亡した人によって生計を維持されていた配偶者・子・父母・孫・祖父母である．妻は年齢に関係なく遺族となるが，子や孫については18歳に到達した年度の3月31日を過ぎていないこと，または20歳未満で障害年金の障害等級1級または2級の者であること，夫・父母・祖父母については55歳以上であることが必要となる．なお，子のない30歳未満の妻は，5年間の有期給付となる．

5 企業年金などの概要

日本の年金制度では，1階・2階部分の公的年金に加え，私的年金が中心の3階部分も老後の生活のために重要な役割を果たしている（➡p.215 図7.1-2）．

国民年金基金は，2階部分のない国民年金第1号被保険者の老齢基礎年金に上乗せして年金を支給する制度である．国民年金基金への加入は任意であり，国民年金の保険料とは別に国民年金基金の掛金を支払う．

企業年金には，確定給付企業年金，厚生年金基金，確定拠出年金などがある．**確定給付企業年金**は，従業員が受け取る給付額があらかじめ約束されている企業年金である．確定給付企業年金には，企業と従業員との間のルールを定めた年金規約に基づいて，企業が保険会社や信託銀行等と契約を結んで制度を運営する規約型と，企業年金基金という法人を別につくって制度を運営する基金型がある．また，基金型と同じように，企業とは別法人である**厚生年金基金**をつくって制度を運営する厚生年金基金がある．厚生年金基金には，従業員の厚生年金保険料の一部を国に代わって運用し，給付をする代行部分がある．近年では，厚生年金基金の解散や他の企業年金制度への移行が進んでおり，基金数は減少している．

確定拠出年金は，拠出額があらかじめ決まっており，将来の給付額が個人ごとの運用実績に応じて変動する企業年金である．確定拠出年金には，企業に勤めている人が対象となる企業型確定拠出年金と，自営業者や企業型確定拠出年金のない企業に勤めている人などが加入できる**個人型確定拠出年金**（**iDeCo**）がある．

6 公的年金制度の課題

日本では，今後少子高齢化が進み，働き手が急速に減ることで，社会や経済の活力を維持できなくなることが懸念されている．就業形態の多様化や働き手の減少に，公的年金制度も無関心ではいられず，公的年金と雇用をめぐる改革

が行われている.

近年の就業形態の変化により，パートタイマーや派遣労働などの**非正規労働者**が増加しており，これに対する厚生年金の適用が課題とされていた．短時間で働く非正規労働者の多くは厚生年金に加入できておらず，国民年金のみに加入していた．結果，老後は基礎年金のみの受給となり，老後の所得保障が不十分になる恐れがあることが指摘されていた．そこで，数次にわたる改革により，短時間労働者の厚生年金の適用拡大が徐々に図られている.

また，シニア世代の就労と公的年金の関係では，諸外国では，就労期間を延ばし，より長く保険料を拠出してもらうことを通じて年金水準の確保を図る改革が行われている．日本でも，年金支給開始年齢の引き上げや加入期間の延長などが議論されるようになってきた．近年の改革では，希望者が年金受給を65歳以降に遅らせる繰り下げ支給の選択肢を75歳まで拡大することや，**在職老齢年金***の見直しなどが行われている．高齢化の進行や平均寿命の延伸に伴い，生涯現役社会に向けた取り組みが進められている中で，高齢者の働き方と公的年金のありかたをどのように組み合わせていくのかが今後の課題となる.

> **用語解説** *
> **在職老齢年金**
>
> 70歳未満の人が厚生年金保険に加入しながら働いている場合や，70歳以上の人が厚生年金保険のある会社で働いている場合，年金と給与（賞与を含む）が一定の金額を超えると，年金の一部または全部が支給停止になる.

重要用語

公的年金	厚生年金保険	遺族年金
日本年金機構	老齢年金	
国民年金	障害年金	

2 医療保険制度

1 医療保険制度と医療提供体制

日本の医療保障は，医療サービスの供給に関する**医療提供体制**と，主にその費用の調達・財政に関する**医療保険制度**で成り立つ．日本の医療提供体制は，私的医療機関（医療法人等）を中心としており，医療保険制度については，公的医療保険制度を公費負担医療制度が補完している.

公的医療保険制度は，病気やけがなど（仕事によるものを除く）を主な保険事故として取り扱う社会保険制度である．日本の医療保険制度の特徴として，公的医療保険制度による「国民皆保険」と「フリーアクセス」が挙げられる．日本では，原則としてすべての国民が公的な医療保険制度に強制的に加入するしくみ（**国民皆保険**）を採っており，いずれかの公的医療保険制度に加入することになっている．また，健康保険証があれば，基本的に全国どこの医療機関でも受診することができる（**フリーアクセス**という）.

これに対し，**私的医療保険**（民間医療保険）は，保険会社などが販売する保

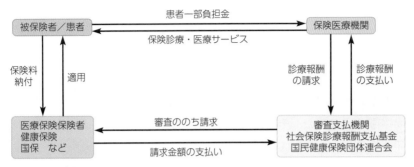

図7.2-1　保険診療のしくみ

険であり，公的医療保険制度を補完するものであって，医療費の補てんや働けなくなることによる収入の減少を補うことを目的とする任意加入の保険である（以下，医療保険という場合，公的医療保険を指すものとする）．

　日本では，医療の大半が医療提供体制を通して，保険診療（医療保険の給付の対象となる診療）として提供されている．医療提供体制は，医師や保健師，看護師，助産師などの医療従事者と病院・診療所などの医療提供施設から構成される．医療従事者の名称使用や業務は，法律上，免許制により規制されている．また，医療提供施設は，主に医療法の施設基準や人員基準などによって規制されている．

　保険診療を行うためには，病院・診療所が保険診療を行う医療機関として厚生労働大臣から保険医療機関の指定を受けなければならない．診療する医師も保険医療を担当する医師として，厚生労働大臣から保険医の登録を受けなければならない．このように，医療機関と医師の両方を二重指定する（**二重指定制**）ことにより，医療費（**診療報酬**）の請求などの事務的・経済的役割を医療機関が担当し，診療上の責任を医師個人がもつことになり，保険医療の円滑な運営が図られている．

　保険診療は，健康保険法や保険医療機関及び保険医療養担当規則（療養担当規則）に基づき，診療内容，診療報酬請求についてルールが定められている（**図7.2-1**）．保険医療の趣旨・目的の維持という観点から，保険診療が適正かつ円滑に運用されるよう，保険医療機関や保険医に対する行政の指導・監査がなされる．監査の結果，診療内容や診療報酬請求上に不正が生じていることが明らかになった場合は，保険医療機関の指定取消などの行政処分が行われる．

2 医療保険制度の沿革

　日本の医療保険は，1922（大正11）年に制定された健康保険法に始まる．当時，その被保険者は，工場や鉱山などの事業所で働く労働者本人のみを対象としていた．これは，社会政策の一環として，ドイツのビスマルク疾病保険法*などにならったものといわれている．その後，1938（昭和13）年に，市町村・職業を単位とした任意設立の保険組合を基礎とする**国民健康保険法**が制

定された．これは，農村窮乏の救済，農民の医療費負担の軽減などがねらいとされて実施されたものである．そして1939（昭和14）年には，船員を被保険者とする船員保険法のほか，販売・金融などの事業所で働く労働者を被保険者とする職員健康保険法が制定された．このとき，健康保険法の改正により，任意給付ではあるが，被保険者の家族に対して医療保険の適用が始まっている．

太平洋戦争中，医療保険制度は労働力の保持・培養のために，任意給付であった家族給付を法定化して，医療保険の適用人口の拡大をみせている．

終戦後は，社会保障制度の整備の一環として，医療保険制度の再構築が進められる．1953（昭和28）年には，日雇労働者健康保険法，私立学校教職員共済組合法，1956（昭和31）年には公共企業体職員等共済組合法がそれぞれ制定され，医療保険適用人口は拡大していった．そして，1958（昭和33）年には，国民健康保険法全面改正により国民皆保険の基盤が確立し，1961（昭和36）年の実施により，国民皆保険体制が実現することになった．これは，同年の国民年金法制定による国民皆年金体制の確立と並んで，社会保障制度の基礎となるものになった．

その後の医療保険の改革は，高度成長期を通じて，1968（昭和43）年の国民健康保険の給付率の引き上げ（被保険者分につき5割から7割に引き上げ），1969（昭和44）年の健康保険法の薬剤一部負担の廃止，1973（昭和48）年の老人福祉法改正による「老人医療費の無料化」，健康保険法の家族給付の給付率引き上げ，高額療養費制度の創設など，保険給付の内容や給付水準の拡大などが図られた．特に，1973年の制度改正は，医療保険制度の改正や年金給付水準の引き上げなどを含む社会保障制度全般の改革であり，**「福祉元年」**と呼ばれた．

しかし，1973年の第一次石油危機による低成長経済への移行や高齢化の進行などにより，医療保険財政は悪化することになる．こうした中，1982（昭和57）年の老人保健法の制定により**老人保健制度**が創設された．これにより，1973（昭和48）年以降続けられていた「老人医療費の無料化*」は改められ，定額の患者一部負担金と各医療保険制度による財政調整のしくみが導入された．

その後の制度改正では，医療費の適正化・効率化，給付と負担の公平化の観点がその軸となってくる．例えば，1997（平成9）年の健康保険法改正では，被用者本人負担分の見直し，外来薬剤の支給にかかる一部負担の導入，老人医療の一部負担の改定など給付と負担の見直しが図られた．さらに，2005（平成17）年の**「医療制度改革大綱」**を受け，2006（平成18）年には医療制度改革法が成立した．医療保険制度関連では，新たな高齢者医療制度の創設，都道府県単位の保険者の再編・統合（国保の財政基盤の強化，政管健保の公法人化）などの見直しが図られ，2008（平成20）年10月からは，従来の政府管掌健康保険（政管健保）は全国健康保険協会管掌健康保険（通称「協会けんぽ」）に生まれ変わった．

➡ 老人保健制度については，p.232参照．

用語解説 *
老人医療費の無料化
1960年代後半から老人患者の一部負担を補助することにより，老人医療費を無料にする地方自治体が現れた．1973年の老人福祉法改正による老人医療費の無料化は，当時の医療保険の給付率5割という水準の低さが高齢者の受診抑制を招くという状況を解決するために，こうした地方自治体の動きを制度化したものである．

こうした制度改正を重ねてきたが，さらに社会保障の充実・安定化と，そのための安定財源確保と財政健全化の同時達成を目指して社会保障・税の一体改革が行われている．この改革に関連して2013（平成25）年に成立した「持続可能な社会保障制度の確立を図るための改革の推進に関する法律」（社会保障改革プログラム法）に定められた措置を踏まえ，2015（平成27）年に医療保険制度改革法が成立した．改革には，患者申出療養の創設や入院時食事療養費の見直し，後期高齢者支援金の総報酬割の全面導入のほか，都道府県を国保の財政運営の責任主体とすることなどが盛り込まれている．

3 医療保険制度のしくみ

1 医療保険制度の体系

国民皆保険体制を採っている日本の医療保険制度は，職業の形態・同種の職業の者に着目して**職域保険**と，同一の地域内の居住に着目して**地域保険**に分けてみることができる．職域保険に属する制度は，①健康保険，②船員保険，③共済組合である．これらの被保険者は，企業や官公庁等に雇われて働いている人（被用者）であるので，**被用者保険**と呼ばれている．これに対し，地域保険に属する制度は，**国民健康保険**（国保）である．このほか**後期高齢者医療制度**（広域連合を運営主体とし，都道府県単位の後期高齢者等を加入者とする）がある（**表7.2-1**）．

国民皆保険は，国民健康保険法の被保険者規定が基礎となる．国民健康保険法では，都道府県の区域内に住所を有する者は，国民健康保険の被保険者の対象となる（国民健康保険法第5条）．ただし，健康保険法，船員保険法，国家公務員共済組合法，地方公務員等共済組合法，私立学校教職員共済法，高齢者の医療の確保に関する法律，国民健康保険組合*などの被保険者，組合員，加入者およびこれらの被扶養者は，各医療保険制度に加入していることをもっ

用語解説 *
国民健康保険組合

国民健康保険事業を行うために，同種の事業または業務に従事する人によって組織され，都道府県知事の認可を受けて設立される法人．医師，歯科医師，薬剤師，弁護士，建設業，理美容業などの業種で設立されている．

表7.2-1 **医療保険制度の体系**

制度		被保険者		保険者	給付事由
職域保険（被用者保険）	健康保険	一般被用者		全国健康保険協会（協会けんぽ），健康保険組合	業務外の病気・けが，出産，死亡
		法第3条第2項の規定による被保険者〔臨時に使用される者や季節的事業に従事する者等（一定期間を超えて使用される者を除く）〕		全国健康保険協会	
	船員保険	船員		全国健康保険協会	
	共済組合	国家公務員，地方公務員，私学の教職員		各種共済組合	病気・けが，出産，死亡
地域保険	国民健康保険	被用者保険の加入者以外の一般住民等（農業者・自営業者等）		都道府県・市区町村国民健康保険組合	
		退職者医療	被用者保険の退職者	都道府県・市区町村	病気・けが死亡
	後期高齢者医療制度	75歳以上の者および65～74歳で一定の障害の状態にあり後期高齢者医療広域連合の認定を受けた者		後期高齢者医療広域連合	病気・けが死亡

て，国民健康保険の被保険者としないとする適用除外を設けている（国民健康保険法第6条）．

このように，すべての者が住所を有する区域内の国民健康保険の被保険者とすることを原則としつつも，すでにある医療保険制度に加入している者を適用除外にすることにより，すべての者が医療保険に加入する国民皆保険体制が実現している．

2 保険者

医療保険の保険者は，保険に関する事務を行い，保険事故が発生した場合に被保険者に対して保険給付を行う主体である．

|1| 国民健康保険

国民健康保険は，市区町村と都道府県がともに国保保険者として運営している．このほか，国民健康保険組合も国民健康保険を運営することができる．

|2| 健康保険

被用者保険の代表である健康保険の保険者は2種類ある．主に従業員の多い大企業等では，事業主の申請によって厚生労働大臣の認可を得て健康保険組合を設立し，健康保険の事業を運営することができる（**組合健保**）．この場合，組合健保の保険者は健康保険組合となる．健保組合に属さない被用者は，**全国健康保険協会***管掌健康保険（**協会けんぽ**）に加入することになり，公法人である全国健康保険協会が保険者となる．

3 被保険者

|1| 国民健康保険

a 被保険者

国保の被保険者は，都道府県の区域内に住所を有する者である．ただし，国民健康保険法の適用除外に規定される者は国保の被保険者資格を有しない．生活保護の適用を受けている世帯に属する者は，生活保護の医療扶助から医療を受けるため，国保の適用除外となり，国保の被保険者資格を有しない．

|2| 健康保険

a 被保険者

健康保険の被保険者は，常時5人以上の従業員を使用する一定の事業所等（**適用事業所**）に使用される者（**強制被保険者**）と任意継続被保険者である．強制被保険者は，適用事業所に使用されるに至った日から被保険者資格を有することになる（健康保険の被保険者の被扶養家族は，被扶養者として保険給付が行われる）．これに対し，任意継続被保険者は，それまで2カ月以上にわたり継続して強制被保険者などの地位を有していたとき，その者が強制被保険者の地位を喪失してから20日以内に申請をすることにより，同一健康保険内にて被保険者資格を継続することができる（最長2年間）．なお，健康保険では，生活保護の適用を受ける世帯に属する者も適用事業所で使用される者である限り，被保険者資格を失うことはない．

用語解説*
全国健康保険協会
2008年10月から政府管掌健康保険から独立した全国健康保険協会が創設され，これに伴い業務区分が変更された．全国健康保険協会の都道府県支部は，健康保険法の保険給付に関する業務，任意継続被保険者に係る諸手続きなどを行うが，被保険者資格の取得および喪失など適用関係の届出書の受付・処理，保険料の納付手続きの業務は年金事務所（旧社会保険事務所）が行う．

plusα
生活保護と医療
困窮のため最低限度の生活を維持できない要保護者については，生活保護法に基づいて医療扶助が給付される．医療保険では原則3割の自己負担を要するのに対して，医療扶助では原則全額を公費でまかなう．医療扶助は，生活保護法による「指定医療機関」として指定された医療機関にて診療が行われ，要保護者は，福祉事務所長が発行する「医療券」により受診する．医療扶助の給付の必要性については，「要否意見書」に基づいて福祉事務所長が決定する．

b 被扶養者

被保険者の収入によって生活しており，日本国内に住所のある家族は，被扶養者として健康保険の給付を受ける．健康保険の被扶養者の範囲は，①被保険者と同居でなくてもよい場合［配偶者（事実婚を含む），子（養子を含む）・孫・弟妹，父母（養父母を含む）等の直系尊属］，②被保険者と同居であることが条件の場合［①以外の三親等内の親族（義父母・兄姉等），事実婚の配偶者の父母・連れ子，事実婚の配偶者死亡後のその父母・連れ子］に分けられる．これらのうち，①被保険者がその家族を扶養せざるを得ない理由がある，②被保険者がその家族を経済的に主として扶養している事実がある，③被保険者には継続的にその家族を養う経済的扶養能力がある，④その家族の年収は被保険者の年収の1/2未満である，⑤その家族の収入は年間130万円未満（60歳以上または59歳以下の障害年金受給者は年間180万円未満）である，などの条件を満たした人が被扶養者となる．被扶養者は保険料を負担しない．

4 費用負担

|1| 国民健康保険

国民健康保険事業に要する費用は，市町村ごとの事情に応じて，**国民健康保険料**または**国民健康保険税**として徴収される．国民健康保険料（税）の算定方式は，市町村ごとに決められており，所得割，資産割，均等割，平等割のうち各市町村が選んで組み合わせている（所得割と均等割は必須）．世帯ごとの保険料（税）の賦課限度額が設けられているほか，一定基準以下の所得の世帯については，保険料（税）の減免制度が設けられている．国民健康保険の被保険者が介護保険の第2号被保険者である場合，介護保険料額を合わせて国民健康保険料（税）額として賦課される．

都道府県は標準的な算定方法等により市町村ごとの標準保険料率を算定・公表し，市町村は都道府県の示す標準保険料率等を参考に，それぞれの保険料算定方式や予定収納率に基づき保険料率を定め，保険料を賦課・徴収する．

|2| 健康保険

健康保険の保険料は，被保険者の毎月の給料などの報酬月額を区切りのよい幅で区分した標準報酬月額［第1級（58,000円）〜第50級（1,390,000円）］と，税引き前の賞与総額から千円未満を切り捨てた標準賞与額（年度の累計額573万円を上限）をもとに算定する．健康保険の被保険者または被扶養者が介護保険の第2号被保険者である場合，一般保険料額（医療保険分）と介護保険料額を合算した額を保険料額としている．

毎月の保険料は，標準報酬月額および標準賞与額にそれぞれ定められた保険料率を掛けて得た額である．全国健康保険協会が行う健康保険の保険料率は地域の医療費を考慮して都道府県ごとに設定される．

健康保険の保険料は労使折半であり，被保険者と事業主がそれぞれ半額ずつ負担する．事業主は，被保険者負担分を被保険者の報酬から源泉徴収し，事業

主負担分と合算して保険料を納付する.

　健康保険に関する国庫負担は，給付に関する費用の負担と事務費の負担がある.

5 保険給付

a 保険給付の種類

　被保険者が保険医療機関などを受診した際に，保険料などの財源をもとに，保険者は被保険者に対して現物（医療サービス）や現金（金銭）を支給する．医療保険の保険給付には，医療サービスに関する給付である**医療給付**と，医療給付以外の出産の費用や埋葬料，傷病手当金など現金で支給される**現金給付**がある（図7.2-2）．これらの給付は法律にあらかじめ規定されている**法定給付**であるが，保険者がその裁量によって追加的に行うことができる**付加給付**もある.

　以下では，健康保険の保険給付を例に，その種類をみてみよう.

b 療養の給付

　被保険者の疾病または負傷に関して，次に掲げる療養の給付が行われる.

①診察

②薬剤または治療材料の支給

③処置，手術その他の治療

④居宅における療養上の管理およびその療養に伴う世話その他の看護

⑤病院または診療所への入院およびその療養に伴う世話その他の看護

　保険医療機関または保険薬局から療養の給付を受けた者は，療養の給付にかかった費用の原則3割を自己負担分として保険医療機関または保険薬局に支払う．ただし，義務教育就学前の乳幼児は2割負担，70～74歳の高齢者は2割負担〔現役並み所得（標準報酬月額28万円以上）の70～74歳の者は3割負担〕となる.

c 療養費

　旅行先での急病やけがにより健康保険証を持たずに診療を受けた場合や，会社に入社したばかりで健康保険証が届いていない場合，海外の医療機関で診療を受けた場合など，やむを得ない事情で，健康保険証を提示して保険医療機関で保険診療を受けることができず，自費で受診したときなど特別な場合には，その費用について，後で保険者から**療養費**が支給される．療養費の支給額は，

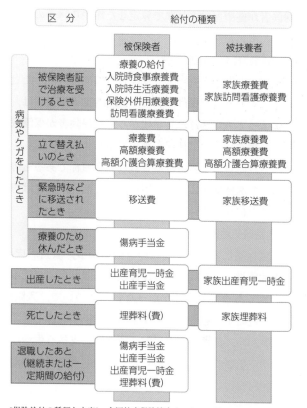

"保険給付の種類と内容". 全国健康保険協会ホームページ.
https://www.kyoukaikenpo.or.jp/g7/cat710/sb3160/sb3170/sbb31700/1940-252/,（参照2023-11-16).

図7.2-2　保険給付の体系（健康保険の例）

➡ 75歳以上の者については，p.234 後期高齢者医療制度参照.

7

社会保険制度

保険者が健康保険の基準で算定した額から，その額に自己負担割合を掛けた額を差し引いた額となる.

d 入院時食事療養費

被保険者が病気やけがで保険医療機関に入院したときは，療養の給付とあわせて食事の給付が受けられる. **入院時食事療養費**は，厚生労働大臣が定める基準によって算定された食事代から，被保険者が保険医療機関に支払う食事療養標準負担額〔一般（住民税課税世帯）1食460円〕を差し引いた額が支給される. 入院時食事療養費は療養費という名称であるものの，保険者が被保険者に代わって医療機関にその費用を直接支払い，患者は標準負担額だけを支払えばよいことになっている.

e 入院時生活療養費

介護保険との負担均衡という観点から，療養病床に入院する65歳以上の者の生活療養（食事療養ならびに温度，照明および給水に関する適切な療養環境の形成である療養）にかかった費用について，**入院時生活療養費**が支給される. 入院時生活療養費は，厚生労働大臣が定める基準によって算定された生活療養費から，被保険者が保険医療機関に支払う生活療養標準負担額を差し引いた額が支給される. 被扶養者の入院時生活療養にかかる給付は，家族療養費として給付が行われる.

f 訪問看護療養費

居宅で継続して療養を受けている被保険者が，かかりつけの医師の指示に基づいて訪問看護ステーション（指定訪問看護事業者）の訪問看護師から療養上の世話や必要な診療の補助を受けたときに，その費用が**訪問看護療養費**として支給される. 訪問看護療養費の額は，厚生労働大臣が定める基準に従って算出した額から，患者が負担する基本利用料（3割）を控除した額である. 訪問看護療養費は，保険者が被保険者に代わって，指定訪問看護事業者にその費用を直接支払うこととなっており，患者は基本利用料のみを直接支払えばよい.

g 保険外併用療養費

健康保険では，保険診療と保険が適用されない保険外診療の併用を原則禁止している（**混合診療の禁止**）. 併用があると保険が適用される診療を含めて，すべての医療費が自己負担となる. ただし，医療に対する国民のニーズの多様化，医学技術の進歩に伴う医療サービスの高度化に対応して，必要な医療を図るための保険給付と患者の選択による適当な医療サービスとの間の調整を図るという観点から，保険外診療を受ける場合でも，厚生労働大臣の定める**評価療養**と**選定療養**については，保険診療との併用が認められている. この場合，評価療養・選定療養は自費となるが，通常の治療と共通する部分（診察・検査・投薬・入院料等）の費用は一般の保険診療と同様に扱われ，その部分については一部負担金を支払い，残りの額は「**保険外併用療養費**」として健康保険から給付が行われる（**図7.2-3**）. 2016（平成28）年からは，先進的な医療につい

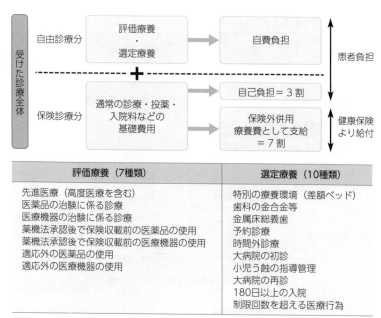

評価療養（7種類）	選定療養（10種類）
先進医療（高度医療を含む） 医薬品の治験に係る診療 医療機器の治験に係る診療 薬機法承認後で保険収載前の医薬品の使用 薬機法承認後で保険収載前の医療機器の使用 適応外の医薬品の使用 適応外の医療機器の使用	特別の療養環境（差額ベッド） 歯科の金合金等 金属床総義歯 予約診療 時間外診療 大病院の初診 小児う蝕の指導管理 大病院の再診 180日以上の入院 制限回数を超える医療行為

薬機法：医薬品, 医療機器等の品質, 有効性及び安全性の確保に関する法律.

図7.2-3　保険外併用療養費

て, 患者の申出を起点とし, 安全性・有効性等を確認しつつ, 身近な医療機関で迅速に受けられるようにする患者申出療養が保険外併用療養費制度の中に位置付けられている.

h 高額療養費・高額介護合算療養費

重い病気などで長期入院したり, 治療が長引く場合には, 医療費の自己負担額が高額になることがある. 高額になった医療費の自己負担を軽減するために, 一定の金額（自己負担限度額）を超えた部分が**高額療養費**として被保険者に支給される（ただし, 保険外併用療養費の差額部分や入院時食事療養費, 入院時生活療養費の自己負担額は対象にならない）. 高額療養費の対象となる療養は, 入院, 外来を問わず支給される. 支給額は, 年齢と所得により異なる（表7.2-2）. なお, あらかじめ保険者から「限度額適用認定証」の交付を受けている者は, 認定証を保険医療機関に提示することにより, 高額療養費が現物給付化され, 窓口での支払いが自己負担限度額にまで軽減される（図7.2-4）.

高額介護合算療養費は, 医療保険と介護保険の自己負担額を合算した年間の合計額が, 一定の限度額を超える場合に支給される.

i 家族療養費

被扶養者の病気やけがについて, 保険医療機関等で医療を受けた場合には, **家族療養費**が支給される. 給付の範囲, 自己負担割合などは, 被保険者に対する療養の給付と同じである.

j 移送費

移送費は, 病気やけがで移動が困難な患者が, 医師の指示で一時的・緊急的

plus α

医療費控除

高額の医療費の自己負担軽減のための身近な制度としては, 医療費控除がある. これは, 1年のうちに自分または自分と生計を同じくする家族のために支払った医療費が一定の金額を超えた場合に, 所得控除を受けられる制度である. 確定申告書に, 医療機関等の領収書や必要書類を添えて所轄税務署長に提出すると, 後日還付される. 介護保険サービスにも医療費控除の対象となるものがある. 日ごろから, 自分と家族の医療費がどのくらいかかっているかを把握しておくとよい.

表7.2-2 医療保険制度の概要 〔2023（令和5）年4月現在〕

制度名			保険者（令和4年3月末）	加入者数（令和4年3月末）[本人／家族] 千人	保険給付 － 医療給付 － 一部負担	高額療養費制度，高額医療・介護合算制度
健康保険	一般被用者	協会けんぽ	全国健康保険協会	40,263 [25,072／15,193]	義務教育就学後から70歳未満 3割 義務教育就学前 2割	〈高額療養費制度〉 ・自己負担限度額 （70歳未満の者） （年収約1,160万円〜）　252,600円＋（医療費−842,000円）×1％ （年収約770〜約1,160万円）167,400円＋（医療費−558,000円）×1％ （年収約370〜約770万円）　80,100円＋（医療費−267,000円）×1％ （〜年収370万円）　57,600円 （住民税非課税）　35,400円 （70歳以上75歳未満の者） （年収約1,160万円〜）　252,600円＋（医療費−842,000円）×1％ （年収約770〜約1,160万円）167,400円＋（医療費−558,000円）×1％ （年収約370〜約770万円）　80,100円＋（医療費−267,000円）×1％ （〜年収370万円）　57,600円 外来（個人ごと）18,000円（年144,000円） （住民税非課税世帯）24,600円，外来（個人ごと）8,000円 （住民税非課税世帯のうち特に所得の低い者） 　15,000円，外来（個人ごと）8,000円 ・世帯合算基準額 70歳未満の者については，同一月における21,000円以上の負担が複数の場合は，これを合算して支給 ・多数該当の負担軽減 12月間に3回以上該当の場合の4回目からの自己負担限度額 （70歳未満の者） （年収約1,160万円〜）　140,100円 （年収約770〜約1,160万円）93,000円 （年収約370〜約770万円）44,400円 （〜年収約370万円）44,400円 （住民税非課税）24,600円 （70歳以上75歳未満の者） （年収約1,160万円〜）　140,100円 （年収約770〜約1,160万円）93,000円 （年収約370〜約770万円）44,400円 （〜年収約370万円）44,400円 ・長期高額疾病患者の負担軽減 血友病，人工透析を行う慢性腎不全の患者等の自己負担限度額　10,000円 （ただし，年収約770万円超の区分で人工透析を行う70歳未満の患者の自己負担限度額　20,000円） 〈高額医療・高額介護合算制度〉 1年間（毎年8月〜翌年7月）の医療保険と介護保険における自己負担の合算額が著しく高額になる場合に，負担を軽減するしくみ．自己負担限度額は，所得と年齢に応じきめ細かく設定．
		組合	健康保険組合 1,388	28,381 [16,410／11,971]		
	健康保険法第3条第2項被保険者		全国健康保険協会	16 [11／5]	70歳以上75歳未満 2割（現役並み所得者3割）	
	船員保険		全国健康保険協会	113 [57／56]		
各種共済	国家公務員		20共済組合	8,690 [4,767／3,923]		
	地方公務員等		64共済組合			
	私学教職員		1事業団			
国民健康保険	農業者自営業者等		市町村 1,716 国保組合 160	28,051 市町村 25,369 国保組合 2,683		
	被用者保険の退職者		市町村 1,716			
後期高齢者医療制度			〔運営主体〕後期高齢者医療広域連合 47	18,434	1割（一定以上所得者2割）（現役並み所得者3割）	・自己負担限度額 （年収約1,160万円〜）　252,600円＋（医療費−842,000円）×1％ （年収約770〜約1,160万円）167,400円＋（医療費−558,000円）×1％ （年収約370〜約770万円）　80,100円＋（医療費−267,000円）×1％ （〜年収370万円）　57,600円，外来（個人ごと）18,000円（年144,000円）※ （年144,000円） （住民税非課税世帯）24,600円，外来（個人ごと）8,000円 （住民税非課税世帯のうち特に所得の低い者） 　15,000円，外来（個人ごと）8,000円 ・多数該当の負担軽減 （年収約1,160万円〜）　140,100円 （年収約770〜約1,160万円）93,000円 （年収約370〜約770万円）44,400円 （〜年収約370万円）44,400円 ※2割負担対象者について，令和4年10月1日から3年間，1月分の負担増加額は3,000円以内となる．

注）　1．後期高齢者医療制度の被保険者は，75歳以上の者および65歳以上75歳未満の者で一定の障害にある旨の広域連合の認定を受けた者．
　　　2．現役並み所得者は，住民税課税所得145万円（月収28万円以上）以上または世帯に属する70〜74歳の被保険者の基礎控除後の総所得金額等の合計額が210万円以上の者．ただし収入が高齢者複数世帯で520万円未満もしくは高齢者単身世帯で383万円未満の者，および旧ただし書所得の合計額が210万円以下の者は除く．特に所得の低い住民税非課税世帯とは，年金収入80万円以下の者等．

入院時食事療養費	入院時生活療養費	財源		
		現金給付	保険料率	国庫負担・補助
（食事療養標準負担額） ・住民税課税世帯 　1食につき　460円 ・住民税非課税世帯 　90日目まで 　1食につき　210円 　91日目から 　1食につき　160円 ・特に所得の低い住民税非課税世帯 　1食につき　100円	（生活療養標準負担額） ・住民税課税世帯 　1食につき　460円 　＋1日につき　370円 ・住民税非課税世帯 　1食につき　210円 　＋1日につき　370円 ・特に所得の低い住民税非課税世帯 　1食につき　130円 　＋1日につき　370円 ※療養病床に入院する65歳以上の方が対象 ※指定難病の患者や医療の必要性の高い者等には，さらなる負担軽減を行っている	・傷病手当金 ・出産育児一時金　等	10.00% （全国平均）	給付費等の16.4%
		同上 （附加給付あり）	各健康保険組合によって異なる	定額（予算補助）
		・傷病手当金 ・出産育児一時金　等	1級日額　390円 11級　3,230円	給付費等の16.4%
		同上	9.80% （疾病保険料率）	定額
		同上 （附加給付あり）	－	なし
			－	
			－	
		・出産育児一時金 ・葬祭費	世帯ごとに応益割（定額）と応能割（負担能力に応じて）を賦課	給付費等の41%
			保険者によって賦課算定方式は多少異なる	給付費等の28.4～47.4%
				なし
同上	同上 ただし， ・老齢福祉年金受給者 　1食につき　100円 　＋1日につき　　0円	葬祭費　等	各広域連合によって定めた被保険者均等割額と所得割率によって算定されている 給付費等の約10%を保険料として負担	給付費等の約50%を公費負担 　（公費の内訳） 　国：都道府県：市町村 　　4：1：1 さらに，給付費等の約40%を後期高齢者支援金として現役世代が負担

3．国保組合の定率国庫補助については，健保の適用除外承認を受けて，平成9年9月1日以降新規に加入する者およびその家族については協会けんぽ並とする．

4．加入者数は四捨五入により，合計と内訳の和とが一致しない場合がある．

5．船員保険の保険料率は，被保険者保険料負担軽減措置（0.30%）による控除後の率．

厚生労働省．令和5年版厚生労働白書：資料編．2023, p.27.

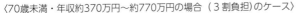

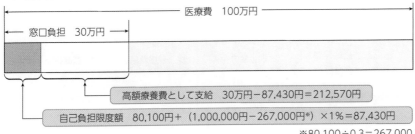

〈70歳未満・年収約370万円〜約770万円の場合（3割負担）のケース〉

医療費　100万円

窓口負担　30万円

高額療養費として支給　30万円−87,430円＝212,570円

自己負担限度額　80,100円＋（1,000,000円−267,000円※）×1％＝87,430円

※80,100÷0.3＝267,000

厚生労働省. 令和5年版厚生労働白書：資料編. 2023, p.28.

図7.2-4　高額療養費

必要があり，被保険者が療養の給付を受けるために病院や診療所に移送されたときに，保険者が必要であると認める場合に限り，現金で支給される．

k 出産に関する給付

健康保険は，被保険者の経済的負担の軽減および生活保障として**出産育児一時金，出産手当金**を被保険者に支給し，被扶養者である配偶者についても，**家族出産育児一時金**を支給する．また，被保険者は一定の要件に該当する場合，資格喪失後にも出産育児一時金を受けることができる．

❶**出産育児一時金**　被保険者が出産した場合，48.8万円が支給される．ただし，産科医療補償制度に加入している病院等で出産した場合，産科医療補償制度に支払う掛金相当分の1.2万円が加算されるため50万円が支給される．出産する病院等の多くでは，病院等と被保険者が出産育児一時金の申請・受け取りに関する代理契約を結ぶ手続きをすれば，出産育児一時金が直接病院等に支払われるしくみ（出産育児一時金直接支払制度）を実施しており，これにより，窓口でまとめて出産費用を支払う負担が軽減されている（このほか，一部の病院等では出産育児一時金受取代理制度が実施されている）．

❷**家族出産育児一時金**　被扶養者が出産した場合，被保険者に対して家族出産育児一時金として48.8万円が支給される．産科医療補償制度にかかる費用の加算と直接支払い制度等については，出産育児一時金と同様の取り扱いである．

❸**出産手当金**　被保険者が出産のために会社を休み，その間に給与の支払いを受けられないときは，出産日以前42日から出産日後56日までの期間，1日につき，直近1年間の給与の平均日額の3分の2相当額が出産手当金として支給される．

l 死亡に関する給付

被保険者等が亡くなった場合，遺族に対する保障は長期的には公的年金により行われるが，健康保険では，死亡における当座の直接費用である埋葬に関する費用が支給される．

❶埋葬料　被保険者が死亡したときに，その者により生計を維持していた者であって埋葬を行う者に対して，埋葬料として定額5万円が支給される.

❷家族埋葬料　被扶養者が死亡したときは，被保険者に対して，家族埋葬料として定額5万円が支給される.

ⓜ 傷病手当金

傷病手当金とは，被保険者が病気やけがで働くことができなくなり，給与を得られない場合に，その療養期間中の所得の保障を行う現金給付である. 会社を連続して3日間休んだ上で，4日目以降，休んだ日に対して支給される. その支給額は，被扶養者の人数や入院・通院にかかわらず，1日につき，直近1年間の給与の平均日額の3分の2に相当する金額である.

6 保険診療のしくみ

医療保険に加入する被保険者は，加入する医療保険の保険者に毎月所定の保険料を支払うことにより**健康保険証**が交付され，けがや病気になった場合，保険医療機関で健康保険証を提示することで保険診療を受けることができる. 保険診療を受けた場合，かかった費用の原則3割を**一部負担金**として窓口に支払わなければならない.

保険医療機関は，診療報酬点数表や薬価基準に従って診療内容を点数化し，**診療報酬明細書（レセプト）**に記載する. 保険医療機関は，1人の患者に対して月ごとに1件の診療報酬明細書を作成し，審査支払機関（国民健康保険団体連合会，社会保険診療報酬支払基金）に提出する. その際，保険医療機関は，診療報酬点数で計算された費用から患者の自己負担分を差し引いた額を請求する. 審査支払機関は，療養担当規則等に照らし，診療報酬明細書を医学的判断に基づいて審査し，審査が通った分を保険者に請求する. 保険者は，診療報酬請求書に基づき，審査支払機関を通じて保険医療機関に診療報酬を支払う（➡p.220 **図7.2-1**）.

7 保険診療と診療報酬

保険診療が行われた際に，保険医療機関がその行った医療行為等に対する対価として保険から受け取る診療報酬の額は，**社会保険診療報酬点数表**（一般に，診療報酬点数表と呼ばれる）によって点数化されており，1点当たり10円で計算される. 診療報酬点数表は，医科，歯科，調剤に分かれている. 薬剤の価格については「薬価基準」，医療材料の価格については「材料価格基準」がある. 診療報酬点数表は中央社会保険医療協議会（中医協）で審議され，おおむね2年に1度改定されている.

8 公費負担医療と医療保険制度

社会福祉や公衆衛生の観点から，国や地方自治体が費用を負担して実施する医療を，一般に**公費負担医療**という. その目的は，経済的弱者への援助・救済，障害児・者への支援，児童福祉や母子保健の向上，公衆衛生の向上，健康被害に対する補償や救済，難病などの医療への支援など多岐にわたる.

plus α
出来高払い方式と包括払い方式

出来高払い方式：実際に行った個々の行為ごとに評価を行い，個別の点数を積算して診療報酬を支払う方式.
包括払い方式：病名等と主な医療内容に応じて，検査，投薬などの料金が包括された定額の診療報酬を支払う方式.
DPC制度（DPC/PDPS）では，あらかじめ国が定めた診断群（病名と診療行為の組み合わせ）ごとの1日当たりの包括評価を原則としている. ただし，手術や一部検査，処置等は出来高払いとしている. 包括評価部分については，診断群分類点数表（DPC点数表）に基づいて算定される.

公費負担医療は，制度ごとに定めた特定の病気や治療法，障害を対象とする．公費負担医療には，公費優先と保険優先がある．**公費優先**とは，対象となる公費負担医療の医療費を全額公費が負担するしくみである．公費優先となる公費負担医療の例として，戦傷病者特別援護法による療養の給付や更生医療，原爆被爆者援護法の認定疾病医療，感染症法の新感染症の患者の入院などがある．

これに対し，**保険優先**は，対象となる公費負担医療の医療費について，まず医療保険の給付が優先され，医療保険による自己負担相当額を公費が負担するしくみである．保険優先となる公費負担医療の例として，原爆被爆者援護法の一般疾病医療，精神保健福祉法の措置入院，感染症法の1・2類感染症患者の入院や結核患者の入院医療・適正医療，母子保健法の養育医療，児童福祉法の結核児童の療育の給付，小児慢性特定疾病医療費助成，麻薬及び向精神薬取締法の措置入院，予防接種法による健康被害の給付，障害者総合支援法の自立支援医療（育成医療・更生医療・精神通院医療），難病法の特定医療などがある．

公費優先，保険優先のいずれも，対象となる公費負担医療によっては，患者などの収入により自己負担が発生する場合や，自己負担割合が設定されている場合がある．また，地方自治体が独自の財源で，公費負担医療を任意で単独事業として行っている場合もある．乳幼児や児童の医療にかかる自己負担の軽減のための医療費助成は，多くの地方自治体で行われている．

4 高齢者医療制度

1 これまでの高齢者医療

日本における高齢者医療の体系的な提供は老人保健制度の創設に始まる．1982（昭和57）年，70歳以上（後の改正により75歳に変更）の高齢者の医療と，40歳以上の中高年の保健事業を柱とする予防・治療・リハビリテーションを一貫した体系的な制度として，老人保健法に基づく老人保健制度が創設された．老人保健制度の医療等の対象者は，医療保険制度に加入している者であり，市町村に居住する75歳以上の者と65歳以上75歳未満の寝たきりなどの状態にある者であった．他方，老人保健制度の医療等の実施主体は市町村であり，財政的には各医療保険者の老人保健拠出金の拠出に基づく医療保険者の共同事業であった．

当時，被用者保険に加入している者は，退職すると被用者保険の対象から外れ，市町村国保に加入していた．このため，市町村国保の高齢者加入率は増加し，国保財政に大きな負担をかけていた．そこで，1984（昭和59）年の健康保険法改正の際に，被用者保険の被保険者であった退職者を対象とした退職者医療制度が創設された．

退職者医療制度は国民健康保険制度の中に設けられているが，国民健康保険

plus α

指定難病

難病のうち，①患者数が国内において一定の人数（人口のおおむね0.1％程度）に達しない，②客観的な診断基準が確立していること，を満たし，患者の置かれている状況からみて，良質かつ適切な医療の確保を図る必要性が高いものとして，厚生労働大臣が厚生科学審議会の意見を聴いて指定するものである．2021（令和3）年11月現在338疾患が対象．

の被保険者とは区別され，退職被保険者として取り扱われていた．退職被保険者は，被用者年金による老齢（退職）年金受給者のうち，被保険者期間が20年以上ある者，または，40歳以降10年以上の被保険者期間がある者とその被扶養者である．退職者医療制度の費用は退職被保険者の保険料に加え，被用者保険等の保険者から拠出される拠出金（退職者医療拠出金）でまかなわれていた．

　こうした高齢者医療制度は，現役世代と高齢者世代の負担が明確になっていないことなどから，両世代間に負担をめぐる不公平感が生じていた．そこで，2006（平成18）年の医療制度改革で，2008（平成20）年4月から老人保健法を改正し，名称を「**高齢者の医療の確保に関する法律**」に改め，65歳以上75歳未満の**前期高齢者**と75歳以上の**後期高齢者**に区分した新しい高齢者医療制度を創設することにより，両者の負担を明確にすることにした（**図7.2-5**）．

2 前期高齢者医療制度

　前期高齢者は，従来どおり，各医療保険制度に加入したまま保険料を負担し，保険給付を受給することになる．この際，制度間で前期高齢者に対する医療費の負担等の不均衡が生じるため，前期高齢者に関する医療費の費用負担を保険者間で調整するしくみが設けられている．

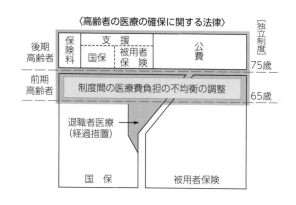

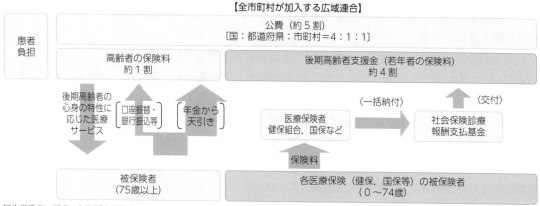

厚生労働省．平成21年版厚生労働白書：資料編．2009, p.28．一部改変．

図7.2-5　高齢者医療制度の概要

3 後期高齢者医療制度

a 運営主体と被保険者

　後期高齢者は，新たに独立して創設された高齢者医療制度に加入し，ここで被保険者として保険料を納付し，保険給付を受給する．後期高齢者医療制度の運営主体は，都道府県区域単位にその区域内の全市町村が参加して設立する後期高齢者医療広域連合である．被保険者は，後期高齢者医療広域連合の区域内に住所を有する75歳以上の者，または，65歳以上75歳未満の者のうち一定の障害状態にある者（後期高齢者医療広域連合が認定）である．生活保護受給者は，医療扶助から医療を受けるために被保険者の適用除外となる．

b 保険給付

　後期高齢者医療給付の種類として，療養の給付，入院時食事療養費，入院時生活療養費，保険外併用療養費，療養費，訪問看護療養費，特別療養費，移送費，高額療養費，高額介護合算療養費があるほか，広域連合の条例による給付（葬祭費・傷病手当金等）がある（高齢者医療確保法56条）．

c 一部負担金

　被保険者の一部負担は原則1割であるが，現役並みの所得者〔住民税課税所得が145万円以上でかつ，年金収入とその他の合計所得金額の合計が383万円以上（世帯に被保険者が2人以上いる場合は520万円以上）〕は3割，一定以上所得のある者〔住民税課税所得が28万円以上145万円未満でかつ，年金収入とその他の合計所得金額の合計が200万円以上（世帯に被保険者が2人以上いる場合は320万円以上）〕は2割となる．

d 財源と保険料

　後期高齢者医療制度の保険料は，被保険者個人単位で算定・賦課される．保険料の納付は，特別徴収（年金からの天引き）と口座振替を選択することができる．保険料率は後期高齢者医療広域連合の区域全域にわたって均一の保険料率であることが原則であるが，離島等における特例（不均一保険料率）の設定も可能である．なお，後期高齢者医療の保険料については，特例措置として，所得の低い被保険者と被用者保険の被扶養者であった被保険者に対する保険料軽減措置を講じている．

　後期高齢者医療制度の財源は，公費5割，後期高齢者支援金（被用者保険および国保の現役世代からの支援）4割，後期高齢者からの保険料1割でまかなわれる．高齢化の進展に伴い，増え続ける高齢者の医療費を社会全体で支えるという考え方から，患者負担を除く医療給付費の約4割を現役世代からの後期高齢者支援金で支えている．後期高齢者支援金は被用者保険や国民健康保険の保険者ごとに，加入者（被保険者・被扶養者）数に応じて負担する．なお，医療保険者の特定健康診査と特定保健指導の実施状況等に応じて，各医療保険者が負担する後期高齢者支援金が加算・減算されるしくみが導入されている．

5 国民医療費

1 国民医療費の推移

　1年間に使われた医療費に関する基本データとして，厚生労働省が**国民医療費**を毎年公表している．国民医療費の範囲は，保険給付の範囲とも関連して，傷病の治療費に限られており，正常な妊娠や分娩に要する費用，健康の維持増進を目的とした健康診断や予防接種の費用，患者が負担する入院時の差額ベッド代等の保険外負担の費用などは含まれていない．

　日本の国民医療費は，2021（令和3）年度で45兆359億円に達しており，人口1人当たりの国民医療費にすると35万8,800円に上る．これは，国内総生産（GDP）の8.18%，国民所得（NI）の11.37%を占める．国民医療費の推移はほぼ毎年増加の傾向にある（図7.2-6）．

2 国民医療費の構造

　国民医療費は，医療費の負担とその使用先の両面からみることができる（図7.2-7）．**制度別内訳**は，各制度がどの程度の医療費を構成しているかを示している．後期高齢者が加入する後期高齢者医療制度の医療給付分の割合が3割を超えている．また，医療費をどの財源がどれだけ負担しているのかを

plus α

国民医療費の概況

2021（令和3）年度の国民医療費は，45兆359億円．
人口一人当たり
35万8,800円
　65歳未満
　19万8,600円
　65歳以上
　75万4,000円
対国民総生産（GDP）
8.18%
対国民所得（NI）
11.37%
財源別構成割合
　公　費 38.0%
　保険料 50.0%
　その他 12.1%
　（うち患者負担
　11.6%）

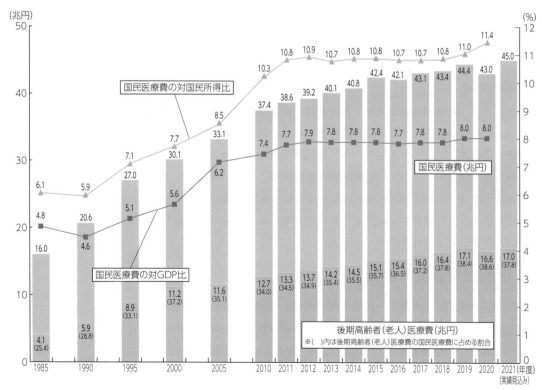

厚生労働省．令和5年版厚生労働白書：資料編．2023, p.32. 一部改変．

図7.2-6　医療費の動向

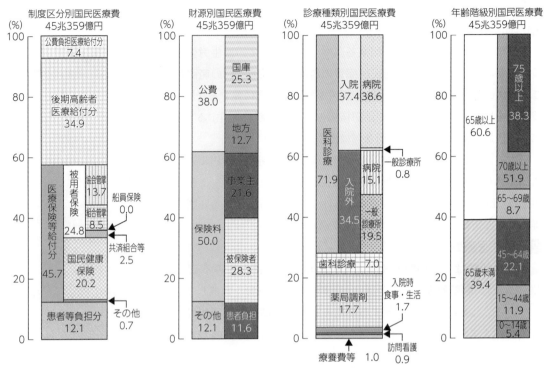

[国民医療費総額　45兆359億円，人口一人当たり国民医療費　358,800円]

注1）数値は構成割合（単位：％）である．
　2）制度区分別国民医療費は令和3年度内の診療についての支払確定額を積み上げたものである（ただし，患者等負担分は推計値である）．

令和3（2021）年度 国民医療費の概況 参考
https://www.mhlw.go.jp/toukei/saikin/hw/k-iryohi/21/dl/sankou.pdf，（参照2023-11-15）

図7.2-7　国民医療費の構造（令和元年度）

示したものが，**財源別内訳**である．医療費は，医療保険制度の保険料を基本と
しつつも，公費の投入により多くが賄われている．**診療種類別内訳**は，どこで
医療費が使われているかを示している．国民医療費の約半分は病院で使われて
いる（入院＋入院外）．また，医薬分業の推進などにより，調剤薬局への医療
費が増加しており，薬局調剤が約2割を占める．**費用構造**は病院や診療所，
薬局に支払われた医療費が何に充てられるのかを示している．約半分が医療従
事者の人件費に充てられている．

6 医療保険制度の課題

　近年の医療費は経済成長を上回る速度で増加しており，医療保険制度と財政
の安定に向けて，医療費の適正化が課題の一つとされる．近年の改革では，中
長期的な観点から医療費の伸びを抑えていくために，患者負担の引き上げと
いったこれまでの手法だけではなく，一人当たりの医療費の伸びの要因を分析
し，その要因をコントロールすることにより医療費の伸びを抑える手法も採用
している．

高齢者医療確保法では，国民の高齢期における適切な医療の確保を図る観点から，医療費の適正化を進めるために，国は医療費適正化基本方針，都道府県は住民の健康保持の推進に関する目標等を盛り込んだ医療費適正化計画をそれぞれ策定することとしている．また，医療保険者には，40歳以上の被保険者および被扶養者を対象とする生活習慣病に着目した健診（特定健康診査）と保健指導（特定保健指導）の実施が義務付けられている．こうした医療保険者の取り組みを支援するしくみとして，2018（平成30）年に**保険者努力支援制度***を創設している．

医療保険の加入者の健康増進と医療費の適正化に向けた取り組みについては，医療関係者等の協力を得ながら，都道府県と保険者が同じ意識をもって共同で取り組む必要がある．そこで保険者と後期高齢者広域連合が，高齢者医療確保法に基づいて都道府県ごとに共同で保険者協議会を設置している．保険者協議会は，特定健康診査等の実施や高齢者医療制度の運営等の関係者間の連絡調整，医療費の調査分析等の役割を担っており，保険者横断的に医療費の調査分析を行う素地を形成している．

今後は，保険者，自治体，医療関係者，企業等の幅広い関係者が課題や方向性を共有しながら，加入者の健康増進と医療費の適正化に向けた取り組みを進めていくことが求められる．

用語解説*
保険者努力支援制度
保険者機能の強化を促す観点から，国保保険者による予防・健康づくりや医療費適正化への取り組みなどを，一定の評価指標に基づき都道府県や市町村ごとに保険者としての取り組み状況や実績を点数化し，それに応じて国から交付金を交付するしくみをいう．

重要用語

国民皆保険	健康保険	後期高齢者医療制度
診療報酬	国民医療費	
国民健康保険	公費負担医療	

3 介護保険制度

1 介護保険制度の創設

1 高齢社会における介護保障の必要性

高齢期になると，多くの人が高い確率で介護が必要な状態となる．戦後間もない時期には，介護の期間は比較的短く，家族による対応もある程度可能であった．しかし近年は，医療の進歩などにより，高齢者が介護を必要とする期間は長期化し，高齢者介護が家族に与える身体的，精神的な負担は大きなものとなっている．また，寝たきりや認知症の高齢者は増加し，核家族化や高齢者の単身世帯も増加している．このような状況を踏まえ，1997（平成9）年に，介護が必要な高齢者に対して保健医療サービスや福祉サービスを提供することを目的に**介護保険制度**が創設された．

❷ 介護保険制度が創設されるまでの状況

　介護保険制度が創設されるまでは，高齢者に介護サービスを提供する社会保障制度として，老人福祉法に基づく措置制度と，老人保健法に基づいて看護や介護を提供するしくみの二つが存在していた．

　1963（昭和38）年に創設された**老人福祉制度**は，①税を主な財源としており，介護が必要な高齢者の増加に対応した十分なサービスを供給できない，②措置制度のしくみの下では，高齢者が施設や事業者を選択することが難しい，③所得に応じた利用者負担を目的に所得調査が行われるため，サービスが利用しづらい，④長い間，福祉サービスは低所得層を対象としていたため，高齢者の中には利用に抵抗を感じる人が少なくない，などの問題があった．

　1982（昭和57）年に創設された**老人保健制度**は，老人保健施設などのサービスを提供し高齢者介護の一部を担っていたが，医療サービスの一部として提供されるため，高齢者の生活支援という観点からは適切といえなかった．さらに，「老人病院」と呼ばれる医療施設では**社会的入院**＊の問題が生じていた．

❸ 介護保険制度の創設と展開

|1| 社会保険による介護保障

　1990年代に入ると，政府では，今後の介護保障のありかたについて検討が進められ，介護サービスの費用を確保するために新しい社会保険をつくるという構想が次第に有力視されるようになった．これは，社会保険のしくみを用いることで，負担と給付の関係をある程度明確にすることができ，介護保障のための負担増について国民の理解が得られやすいと考えられたためである．また，保険料負担の見返りとして介護サービスを提供することで，高齢者は心理的な抵抗感をもたずにサービスを利用できるようになることが期待された．

　1995（平成７）年７月には，社会保障制度審議会が公的介護保険制度の導入を勧告し，新たな社会保険制度の創設により介護保障を行うという方向性が明確となった．介護保険法案は1996（平成８）年に提出され，1997（平成９）年に成立し，2000（平成12）年４月に介護保険制度の運営が開始された．

|2| 介護保険法の改正

　介護保険法が施行されると，居宅サービスを中心に介護サービスの利用は大幅に増加した．介護給付費の増大に伴い，被保険者の保険料負担や公費負担も増加し，将来にわたって介護保険制度を維持していくためにはなんらかの対応が必要と考えられるようになった．また，民間事業者の参入により介護サービスの供給は拡大したが，事業者による不正請求などの問題が生じた．これらの問題に対応するため，介護保険法は数度にわたって改正されてきた．

　制度改正を通じて，次の二つの方向性が明らかとなった．一つは，**介護予防**の重視である．最近では市町村による**総合事業**を通じて予防の推進が図られている．もう一つは，市町村の役割の重視である．このような観点から，市町村が指定，監督を行う**地域密着型サービス**が導入され，**地域包括ケア**の推進が図

られている.

2 介護保険制度のしくみ

介護保険制度は，社会保険の技術を用いて介護サービスの費用を賄うしくみである．介護保険の被保険者は，介護が必要な状態（**要介護状態**）になるリスクに備えて，保険者である市町村に保険料を支払う．そして，要介護状態になったときに，保険者から介護サービス費用の支給を受けて，必要な保健医療サービスや福祉サービスを利用する．

1 介護保険制度の目的

介護保険制度の目的は，加齢にともない要介護状態となり，介護等が必要となった者が，尊厳を保持しながら，それぞれの能力に応じて自立した日常生活を営むことができるように，必要な保健医療サービスおよび福祉サービスに関する給付を受けられるようにすることである．

2 保険者

介護保険の保険者は，**市町村および特別区**（東京都23区）である．介護保険制度の創設にあたっては，どのような組織が保険者として介護保険制度の運営を担うかが問題となった．検討の結果，住民福祉の向上を図るためには，最も身近な地方公共団体である市町村を保険者とすることが適当であると判断され，現在の形態となった．市町村は，保険者として次のような事務を担当している．

介護保険の保険者（市町村）の事務

①被保険者の資格管理（被保険者台帳の作成，被保険者証の発行など）

②介護認定審査会による要介護認定

③地域支援事業の実施（地域包括支援センターの設置，介護予防事業など）

④地域密着型サービス事業所の指定，監督など

⑤市町村介護保険事業計画の策定

⑥第1号被保険者の介護保険料の徴収

市町村の負担を軽減するために，介護保険は，国や都道府県，さらに年金保険や医療保険などが介護保険の運営を支援するしくみとなっている（図7.3-1）．市町村による保険料徴収事務の負担を軽減するために，ほとんどの第1号被保険者の保険料は年金から天引きして徴収することになっている（**特別徴収**）．また，介護給付費が予測を上回ったり，保険料の収納率が低下するといった問題が生じた場合には，都道府県に設置された財政安定化基金が市町村に資金の貸付や交付を行う．このほか，小規模な市町村では，広域連合や一部事務組合といった地方自治法上のしくみを活用し，要介護認定などの事務

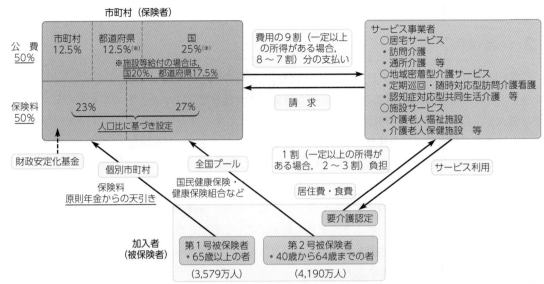

図7.3-1　介護保険制度の概要

を共同で行うという対応がとられる．

3　被保険者

|1|　第1号被保険者と第2号被保険者

　介護保険の被保険者は，第1号被保険者と第2号被保険者であり，保険給付の支給要件，保険料の設定や徴収方法などが異なる（**表7.3-1**）．

　第1号被保険者は，市町村の区域内に住所を有する65歳以上の者であり，介護保険によるサービスの主な利用者として想定されている．生活保護を受給している65歳以上の者も第1号被保険者となる（生活保護から介護保険料が支払われる）．

plus α

被保険者証

第1号被保険者には被保険者証が交付される．

表7.3-1　介護保険の被保険者

	第1号被保険者	第2号被保険者
対象者	65歳以上の者	40歳以上65歳未満の医療保険加入者
受給権者	・要介護者（寝たきり・認知症等で介護が必要な状態） ・要支援者（日常生活に支援が必要な状態）	要介護・要支援状態が，末期がん・関節リウマチ等の加齢に起因する疾病（特定疾病）による場合に限定
保険料負担	所得段階別定額保険料（低所得者の負担軽減）	・健保：標準報酬月額および標準賞与×介護保険料率（事業主負担あり） ・国保：所得割，均等割等に按分（国庫負担あり）
賦課・徴収方法	・市町村が徴収 ・年金が年額18万円以上の受給者は特別徴収（年金からの支払い） 　それ以外は普通徴収	医療保険者が医療保険料とともに徴収し，納付金として一括して納付

厚生労働省．令和5年版厚生労働白書：資料編．2023, p.231. 一部改変．

第２号被保険者は，市町村の区域に住所を有する40歳以上65歳未満の医療保険加入者である．第２号被保険者は，加齢にともなう一定の疾病（**特定疾病**）により要介護・要支援状態となった場合に限って保険給付を受けることができる．

介護保険法で定める特定疾病

①がん（医師が一般に認められている医学的知見に基づき回復の見込みがない状態に至ったと判断したものに限る）
②関節リウマチ
③筋萎縮性側索硬化症
④後縦靱帯骨化症
⑤骨折を伴う骨粗鬆症
⑥初老期における認知症
⑦進行性核上性麻痺，大脳皮質基底核変性症及びパーキンソン病
⑧脊髄小脳変性症
⑨脊柱管狭窄症
⑩早老症
⑪多系統萎縮症
⑫糖尿病性神経障害，糖尿病性腎症及び糖尿病性網膜症
⑬脳血管疾患
⑭閉塞性動脈硬化症
⑮慢性閉塞性肺疾患
⑯両側の膝関節又は股関節に著しい変形を伴う変形性関節症

2 被保険者の保険料

第１号被保険者の介護保険料は，所得段階別の定額保険料となっており，被保険者の負担能力に応じて徴収額が決まる（表7.3-2）．市町村は，介護保険事業に必要な費用の額を算定して介護保険料を定める．このため，介護保険料は市町村ごとに異なる．

第１号被保険者が年額18万円以上の公的年金の受給者である場合には，年金からの天引きによって介護保険料が徴収される（**特別徴収**）．第１号被保険者の受給する年金額が18万円を下回る場合や，公的年金を受給していない場合には，市町村は被保険者から介護保険料を直接徴収する（**普通徴収**）．

第２号被保険者の介護保険料は，被保険者が加入する医療保険の保険料とともに徴収される．介護保険料の額は，被保険者の標準報酬月額および標準賞与に介護保険料率を乗じて算出される．被用者医療保険（健康保険など）の被保険者が負担する介護保険料には事業主負担がある（原則として労使折半とな

表7.3-2　第1号被保険者の保険料

段　階	対象者	保険料	(参考) 対象者(令和2年度)
第1段階	・生活保護受給者 ・市町村民税世帯非課税かつ老齢福祉年金受給者 ・市町村民税世帯非課税かつ本人年金収入等80万円以下	基準額×0.5	609万人
第2段階	市町村民税世帯非課税かつ本人年金収入等80万円超120万円以下	基準額×0.75	296万人
第3段階	市町村民税世帯非課税かつ本人年金収入等120万円超	基準額×0.75	271万人
第4段階	本人が市町村民税非課税（世帯に課税者がいる）かつ本人年金収入等80万円以下	基準額×0.9	446万人
第5段階	本人が市町村民税非課税（世帯に課税者がいる）かつ本人年金収入等80万円超	基準額×1.0	480万人
第6段階	本人が市町村民税課税かつ合計所得金額120万円未満	基準額×1.2	521万人
第7段階	本人が市町村民税課税かつ合計所得金額120万円以上210万円未満	基準額×1.3	463万人
第8段階	本人が市町村民税課税かつ合計所得金額210万円以上320万円未満	基準額×1.5	238万人
第9段階	本人が市町村民税課税かつ合計所得金額320万円以上	基準額×1.7	255万人

※上記表は標準的な段階．市町村が条例により課税層についての区分数を弾力的に設定できる．なお，保険料率はどの段階においても市町村が設定できる．

厚生労働省．令和5年版厚生労働白書：資料編．2023，p.231．一部改変．

る）．第2号被保険者から徴収された介護保険料は，社会保険診療報酬支払基金を通じて各市町村に配分される．

4 介護保険の利用手続き

　介護保険の被保険者が要介護状態または要支援状態と判定されると，保険給付として各種の介護サービスを受けることができる．**要介護状態**は，「身体上又は精神上の障害があるために，入浴，排せつ，食事等の日常生活における基本的な動作の全部又は一部について，厚生労働省令で定める期間（6カ月間）にわたり継続して，常時介護を要すると見込まれる状態」である（介護保険法第7条第1項）．

|1| 要介護認定

　被保険者が保険給付を受けるためには，市町村及び特別区（以下，市町村と示す）による要介護・要支援認定を受ける必要がある（図7.3-2）．被保険者本人やその家族等が，要介護認定の申請を行うと，まず市町村の担当者による訪問調査が行われる．市町村職員は，高齢者の日常生活動作能力や精神的な状況などに関する一定の項目について調査を行う．この訪問調査の結果と主治医の意見書をもとに「要介護認定等基準時間」が算出され，要介護認定の**一次判定**が出される．

　次に，市町村に設置された**介護認定審査会**において，一次判定の結果や主治医の意見書，訪問調査の際の特記事項を参考に，被保険者の要介護状態に関する最終的な審査，判定が行われる（**二次判定**）．介護認定審査会は，医師や看護師，保健師，社会福祉士などの専門家で構成されており，委員の合議に基づいて判定を行う．

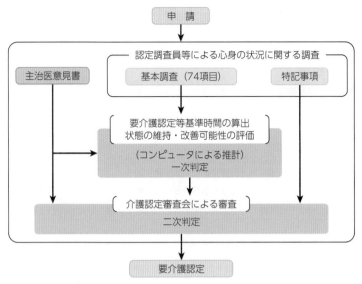

図7.3-2　**要介護認定の流れ**

	月	火	水	木	金	土	日
午前	訪問看護	通所リハビリ	訪問入浴	訪問看護	訪問リハビリ	通所リハビリ	
午後	訪問介護		訪問介護	訪問介護	訪問介護		
週単位以外のサービス：福祉用具貸与（特殊寝台），薬剤管理							

図7.3-3　**ケアプランの一例**

　要介護・要支援の認定基準は，要支援1・要支援2（要介護状態となるおそれがあり，社会的に支援が必要な状態），要介護1（部分的に介護を要する状態）から要介護5（最重度の介護を要する状態）までの全部で七つに区分されており，介護認定審査会は，申請のあった被保険者がこのいずれに該当するか，または非該当（自立）であるかを判定する.

|2| 居宅サービス計画の作成

　要介護認定を受けた被保険者が，居宅サービスや地域密着型サービスを利用する場合には，原則として指定居宅介護支援事業者に**居宅サービス計画（ケアプラン）**の作成を依頼し，これに基づいて各種のサービスを利用する.

　居宅サービス計画は，被保険者の心身の状況や家族の状態，住居などの環境，被保険者本人のニーズなどを踏まえて，指定居宅介護支援事業者に所属する**介護支援専門員（ケアマネジャー）**が作成する（図7.3-3）.介護支援専門員は，居宅サービス計画を作成し，これをもとに事業者等と連絡調整を進め，利用者本位のサービスの実現を図る. このプロセスは，**ケアマネジメント**と呼

	介護給付	予防給付	
・介護給付	居宅介護サービス費	介護予防サービス費	介護保険のサービス費の支給は，代理受領方式で現物給付化されている
	地域密着型介護サービス費	地域密着型介護予防サービス費	
	施設介護サービス費	－	
	居宅介護サービス計画費 （ケアマネ）	介護予防サービス計画費 （ケアマネ）	
	特定入居者介護サービス費 （補足給付）	特定入居者介護予防サービス費 （補足給付）	
・予防給付	居宅介護福祉用具購入費	介護予防福祉用具購入費	左の給付は，償還払いが原則〔一部の自治体で，福祉用具購入費，住宅改修費，施設の高額介護（予防）サービス費は，受領委託方式が行われている〕
	居宅介護住宅改修費	介護予防住宅改修費	
	高額介護サービス費	高額介護予防サービス費	
	高額医療合算介護サービス費	高額医療合算介護予防サービス費	

・保険給付
・市町村特別給付
（条例で定めて行うことができる市町村の独自給付，財源は1号保険料）

・地域支援事業
・介護予防・日常生活支援総合事業 — ・介護予防・生活支援サービス事業（訪問型サービス，通所型サービス，介護予防支援事業等）
・包括的支援事業 — ・一般介護予防事業
・任意事業

・保健福祉事業
（市町村の独自事業，財源は1号保険料）

厚生労働省老健局．介護保険制度の見直しに関する参考資料．2020-02-21，第90回社会保障審議会介護保険部会．2020，p.12.

図7.3-4　介護保険の保険給付，地域支援事業等

ばれており，被保険者の選択に基づいて適切なサービスを総合的かつ効率的に提供する上で重要なものとなっている．

　なお，被保険者が介護保険施設に入所する場合には，施設の介護支援専門員が施設サービス計画を作成する．また，要支援1，2と認定された被保険者に対しては，**地域包括支援センター**が**介護予防ケアマネジメント**を行い，主に**地域支援事業**を通じて各種サービスが提供されることになる．

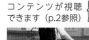

コンテンツが視聴できます（p.2参照）

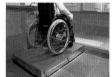

●住宅改修の一例〈動画〉

5 保険給付

1 保険給付の方法

　介護保険の保険給付には，要介護認定を受けた被保険者に対する**介護給付**，要支援認定を受けた被保険者に対する**予防給付**，市町村が独自に条例で定める**市町村特別給付**の三つがある（**図7.3-4**）．保険給付には，要介護度に応じて1カ月当たりに利用できる支給限度額（区分支給限度基準額）が設定されている（**表7.3-3**）．被保険者は，支給限度額の範囲内でケアプランに基づいて介護サービスの提供を受ける．支給限度額を超えて介護サービスを利用する場合，超過分の費用は利用者が負担しなければならない．

　介護保険の保険給付は，被保険者に対する金銭給

表7.3-3　居宅サービスの区分支給限度基準額

要支援1	5,032単位/月
要支援2	10,531単位/月
要介護1	16,765単位/月
要介護2	19,705単位/月
要介護3	27,048単位/月
要介護4	30,938単位/月
要介護5	36,217単位/月

注　1単位＝10円～11.40円（地域やサービスにより異なる）

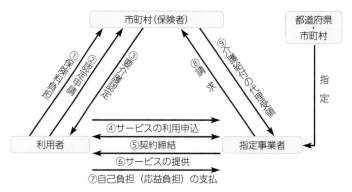

図7.3-5　介護保険によるサービスの利用

付の形式をとっている．実際に介護サービスを利用する場面では，代理受領方式*がとられているため，被保険者は，利用者負担分（原則は費用の1割）を支払うことで介護サービスを利用できる．

|2| 介護給付によるサービス

　介護保険制度では，法人格を有する事業者や施設が必要な人員基準や施設設備・運営基準を満たせば，指定事業者・指定施設として介護サービスを提供することができる．このため，民間事業者や社会福祉法人，NPO法人など多様なサービス提供主体が存在する．利用者は，これらの事業者や施設の中から希望するサービスを選択し，利用する（図7.3-5）．

　介護保険サービスの提供は，原則として各都道府県知事の指定（老人保健施設の場合は許可）を受けた事業者または施設が行う．各都道府県知事による指定は，事業者または施設が法人格を有していること，厚生労働省令で定める人員基準や施設設備・運営基準などの指定基準を満たしていることが要件となっている．

　介護給付の対象となるサービスは，居宅サービス，施設サービス，地域密着型サービスに大きく分かれ，主なサービスとして次のものがある（表7.3-4）．

a 居宅サービス

　居宅サービスは，高齢者が居宅で生活を送りながら提供を受ける介護サービスである．事業者等が高齢者の居宅に訪問する**訪問サービス**，高齢者が介護事業所等に通って利用する**通所サービス**，高齢者が短期間入所する**短期入所サービス**に大別できる．なお，ホームヘルプサービス，デイサービス，ショートステイなどについては，高齢者や障害児・者が共に利用できる**共生型サービス***が創設されている．

b 施設サービス

　施設サービスを提供する介護保険施設には，**指定介護老人福祉施設（特別養護老人ホーム）**，**介護老人保健施設**，**介護医療院**，**指定介護療養型医療施設**（療養病床など）がある．

用語解説*
代理受領方式

代理受領は，金融取引に関わる法律用語である．介護保険の保険給付は，介護保険法の規定では償還払いによる金銭給付となっている．しかし，償還払い方式では，被保険者が介護サービスを利用した際に，かかった費用をいったん全額負担しなければならないという問題が生じる．そこで，介護保険法では，代理受領方式を用いて，保険者が被保険者に代わって指定介護サービス事業者に費用を支払うことで，被保険者に保険給付を行ったものとみなすというしくみがとられている．これにより，被保険者はサービスの提供を直接受ける現物給付と同じ方法で介護サービスを利用できる．

用語解説*
共生型サービス

2017（平成29）年の介護保険法改正により，障害者総合支援制度の指定を受けた事業所については，介護保険の指定を受けやすくした．共生型サービスの導入により，障害者が65歳以上になっても，それまで利用していた事業所でサービス（訪問介護，通所介護など）を利用することが容易になった．

表7.3-4　要介護者に対する主なサービスの概要

居宅サービス	訪問介護	訪問介護員（ホームヘルパー）が高齢者の居宅（軽費老人ホーム，有料老人ホーム等も含む）を訪問し，身体介護や生活援助を行う．身体介護は，高齢者の食事や排泄，入浴等を介助する．生活援助は，日常生活に支障が生じないように訪問介護員が調理・洗濯・掃除など日常生活上の世話を行うもので，高齢者が一人暮らしの場合や，同居家族が障害や疾病のために家事を行うことが困難な場合に提供される．
	訪問看護	主治医の指示に基づいて看護師が要介護者の居宅を訪問し，訪問看護計画に従って看護サービスを提供する．病状の観察や身体の清潔保持，排泄の援助，診療の補助，リハビリテーション，療養指導などを行う．また，医師の指示に基づき，点滴や褥瘡の処置，たんの吸引などの医療行為を行う．
	訪問入浴介護	自分で入浴することができない高齢者を対象に，居宅に浴槽を運んで入浴の介助を行う．
	訪問リハビリテーション	理学療法士や作業療法士，言語聴覚士が居宅を訪問し，医師の指示に基づき，高齢者の心身の機能の維持回復を図り，日常生活の自立を助けるために必要なリハビリテーションを実施する．
	通所介護（デイサービス）	老人デイサービスセンターや介護老人福祉施設（特別養護老人ホーム）などの通所介護事業所において，食事や入浴，機能訓練，レクリエーションなどのサービスを提供する．
	通所リハビリテーション（デイケア）	病院や介護老人保健施設などの医療提供施設において，医師や理学療法士，作業療法士，言語聴覚士などが，高齢者の心身の機能の維持回復を図り，日常生活の自立を助けるために必要なリハビリテーションを提供する．
	短期入所生活介護，短期入所療養介護（ショートステイ）	介護老人福祉施設などに被保険者が短期間入所し，日常生活上の世話や機能訓練などの提供を受ける．介護老人福祉施設が提供する場合は短期入所生活介護，介護老人保健施設等が提供する場合は短期入所療養介護となる．
施設サービス	指定介護老人福祉施設（特別養護老人ホーム）	常時介護が必要であり，自宅では介護が困難な高齢者が入所して，入浴や排泄，食事の介助，その他日常生活上の世話が提供される．2015年4月から，原則，要介護3以上の高齢者のみとなった．
	介護老人保健施設	高齢者の病状が安定し，リハビリテーションに重点を置いた介護が必要な場合に入所し，医学的管理のもとに医療や看護，機能訓練，日常生活上の世話などが提供される．
	介護医療院	日常的な医学管理が必要な高齢者が入所する生活施設で，長期療養のための医療と日常生活上の世話（介護）が一体的に提供される．
	指定介護療養型医療施設	要介護の高齢者を対象とする療養病床で看護・介護を提供する医療施設であるが，2024年3月末に廃止が予定されている．
地域密着型サービス	認知症対応型共同生活介護（グループホーム）	認知症の高齢者に対して，小規模で家庭的な環境で介護サービスを提供する．一般的なグループホームでは，1ユニットに5〜9人の高齢者が共同で生活する．
	小規模多機能型居宅介護	通所介護を中心に，短期入所生活介護，訪問介護の三つのサービスを一つの事業所で提供する．要介護者は，必要に応じてこれらのサービスを組み合わせて利用する．
	定期巡回・随時対応型訪問介護看護	高齢者の在宅での生活を支えるために，定期的な巡回訪問とコールセンターへの連絡に基づく随時対応を行い，訪問介護と訪問看護を提供する．
	看護小規模多機能型居宅介護	高齢者のニーズに応じたサービスを提供するために，小規模多機能型居宅介護や訪問看護などのサービスを2種類以上組み合わせて提供する．

　指定介護老人福祉施設が都道府県知事（政令市・中核市市長）の指定を受けるためには，条例で定める人員基準，設備・運営基準を満たす必要がある．介護老人保健施設の場合には，都道府県知事（政令市・中核市市長）の許可を受ける必要がある．

c 地域密着型サービス

　地域密着型サービスは，**認知症対応型共同生活介護（グループホーム）**や**小規模多機能型居宅介護**など高齢者が住み慣れた地域で生活を続けることを支援するサービスである．住み慣れた地域での生活を支援するというサービスの性格に基づき，原則として，その市町村に居住する被保険者のみがサービスを利

表7.3-5 **主な予防給付によるサービス**

指定・監督		内 容
都道府県	介護予防サービス	介護予防訪問入浴介護，介護予防訪問看護，介護予防訪問リハビリテーション，介護予防居宅療養管理指導，介護予防通所リハビリテーション，介護予防短期入所生活介護，介護予防短期入所療養介護，介護予防特定施設入居者生活介護，介護予防福祉用具貸与，特定介護予防福祉用具販売
市町村	介護予防支援	介護予防サービス計画
	地域密着型介護予防サービス	介護予防認知症対応型通所介護，介護予防小規模多機能型居宅介護，介護予防認知症対応型共同生活介護

用できる．

　地域密着型サービスについては，市町村が事業者の指定および指導・監督を行うことになっており，市町村がサービス供給量の調整や事業者の監督に積極的に関与することになっている．例えば，市町村は，地域密着型サービスの必要整備量を**市町村介護保険事業計画**において定め，事業者の数がこれを超える場合には指定を拒否することができる．また，必要に応じて，定期巡回・随時対応型訪問介護看護や小規模多機能型居宅介護について公募を行い，事業者の指定を行うことができる．

| 3 | 予防給付によるサービス

　予防給付によるサービスは，要支援認定を受けた被保険者が，心身機能の改善や維持を図り，日常生活を送ることを支援する目的で行われる（**表7.3-5**）．このため，施設でのサービスは予防給付に含まれない．予防給付の各サービスは，要支援認定を受けた被保険者のために，地域包括支援センターが作成する**介護予防サービス計画**に基づいて提供される．

| 4 | 介護報酬

　介護サービスを提供した指定事業者・施設に対しては，**介護報酬**が支払われる．厚生労働大臣が定める算定基準では，介護サービスの内容，要介護・要支援状態の区分，提供時間などを勘案し，介護報酬が定められている．医療保険の診療報酬と異なり，介護報酬では，地域区分ごとに1単位当たりの単価が設定されている（1単位：10～11.40円）．介護報酬の審査，支払いに関する事務は，各都道府県の国民健康保険団体連合会が担当する．

| 5 | 利用者負担

　介護保険サービスを利用した場合，給付の対象となるサービス費用の9割（被保険者に一定以上の所得がある場合，8割または7割）が保険給付となるため，被保険者は残りの1割（一定以上の所得がある場合，2割または3割）に相当する費用を自ら負担しなければならない（居宅介護支援のみ，利用者負担なしで利用できる）．施設で介護サービスを受ける場合，これらの負担に加えて，食事の標準負担や保険給付対象外の日常生活費などが被保険者の自己負担となる（**表7.3-6**）．

　要介護認定を受けて介護サービスの利用を開始すると，被保険者には長期間

表7.3-6　一定所得以上の所得者の介護サービス利用料

負担割合	所得額
2割	本人の合計所得金額が160万円以上で同一世帯内の第1号被保険者の年金収入とその他の合計所得金額の合計額が346万円以上（同一世帯内の第1号被保険者が1人の場合280万円以上）
3割	本人の合計所得金額が220万円以上で同一世帯内の第1号被保険者の年金収入とその他の合計所得金額の合計額が463万円以上（同一世帯内の第1号被保険者が1人の場合340万円以上）

表7.3-7　高額介護サービス費

所得区分	世帯の上限額
（1）（2）または（3）に該当しない場合 ①市町村民税課税世帯～課税所得380万円（年収約770万円）未満 ②課税所得380万円（年収約770万円）以上～同690万円（同約1,160万円）未満 ③課税所得690万円（年収約1,160万円）以上	①　44,400円 ②　93,000円 ③140,100円
（2）①市町村民税世帯非課税者 　　②24,600円への減額により生活保護の要保護者とならない場合	①24,600円 ②24,600円
a.　市町村民税世帯非課税で，（公的年金等収入額＋合計所得金額）が80万円以下である場合	個人15,000円
b.　市町村民税世帯非課税の老齢福祉年金受給者	個人15,000円
（3）①生活保護の被保護者 　　②15,000円への減額により生活保護の要保護者とならない場合	①個人15,000円 ②15,000円

※個人とあるのは個人の上限額.

厚生労働省. 令和5年版厚生労働白書：資料編. 2023, p.232.

にわたって経済的な負担が生じることになる. 介護保険では，利用者の経済的負担を軽減するために次のような給付を行っている.

a 高額介護サービス費

　利用者負担が1カ月の上限額（所得区分に応じた限度額）を超えた場合には，上限額を超えた負担が**高額介護サービス費**として被保険者に払い戻される（表7.3-7）.

b 特定入所者介護サービス費

　特別養護老人ホームやグループホームに入所し，施設サービスの提供を受ける場合には，被保険者は，利用者負担（原則1割）のほかに施設での食費や居住費を負担しなければならない. これは，居宅サービスを利用する者と施設入所者との負担の公平性を確保するためである.

　他方で，低所得の施設入所者については食費・居住費の負担を軽減することが必要になる. そこで，市民税非課税世帯の被保険者が，介護保険施設に入所した場合やショートステイ（短期入所生活介護，短期入所療養介護）を利用した場合には，**特定入所者介護サービス費**（いわゆる**補足給付**）が支給される. これにより，食費・居住費の負担は被保険者の所得や資産等の状況に応じて一定額（負担限度額）に抑えられる.

6 地域支援事業と地域包括支援センター

　地域支援事業は，2005（平成17）年の介護保険法改正により創設された. この事業は，高齢者が要介護状態・要支援状態となることを予防し，可能な限

表7.3-8 **市町村による地域支援事業**

介護予防・日常生活支援総合事業（総合事業）
○介護予防・生活支援サービス事業 　・訪問型サービス 　・通所型サービス 　・生活支援サービス（配食等） 　・介護予防支援事業（ケアマネジメント） ○一般介護予防事業
包括的支援事業
○地域包括支援センターの運営（介護予防マネジメント業務，総合相談支援業務，権利擁護業務，包括的・継続的ケアマネジメント業務，地域ケア会議の推進など） ○在宅医療・介護連携推進事業 ○認知症総合支援事業（認知症初期集中支援事業，認知症地域支援・ケア向上事業等） ○生活支援体制整備事業（コーディネーターの配置，協議体の設置等）
任意事業
○介護給付費適正化事業 ○家族介護支援事業 ○成年後見制度利用支援事業 ○福祉用具・住宅改修支援事業 ○地域自立生活支援事業

り地域で自立した日常生活を営むことができるよう支援することを目的としている．介護保険料を財源の一部としながら，地域の高齢者を広く対象として各種の施策を行う点にこの事業の特色がある（表7.3-8）.

　地域支援事業の実施において，中核的な役割を担うのが**地域包括支援センター**である．地域包括支援センターは，一般的に人口2～3万人の日常生活圏域（多くの場合，各中学校区）ごとに1カ所設置される．地域包括支援センターは，市町村が直接設置するか，または市町村の委託を受けた社会福祉法人や医療法人などが運営する．地域包括支援センターには，原則として3種の専門職（保健師，主任介護支援専門員，社会福祉士）の職員が配置され，圏域でのさまざまな問題に対処する．

　地域支援事業では，次のような事業が行われている．

1 介護予防・日常生活支援総合事業

　介護予防・日常生活支援総合事業（総合事業）には，介護予防・生活支援サービス事業と一般介護予防事業がある．

a 介護予防・生活支援サービス事業

　介護予防・生活支援サービス事業は，要支援者に対する介護予防ケアマネジメントに基づいて，訪問型サービス（掃除，洗濯等の日常生活上の支援）や通所型サービス（機能訓練や集いの場の確保などの日常生活上の支援），その他の生活支援サービス（栄養改善を目的とした配食，住民ボランティアによる見守りなど）を提供するものである．

b 一般介護予防事業

　一般介護予防事業は，地域包括支援センターが担当する圏域の第1号被保

険者全員を対象に，介護予防把握事業，介護予防普及啓発事業などを実施するものである．

　今後，総合事業では，多様なサービスを総合的に提供することが想定されている．例えば，地域の実情に合った形でボランティアなどの地域資源の活用を図ることで，配食・見守り等の生活支援サービスを拡充することなどが期待されている．

| 2 | 包括的支援事業

　包括的支援事業では，要支援者等に対する**介護予防ケアマネジメント業務**（介護予防サービスのケアマネジメント），**総合相談支援業務**（地域の高齢者の実態把握，さまざまな生活支援サービスとの調整など），**権利擁護業務**（虐待の防止・早期発見のための事業など），**包括的・継続的ケアマネジメント支援業務**（支援が困難な事例についてケアマネジャーに助言）などを実施している．さらに，2014（平成26）年の介護保険法改正により，包括的支援事業には，**在宅医療・介護連携推進事業**，**認知症総合支援事業**，**地域ケア会議の推進**，**生活支援体制整備事業**が加わった．

| 3 | 任意事業

　任意事業は，市町村が地域の実情に応じて独自に実施するものである．介護給付等費適正化事業，家族介護支援事業，成年後見制度利用支援事業，福祉用具・住宅改修支援事業，地域自立生活支援事業などがある．

7 介護保険制度の運営

| 1 | 介護保険の財源

　介護保険制度は，給付費の50％を保険料で負担し，残りの50％を公費で賄うという財源構成となっている（➡p.240 図7.3-1）．50％の保険料負担のうち，23％は第1号被保険者の保険料，27％を第2号被保険者の保険料で負担する．この負担割合は，全国の第1号被保険者と第2号被保険者の比率に基づいて定められている．このため，今後，高齢化の進展により第1号被保険者が増加すると，第2号被保険者の負担総額の割合は低下することになる．

　公費負担の割合は，国が25％，各都道府県が12.5％，各市町村が12.5％である．国の負担25％のうち，5％は保険者である各市町村における75歳以上の後期高齢者の割合や高齢者の所得水準の相違などに着目して，**調整交付金**として交付される．

| 2 | 介護保険事業計画

　保険者である市町村は**介護保険事業計画**を，都道府県は**介護保険事業支援計画**を策定する．介護保険事業計画，介護保険事業支援計画は，3年を1期として策定される．これらの計画策定のために，厚生労働大臣は介護給付等対象サービスの提供体制の確保等に関する基本指針を定めている．

　市町村の介護保険事業計画では，年度ごとの介護サービスの予測見込み量や基盤整備計画などを定め，これらに基づいて介護保険事業の財政規模と必要な

介護保険料の総額が決定されることになる．このように，介護保険事業計画は，市町村内で提供される介護サービスの規模や保険料水準を定めるものであり，高齢者の生活に大きな影響を与えることになる．そこで，計画の策定にあたって，住民である被保険者の意見が反映できるように市町村は必要な措置（地域における聞き取り調査の実施や公聴会の開催など）を講じるものとされている．

都道府県の介護保険事業支援計画では，都道府県が定める区域ごとに，各年度の介護専用型特定施設入居者生活介護*などの必要定員総数や，市町村の計画を踏まえた介護サービスの見込み量が定められる．

用語解説 *

**特定施設入居者
生活介護**

介護保険の指定を受けた介護付き有料老人ホーム，サービス付き高齢者向け住宅，ケアハウスなどにおいて，入居している利用者に対して行われる入浴・排泄・食事等の介護，その他必要な日常生活上の支援．

|3| 介護保険事業計画におけるPDCAサイクル

2017（平成29）年の介護保険法改正により，保険者機能の強化の観点から，市町村の介護保険事業計画では，①高齢者が自立した日常生活を送るための支援，②要介護状態の予防，要介護状態等の軽減，悪化防止，③介護給付の適正化などに関して，具体的な施策や年度ごとの目標を設定し，記載することが市町村の努力義務とされた．市町村は，各施策の実施状況や目標の達成状況に関する調査，分析を行い，評価の結果について公表することが求められている．このような施策目標の設定と評価のプロセスは，介護保険事業計画へのPDCAサイクルの導入と位置付けることができる．介護保険事業計画には，地域包括ケアシステムの構築に向けた計画としての役割が期待されている．

3 介護保険制度の課題

2000（平成12）年4月の施行以来，介護保険サービスの利用者数は拡大しており〔2020（令和2）年度で約589万人〕，要介護状態にある高齢者に必要なサービスを提供する上で介護保険制度は重要な役割を果たしてきた．他方，介護保険に係る総費用は2020（令和2）年度累計で約11.3兆円となっており，制度開始時の約3.6兆円から約3倍の規模に拡大した．政府の将来推計によれば，介護に係る給付費はさらに拡大し，2025年には約15兆円になるとみられている．介護費用の増大は，公費負担や保険料負担の増大につながり，制度を持続する上で困難な問題を生じさせることになる．

このため，2014（平成26）年6月に行われた介護保険法改正では，予防給付の見直しと地域支援事業の充実，一定以上の所得者の利用者負担の見直し，などの給付や負担の見直しを中心とした措置が講じられた．また，2017（平成29）年に行われた介護保険法改正では，地域包括ケアシステムの深化・推進と制度の持続可能性の確保に向けた見直しが進められた．

■ 地域支援事業の推進

2014（平成26）年の介護保険法改正により，予防給付として提供されてきた介護予防訪問介護と介護予防通所介護は，地域支援事業に基づくサービスに移行し，提供されている．

市町村は，地域支援事業を通じて，地域の実情に合った形でボランティアなどの活用を図り，要支援者や2次予防事業の対象となる高齢者に対して，介護予防や配食・見守り等の生活支援サービスを提供する．市町村はサービスの単価や利用料を地域の実情に応じて柔軟に決定することが可能であり，運営経費を抑制しつつ，地域の実情や高齢者のニーズに応じてサービスを提供することが期待されている．

しかしながら，上記のサービスを地域支援事業として提供するためには，地域の自主的なサービスの組織化を進めることが必要である．ボランティアやNPOなどの受け皿が地域に十分存在しない場合には，地域で提供されるサービスの質が低下するおそれがある．また，財政状態により市町村間でサービス内容に大きな格差が出る可能性がある．地域支援事業の実施に当たっては，こうした懸念を解消するための施策を，今後，講じていく必要がある．

2 地域包括ケアシステムの構築

地域包括ケアシステムとは，地域の実情に応じて，高齢者が可能な限り住み慣れた地域でその有する能力に応じ自立した日常生活を営むことができるよう，医療，介護，介護予防，住まいおよび自立した日常生活の支援が包括的に確保される体制をいう（地域における医療及び介護の総合的な確保の促進に関する法律第2条）．

地域包括ケアシステムを実現するためには，介護が必要となった高齢者が住み慣れた地域で暮らし続けられるように，居住の場が確保され，医療や介護，介護予防，日常生活支援などのサービスが一体的に提供されることが必要となる．日常生活圏域において，医療や介護などのサービスがおおむね30分以内で提供される体制が整備されれば，病院に入院した場合でも，高齢者は早期に退院し再び地域で生活することが可能となるであろう．これを実現するために，介護保険制度では24時間の定期巡回・随時対応型の訪問介護・看護等のサービスやサービス付き高齢者向け住宅等の整備などを行ってきた．

今後，高齢の単独世帯や夫婦のみの世帯が増加することを踏まえるならば，高齢者が地域で生活するために，必要なサービスが切れ目なく継続的に提供される体制の整備が求められる．それに加えて，介護保険などの公的サービスだけでなく，近隣住民やボランティアなどの協力を通じて，高齢者のニーズや生活環境の変化に対応したサービスの提供が必要となる．大都市部や中小都市，農漁村など地域の特性を踏まえて，このような体制をいかに構築していくのかが，今後の市町村に課せられた大きな課題となっている．

■ 引用・参考文献

1）厚生労働省．厚生労働白書．https://www.mhlw.go.jp/toukei_hakusho/hakusho/，（参照2023-11-15）.
2）介護保険制度史研究会編．介護保険制度史：基本構想から法施行まで．新装版，東洋経済新報社，2019.
3）増田雅暢．逐条解説 介護保険法．2016改訂版，法研，2016.

重要用語

介護保険制度	ケアプラン	総合事業
要介護状態	ケアマネジメント	
要介護認定	地域包括ケアシステム	

4 雇用保険制度

1 雇用保険制度の役割

　経済情勢の変動と，その結果として生み出される労働者の失業は，資本主義社会において避けることのできない事態である．**雇用保険制度**は，失業した労働者の所得保障を目的とした社会保険制度であり，**失業保険**と呼ばれることがある．

　第二次世界大戦後，日本では大量の失業者が発生し，これに対処するために1947（昭和22）年に失業保険法が制定された．その後，1974（昭和49）年に大幅な法改正が行われ，失業給付の支給に加えて，失業の予防，雇用機会の増大，労働者の能力開発などを目的とした諸規定を盛り込み，法律の名称は**雇用保険法**に改められた．このようにして，現在の雇用保険制度は，失業した労働者の生活保障だけでなく，労働者の再就職を促進し，新たな産業分野への労働移動を円滑に進めるといった機能を有する制度となっている．

2 雇用保険制度のしくみ

1 雇用保険制度の概要

　雇用保険制度は，①求職者給付，②就職促進給付，③教育訓練給付，④雇用継続給付などの**失業等給付**，**育児休業給付**，就職支援法事業，雇用保険二事業から成っている（図7.4-1）．

　このように雇用保険制度は，基本手当のように，失業中の労働者に対する給付だけでなく，在職中の労働者を対象とした給付（教育訓練給付や雇用継続給付など）も提供している．また，失業の予防，雇用機会の増大，労働者の能力開発などを目的として雇用保険二事業を実施している．

2 保険者と被保険者

　雇用保険制度の保険者は政府であり，事業主から徴収した保険料をもとに制度の管理運営を行っている．雇用保険制度では，適用事業に雇用される労働者は，原則として被保険者となる．このような強制適用のしくみは，①零細企業に雇用されている労働者こそ失業の危険性が高い，②保険料負担を免れるために事業主が労働者の雇用保険への加入を制限することを防止する，などの理由に基づいている．

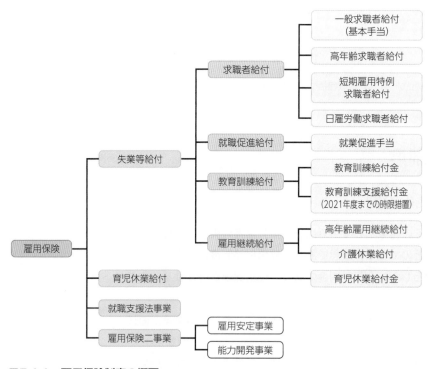

図7.4-1　雇用保険制度の概要

　雇用保険の被保険者となる労働者は，事業主との間に雇用関係がある者である．被保険者は，雇用形態に応じて，**一般被保険者**，**高年齢被保険者**，**短期雇用特例被保険者**，**日雇労働被保険者**に分かれており，それぞれの雇用の実態に対応した給付が用意されている．

　一般被保険者については，同一の事業主の下で31日以上継続して雇用される見込みがあり，1週間当たりの所定労働時間が20時間以上ある場合に，被保険者としての資格が生じることになる．

　法人の代表者や監査役，株式会社の取締役，昼間通学している学生，家事使用人，臨時内職的に雇用される者，国外で就労する者などは被保険者とされない．このほか，公務員なども雇用保険制度の適用除外となる．

3　費用負担

　雇用保険制度は，被保険者である労働者と事業主が支払う保険料が主な財源となる．雇用保険の保険料は，賃金支払総額の1.55％である．このうち1.2％相当分が，保険給付と就職支援法事業の費用に充てられることになっており，事業主と被保険者とがそれぞれ0.6％ずつ負担する．残りの0.35％相当分は事業主のみが負担し，雇用保険二事業の費用に用いられる（**表7.4-1**）．農林水産業や建設業など短期雇用特例被保険者の多い業種では，一般保険料率より高い保険料率が適用される．

表7.4-1　雇用保険料率（2023年度）

負担者 事業の種類	① 労働者負担 （失業等給付・ 育児休業給付の 保険料率のみ）	② 事業主負担	失業等給付・ 育児休業給付の 保険料率	雇用保険 二事業の 保険料率	①＋② 雇用保険料率
一般の事業	0.6%	0.95%	0.6%	0.35%	1.55%
農林水産・ 清酒製造の事業	0.7%	1.05%	0.7%	0.35%	1.75%
建設の事業	0.7%	1.15%	0.7%	0.45%	1.85%

4 基本手当の受給手続き

　次に，失業した被保険者に対して，どのようにして**基本手当**が支給されるかをみておこう．雇用保険の被保険者が基本手当を受けるためには，算定対象期間（原則として離職の日以前の2年間）に保険料を納めた期間が通算して12カ月以上あることが必要となる．ただし，①倒産，解雇等により離職した場合（特定受給資格者）や，②有期の労働契約が更新されなかったために離職した場合（特定理由離職者）には，離職した日以前の1年間に6カ月以上保険料を納めていれば基本手当を受けることができる．

　ここでいう「1カ月」とは，賃金支払の基礎となる日数が11日以上ある月，または，賃金支払の基礎となった労働時間数が80時間以上ある月のことである．

|1| 雇用保険における「失業」

　基本手当は，受給資格のある被保険者が「失業」している間，支給される．基本手当を受けるために，被保険者は**公共職業安定所（ハローワーク）**において求職の申し込みを行い，失業の認定を受けなければならない．

　雇用保険法において「失業」とは，「被保険者が離職し，労働の意思および能力があるにもかかわらず，職業に就くことができない状態にあること」である（雇用保険法第4条第3項）．つまり，それまで勤めていた仕事を単に離職しただけでは失業とはみなされず，被保険者が再び働く意思と能力をもっていることが必要となる．

　ここで「労働の意思」とは，雇用労働に就こうとする**積極的な意思**とされている．公共職業安定所の紹介に応じるだけでなく，できる限りの方法で積極的に求職活動を行っていることが必要となる．また「労働の能力」とは，労働に従事できる精神的，肉体的，環境上の能力とされている．例えば，疾病や負傷，妊娠，出産，育児，病人の看護などの事情で労働に就くことができないような場合には，職業紹介に応じる状態にあるとはいえないため，「労働の能力」をもたないとみなされる．被保険者が「失業」の状態にあるかについては，各都道府県の公共職業安定所が判断する．

　なお，離職理由が自発的な退職であるか解雇であるかは，失業の認定においては問題とされない．つまり，結婚などによる自己都合退職の場合でも失業状

plus α

「失業」ではない状態

離職をしても，結婚して家事に専念する場合，学業に専念する場合，自営業を行う場合（準備を含む），家業の手伝いのため他に就職することができない場合などは失業とみなされず，雇用保険の基本手当を受けることができない．

態にあれば基本手当を受給することができる。ただし，離職理由により基本手当の給付日数には区別が設けられており，自己都合退職の場合には支給の開始が2カ月間停止される（離職から5年の間に2回の離職までは給付制限期間は2カ月，3回目の離職からは給付制限期間は3カ月となる）。

|2| 失業の認定

各都道府県の公共職業安定所において，被保険者が失業の認定を受けると，被保険者には雇用保険受給資格者証が渡される。

公共職業安定所は，受給資格者ごとに4週間に1回の**失業認定日**を指定する。受給資格者は，指定された失業認定日に公共職業安定所に出頭しなければならない。失業認定日に失業の認定がなされると，前回の認定日以後に，失業していると認定された日数分の基本手当が受給資格者に対して支給される（図7.4-2）。なお，最初の求職申込日から7日間は待機期間とされており，基本手当は支給されない。

失業の認定など公共職業安定所が行う処分について不服のある者への権利救済として，雇用保険審査官への審査請求と，この決定に不服がある場合の労働保険審査会に対する再審査請求がある。この再審査の結果に対して不服がある場合，処分の取り消しを求めて行政訴訟で争うことになる。

|3| 基本手当の給付額

基本手当の給付額は，「賃金日額」に所定の給付率（50~80%）をかけて算定される。「賃金日額」とは，原則として離職の日以前の1年間において被保険者期間として算定された最後の6カ月に支払われた賃金の総額を180で割っ

```
┌──────────────┐
│     離 職      │
└──────────────┘
┌────────────────────────────────────────┐
│ 受給資格の決定                           │
│  被保険者は住所地を管轄する公共職業安定所（ハローワーク）で「求職申し│
│ 込み」を行い，「離職票」を提出する。被保険者の受給資格を確認した後，受│
│ 給説明会の日時が伝えられる。              │
└────────────────────────────────────────┘
┌────────────────────────────────────────┐
│ 受給説明会                               │
│  公共職業安定所において雇用保険制度についての説明が行われ，被保険者に│
│ は「雇用保険受給資格者証」と「失業認定申告書」が手渡される。その際，第│
│ 1回目の「失業認定日」が伝えられる。        │
└────────────────────────────────────────┘
┌────────────────────────────────────────┐
│ 失業の認定                               │
│  原則として，4週間に1回，公共職業安定所において失業の認定が行われる。│
│ 被保険者は，「失業認定申告書」に就職活動の状況などを記入し，「雇用保険受│
│ 給資格者証」とともに提出する。            │
└────────────────────────────────────────┘
                           4週間ごとに認定
┌──────────────┐
│  基本手当の受給   │
└──────────────┘
```

図7.4-2　**基本手当の受給手続き**

た額である．基本手当の日額は，離職者の賃金の50〜80％相当分を基準に定められており，離職前の賃金の低い者ほど80％に近づくように設定されている．

｜4｜受給期間

離職の日の翌日から原則として1年間が基本手当の受給期間であり，この期間内に所定給付日数分の給付が支給される．受給期間内であれば，支給停止を受けたとしても給付日数が減少することはない．しかし，この期間を過ぎてしまうと，所定給付日数が残っていても基本手当の受給はできなくなる．そこで，妊娠・出産・育児などの理由で職業に就くことができない場合には，最長で3年間，受給期間を延長することができることになっている．

｜5｜所定給付日数

基本手当の所定給付日数は90〜360日までの範囲で定められている（表7.4-2）．雇用保険制度は，特定受給資格者（会社の倒産や解雇などにより離職を余儀なくされた者）および特定理由離職者（労働契約が更新されなかったために離職した有期契約労働者）と，それ以外の一般の受給資格者（定年退職した者や自己都合退職により離職した者）とで所定給付日数を区別している．

倒産や解雇のように労働者が自分の意思に反して離職を余儀なくされた場合には，再就職が困難となる．このため，これらの失業者に対する保障が手厚くなるように，給付日数が設定されている（特定受給資格者，特定理由離職者の範囲については表7.4-3，表7.4-4を参照）．障害者など再就職の困難な者についても特別の給付日数が定められている．

表7.4-2　基本手当の給付日数

① 特定受給資格者（倒産，解雇などにより，再就職の準備をする時間的余裕なく離職を余儀なくされた者）および特定理由離職者（労働契約が更新されなかったために離職した有期契約労働者）の場合

区　分　＼　被保険者であった期間	1年未満	1年以上5年未満	5年以上10年未満	10年以上20年未満	20年以上
30歳未満	90日	90日	120日	180日	−
30歳以上35歳未満		120日	180日	210日	240日
35歳以上45歳未満		150日		240日	270日
45歳以上60歳未満		180日	240日	270日	330日
60歳以上65歳未満		150日	180日	210日	240日

② 一般の受給資格者の場合（定年退職者や自己の意思で離職した者）

区　分　＼　被保険者であった期間	1年未満	1年以上5年未満	5年以上10年未満	10年以上20年未満	20年以上
全年齢	−	90日		120日	150日

③ 障害者などの就職困難な受給資格者の場合

区　分　＼　被保険者であった期間	1年未満	1年以上5年未満	5年以上10年未満	10年以上20年未満	20年以上
45歳未満	150日	300日			
45歳以上65歳未満		360日			

表7.4-3　特定受給資格者の範囲

1．「倒産」等により離職した者

① 倒産（破産，民事再生，会社更生等の各倒産手続の申立てまたは手形取引の停止等）に伴い離職した者
② 事業所において大量雇用変動の場合（1カ月に30人以上の離職を予定）の届出がされたため離職した者および当該事業主に雇用される被保険者の3分の1を超える者が離職したため離職した者
③ 事業所の廃止（事業活動停止後再開の見込みのない場合を含む）に伴い離職した者
④ 事業所の移転により，通勤することが困難となったため離職した者

2．「解雇」等により離職した者

① 解雇（自己の責めに帰すべき重大な理由による解雇を除く）により離職した者
② 労働契約の締結に際し明示された労働条件が事実と著しく相違したことにより離職した者
③ 賃金（退職手当を除く）の額の3分の1を超える額が支払期日までに支払われなかったことにより離職した者
④ 賃金が，当該労働者に支払われていた賃金に比べて85％未満に低下した（または低下することとなった）ため離職した者（当該労働者が低下の事実について予見し得なかった場合に限る）
⑤ 離職の直前6カ月間のうちに［1］いずれか連続する3カ月で45時間，［2］いずれか1カ月で100時間，または［3］いずれか連続する2カ月以上の期間の時間外労働を平均して1カ月で80時間を超える時間外労働が行われたため離職した者．事業主が危険もしくは健康障害の生ずるおそれがある旨を行政機関から指摘されたにもかかわらず，事業所において当該危険もしくは健康障害を防止するために必要な措置を講じなかったため離職した者
⑥ 事業主が法令に違反し，妊娠中もしくは出産後の労働者または子の養育もしくは家族の介護を行う労働者を就業させ，もしくはそれらの者の雇用の継続等を図るための制度の利用を不当に制限したことまたは妊娠したこと，出産したこともしくはそれらの制度の利用の申出をし，もしくは利用をしたこと等を理由として不利益な取扱いをしたため離職した者
⑦ 事業主が労働者の職種転換等に際して，当該労働者の職業生活の継続のために必要な配慮を行っていないため離職した者
⑧ 期間の定めのある労働契約の更新により3年以上引き続き雇用されるに至った場合において当該労働契約が更新されないこととなったことにより離職した者
⑨ 期間の定めのある労働契約の締結に際し当該労働契約が更新されることが明示された場合において当該労働契約が更新されないこととなったことにより離職した者（上記⑧に該当する場合を除く）
⑩ 上司，同僚等からの故意の排斥または著しい冷遇もしくは嫌がらせを受けたことによって離職した者，事業主が職場におけるセクシュアルハラスメントの事実を把握していながら，雇用管理上の必要な措置を講じなかったことにより離職した者および事業主が職場における妊娠，出産，育児休業，介護休業等に関する言動により労働者の就業環境が害されている事実を把握していながら，雇用管理上の必要な措置を講じなかったことにより離職した者
⑪ 事業主から直接もしくは間接に退職するよう勧奨を受けたことにより離職した者（従来から恒常的に設けられている「早期退職優遇制度」等に応募して離職した場合は，これに該当しない）
⑫ 事業所において使用者の責めに帰すべき事由により行われた休業が引き続き3カ月以上となったことにより離職した者
⑬ 事業所の業務が法令に違反したため離職した者

表7.4-4　特定理由離職者の範囲

1．期間の定めのある労働契約の期間が満了し，かつ，当該労働契約の更新がないことにより離職した者（その者が当該更新を希望したにもかかわらず，当該更新についての合意が成立するに至らなかった場合に限る）（表7.4-3の2．の⑧または⑨に該当する場合を除く）

2．以下の正当な理由のある自己都合により離職した者

① 体力の不足，心身の障害，疾病，負傷，視力の減退，聴力の減退，触覚の減退等により離職した者
② 妊娠，出産，育児等により離職し，雇用保険法第20条第1項の受給期間延長措置を受けた者
③ 父もしくは母の死亡，疾病，負傷等のため，父もしくは母を扶養するために離職を余儀なくされた場合または常時本人の看護を必要とする親族の疾病，負傷等のために離職を余儀なくされた場合のように，家庭の事情が急変したことにより離職した者
④ 配偶者または扶養すべき親族と別居生活を続けることが困難となったことにより離職した者
⑤ 次の理由により，通勤不可能または困難となったことにより離職した者
　（a）結婚に伴う住所の変更
　（b）育児に伴う保育所その他これに準ずる施設の利用または親族等への保育の依頼
　（c）事業所の通勤困難な地への移転
　（d）自己の意思に反しての住所または居所の移転を余儀なくされたこと
　（e）鉄道，軌道，バスその他運輸機関の廃止または運行時間の変更等
　（f）事業主の命による転勤または出向に伴う別居の回避
　（g）配偶者の事業主の命による転勤もしくは出向または配偶者の再就職に伴う別居の回避
⑥ その他，表7.4-3の2．の⑪に該当しない企業整備による人員整理等で希望退職者の募集に応じて離職した者等

以上のように，基本手当の所定給付日数は，再就職の難易度と被保険者期間に基づいて定められているが，就職困難な事情が生じた場合には，被保険者を十分に保護できない恐れがある．そこで，個別延長給付，訓練延長給付，広域延長給付，全国延長給付などの措置が用意されている．

|6| 基本手当の支給制限

次のように，受給資格者が積極的な就業意欲を欠く場合や，離職理由が自発的な失業に当たる場合には，基本手当の支給が停止されることがある．

❶**紹介拒否による給付制限**　職種が不適当であるなど正当な理由をもたないにもかかわらず，受給資格者が公共職業安定所の紹介する職業に就くことを拒んだり，公共職業訓練を受けることを拒む場合には，拒否した日から起算して１カ月間，基本手当の支給が停止される．また，公共職業安定所で職業指導を行ったにもかかわらず，受給資格者が適当と考えられない職業や労働条件に固執しているような場合も「労働の意思および能力」を欠くとみなされ，１カ月間，基本手当が支給されないことがある．

❷**離職理由による給付制限**　被保険者が自己の責めによるべき重大な理由によって解雇された場合や，正当な理由なく自己の都合によって退職した場合には，基本手当の給付制限がなされる．自己の責めによるべき重大な理由によって解雇された場合の給付制限期間は３カ月である．自己都合退職の場合，２カ月間，基本手当の支給が行われない（離職から５年の間に２回の離職までは給付制限期間は２カ月，３回目からは３カ月となる）．

❸**不正受給による給付制限**　詐欺や脅迫，失業認定の際の虚偽の申告などの不正の行為により，基本手当など受給した者に対しては，給付が支給されない．①，②と異なり，この給付制限は，被保険者の受給資格の剥奪であり，不正行為の日以降の保険給付を受けることができない．また，不正に受給した給付について返還命令が出されることがある．

5 その他の雇用保険給付

雇用保険の保険給付は，失業等給付（基本手当を含む**求職者給付，就職促進給付，教育訓練給付，雇用継続給付**）と育児休業給付である（表7.4-5）．ここでは，教育訓練給付と雇用継続給付，育児休業給付を取り上げる．

|1| 教育訓練給付

教育訓練給付は，労働者による主体的な能力開発を支援することを目的として創設された．雇用保険の被保険者が自ら費用を負担して厚生労働大臣の指定する職業に関する教育訓練（指定講座）を受けて修了した場合に，かかった費用の一部を支給するしくみである．教育訓練給付は，在職中の被保険者であっても受けることができる．「一般教育訓練」「特定一般教育訓練」「専門実践教育訓練」があり，支給要件や教育訓練給付金の額はそれぞれ異なる．

また，初めて専門実践教育訓練を受講する45歳未満の離職者で，訓練期間中，失業状態にある場合に教育訓練支援給付金が支給される（2025年度のま

表7.4-5 基本手当以外の雇用保険給付の概要

失業等給付	求職者給付	一般被保険者に対する求職者給付	基本手当のほかに，「技能習得手当」「寄宿手当」「傷病手当」がある．「技能習得手当」と「寄宿手当」は，受給資格者が公共職業安定所長の指示した公共職業訓練などを受ける場合に支給される．「傷病手当」は，受給資格者が公共職業安定所に求職の申込みをした後，傷病のために職業に就くことができない場合に，基本手当の代わりに支給される．
		高年齢継続被保険者に対する求職者給付	65歳以上の失業者に対して，被保険者であった期間に応じて一時金として30〜50日分の「高年齢求職者給付金」が支給される．
		短期雇用特例被保険者に対する求職者給付	季節労働者に対して50日分の「特例一時金」が支給される．
		日雇労働被保険者に対する求職者給付	失業のつど，一日単位で「日雇労働求職者給付金」が支給される．
	就職促進給付	就業促進手当	早期に就職した場合，就業形態に応じて，「再就職手当」「就業促進定着手当」「就業手当」「常用就職支度手当」が支給される．
	教育訓練給付	教育訓練給付金	被保険者であった期間に応じて，教育訓練の受講にかかる費用の一定割合が支給される．
		教育訓練支援給付金	45歳未満の離職者に対し，訓練受講期間中に基本手当の80％相当額が支給される（2025年度までの時限措置）．
	雇用継続給付	高年齢雇用継続給付	高年齢雇用継続基本給付金：60歳以降の賃金額の15％相当額が支給される． 高年齢再就職給付金：基本手当を受給した後，61歳以後に再就職した場合に支給される．
		介護休業給付	介護休業開始前の賃金額の67％相当額が支給される．
育児休業給付		育児休業給付金	育児休業開始前の賃金額の67％（育児休業開始から6カ月経過後は50％）相当額が支給される．

での時限措置）．

| 2 | 雇用継続給付

雇用継続給付は，高齢者などの雇用の継続を図ることを目的として創設された．この給付は，賃金が低下した高齢者や介護休業の取得者が置かれた状況を「雇用の継続が困難となる事態」と位置付け，賃金の低下や所得の喪失に対して一定の給付を支給するものである．

ⓐ 高年齢雇用継続給付

高年齢雇用継続給付は，高齢者の雇用の継続を援助，促進するための給付である．高年齢雇用継続給付には「高年齢雇用継続基本給付金」と「高年齢再就職給付金」がある．

高年齢雇用継続基本給付金は，60歳以上65歳未満の一般被保険者であって，被保険者期間を5年以上有し，60歳以降に基本手当などの失業等給付を受けていない者が，60歳の時点と比べて賃金額が75％未満に低下した状態で雇用を継続する場合に（雇用先が同一企業であるか他企業であるかは問わない），被保険者が65歳になるまで支給される．支払われた賃金額が60歳時点の61％以下である場合には，賃金額の15％相当額が支給される．賃金額が60歳時点の賃金額の61％超75％未満である場合には，一定の割合で逓減（しだいに減ること）する15％未満の率を乗じて得た額が支給される．

基本手当を受けた後，再就職した一般被保険者（60歳以上65歳未満）に対

しては，**高年齢再就職給付金**が支給される．

b 介護休業給付

雇用保険の被保険者が家族の介護のために介護休業を取得した場合，介護休業給付金は支給対象となる同じ家族について93日を限度に3回までに限り支給される．育児休業給付と同様，介護休業給付を受給するためには，休業開始前の2年間に，賃金支払基礎日数の11日以上ある月が12カ月以上必要である．

被保険者が介護休業を取得して，配偶者や親，子，配偶者の父母の介護を行う場合に，介護休業給付は支給される．祖父母や兄弟姉妹，孫と同居し，被保険者が扶養している場合には，これらの者のための介護休業取得も支給の対象となる．介護休業給付の支給は，対象となる家族1人につき1回までとなっている．支給額（月額）は，原則として休業開始時点の賃金月額の67％相当分である．

| 3 | 育児休業給付

育児休業給付は，原則として1歳未満の子を養育するために育児休業を取得した一般被保険者に支給される．育児休業給付を受給するためには，一般被保険者であることに加えて，休業開始日より前の2年間に賃金支払基礎日数の11日以上ある月が12カ月以上あることが必要となる．

育児休業給付の支給期間は，子が原則として1歳になるまでの期間である．育児休業開始から6カ月間は休業前賃金の67％相当額，6カ月以降は50％相当額が育児休業基本給付金として支給される．

母親とともに，父親も育児休業を取得する場合，両者に育児休業給付が支給される．なお，保育所等において保育が行われないなどの理由により，子が1歳に達する日よりも後の期間に育児休業を取得する場合には，最長で子が2歳に達する日の前日まで育児休業給付金の支給対象期間を延長することができる．

6 雇用保険二事業

雇用保険制度では，失業等給付のほかに，失業の予防，雇用状態の是正，雇用機会の増大，労働者の能力の開発および向上を目的として，**雇用安定事業**，**能力開発事業**の二つの事業を行うことになっている．

労働力の需給は，年齢や地域，産業別に著しい不均衡がみられるなど不安定な性格を有している．雇用保険二事業は，このような不均衡を是正し，労働市場の改善を通じて，失業の予防を達成することを目的としている．これまでに，事業主からの保険料を財源として，失業した労働者の採用や労働者の雇用の維持を促進するためのさまざまな財政的な援助を事業主に対して実施している．

例えば，雇用安定事業の一つである**雇用調整助成金**は，経済上の理由で事業活動の縮小を余儀なくされた事業主が，一時的に休業等を行い，労働者の雇用の維持を図る場合に，事業主が労働者に支払う賃金等の一部（休業手当相当

額）を助成するものである．2020年に生じた新型コロナウイルス感染症への対応では，雇用調整助成金に特例措置がとられ，雇用保険の被保険者ではない労働者に対象を拡大させて，休業手当相当額の助成が行われた．

3 雇用保険制度の課題：求職者支援制度

雇用保険制度では，近年の雇用経済情勢の変化に対応して，特定受給資格者や特定理由離職者など再就職が困難な者に対する給付の重点化，多様な働き方に対応するために，雇用保険の適用範囲の拡大などの施策がとられてきた．このような動きの中で最も注目されているのが，2010（平成22）年に創設された**求職者支援制度**である．

求職者支援制度は，雇用保険の基本手当を受給できない求職者に対して，職業訓練を受講する機会を提供するとともに，早期の就職に向けてきめ細かく支援することを目的としている．あわせてこの制度では，一定の条件を満たした受講者（雇用保険の失業等給付を受給できない特定求職者）に対して**職業訓練受講給付金**＊が支給される．

長らく失業時の所得保障は，雇用保険が中心となっており，雇用保険の受給終了者や受給資格要件を満たさなかった者，雇用保険が適用されなかった者，学卒未就職者，自営廃業者などに対して十分な所得保障が提供されてこなかった．求職者支援制度は，所定の条件を満たした受講者を対象に，訓練期間中，一定の所得保障を行うものであり，これまでの制度の欠落を補う機能が期待されている．

求職者支援制度の課題

第二のセーフティネットとしての求職者支援制度にはいくつかの課題がある．第一に，職業訓練受講給付金は，収入，資産に基づいて対象者が限定されていることである．給付金は原則1カ月ごとに訓練期間中支給されるが，対象者は次の条件を満たしていなければならない．①収入が8万円以下であること，②世帯の収入が25万円以下であること，③世帯の金融資産が300万円以下であること，④現に居住する土地・建物以外に土地・建物を所有していないこと，⑤原則として訓練のすべての実施日に訓練を受講していること，⑥世帯に他の当該給付金の受給者がいないこと，⑦過去3年以内に失業等給付等の不正受給をしていないことである．また，給付金の支給を受けてから6年間は，再支給を受けることができない．就職支援の所得保障制度として有効に機能するためには，必要に応じてこうした支給条件の見直しを図っていくことが必要となる．

第二の課題は，職業訓練受講給付金の財源の大半が，雇用保険料から拠出されていることである．給付金の財源は，雇用保険法に基づく事業（**就職支援法事業**）として雇用保険料（労使折半）50%，国庫負担50%で構成されている．雇用保

険制度の対象外とされた求職者の所得保障の財源として，雇用保険料を用いることに合理性を見いだすことは困難であり，費用負担のありかたについて見直しを行うことが求められる．

重要用語

雇用保険	特定受給資格者	育児休業給付
失業の認定	教育訓練給付	求職者支援制度

5 労災保険制度

1 労災保険制度の概要

労災保険制度は，1947（昭和22）年の**労働者災害補償保険法**に基づいて創設された．労災保険では，労働者が業務災害または通勤災害により被災した場合に，被災労働者またはその遺族に対して各種の保険給付を支給する（表7.5-1）．

業務災害とは，労働者の業務上の負傷，疾病，障害または死亡をいう．労働基準法では，労働者が業務災害に被災し，負傷するなどした場合に，使用者に対して療養補償その他の補償を義務付けている．しかし，単独の事業主による費用負担では，業務災害に被災した労働者が十分な補償を受けられない場合がありうる．労災保険制度は，事業者が共同で費用を拠出する保険制度を通じて，労働者に対する補償を確実に実施し，被災労働者とその家族の生活保障を行うことを目的としている．被災した労働者が労災保険による保険給付を受けた場合には，労働基準法上の使用者の災害補償責任は免除される．

労働者を1人でも使用する事業（個人経営の農業・水産業等で労働者数5人未満の場合は除く）は，労災保険法の適用を受ける．労災保険の保険料は事業主が全額負担しなければならない．

2 労災保険の給付

1 労災保険給付

労災保険は，正社員だけでなく，パートやアルバイトなど事業主に使用されて賃金を受ける者は，すべて保険給付の対象とされ，業務災害または通勤災害により負傷等をした場合に，災害の態様に応じて療養や所得保障のための労災保険給付を受けることができる（表7.5-1）．

|1| 業務災害による労災保険給付

業務災害による主な労災保険給付を示す．

表7.5-1　労災保険制度の概要

労災保険	保険給付等	療養のため休業する場合	療養（補償）給付	療養費の全額
			休業（補償）給付	休業4日目から休業1日につき休業給付基礎日額の60%
			傷病（補償）年金	療養開始後1年6カ月経過しても治らずその傷病が重い場合：年金給付基礎日額の313日分（1級），277日分（2級），245日分（3級）の年金
		障害が残った場合	障害（補償）年金	年金給付基礎日額の313日分（1級）〜131日分（7級）の年金
			障害（補償）一時金	給付基礎日額の503日分（8級）〜56日分（14級）の一時金
		被災労働者が死亡した場合	遺族（補償）年金	遺族数に応じ年金給付基礎日額の153日分〜245日分の年金　例）遺族1人の場合，給付基礎日額の153日分
			遺族（補償）一時金	遺族補償年金受給資格者がいない場合，その他の遺族に対し給付基礎日額の1,000日分の一時金
			葬祭料（葬祭給付）	315,000円＋給付基礎日額の30日分（最低保障額は給付基礎日額の60日分）
		常時または随時介護を要する場合	介護（補償）給付	1月当たり，常時介護は172,550円，随時介護は86,280円を上限
		脳・心臓疾患に関する異常所見	二次健康診断等給付	脳血管および心臓の状態を把握するための二次健康診断および医師等による特定保健指導
		石綿による健康被害で死亡した場合	特別遺族年金	遺族数に応じ，年240万円〜330万円
			特別遺族一時金	遺族に応じ，1,200万円もしくは1,200万円からすでに支給された特別遺族年金の合計額を差し引いた差額
	社会復帰促進等事業		社会復帰促進事業	義肢等の費用の支給，アフターケアの実施等
			被災労働者等援護事業	労災就学等援護費の支給等
			安全衛生確保等事業	労働災害防止対策の実施等

注1　給付基礎日額とは，原則として被災前直前3カ月間の賃金総額をその期間の暦日数で除した額（最低保証額3,970円）である．
　2　年金給付および長期（1年6カ月経過）療養者の休業（補償）給付に係る給付基礎日額については，年齢階層ごとに最低・最高限度額が設定されている．

厚生労働省．令和5年厚生労働白書：資料編．2023, p.133. 一部改変．

❶**療養補償給付**　業務災害による傷病のために被災労働者が治療を必要とする場合に，必要な療養の給付を行う．

❷**休業補償給付**　業務災害による傷病の療養のために被災労働者が労働することができず，賃金を受けられない場合に，休業4日目から休業1日につき給付基礎日額の60%相当額を支給する．

❸**傷病補償年金**　業務災害による傷病が療養開始後1年6カ月を経過した日または同日後において，被災労働者の傷病が治っておらず，かつ傷病による障害の程度が傷病等級に該当する場合は年金を支給する．

❹**障害補償年金**　業務災害による傷病が治った後に，被災労働者に障害等級1〜7級に該当する障害が残った場合，年金を支給する．

❺**介護補償給付**　業務災害により傷病補償年金または障害補償年金を受給している者のうち，一定の障害を有し，現に介護を受けている場合に介護の費用として支出した額を支給する．

❻**遺族補償年金**　被災労働者が業務災害により死亡した場合に，その遺族に対

して年金給付が支給される．遺族の人数によって支給される額が異なる．

❼葬祭料　業務災害により死亡した者の葬祭を行う場合に支給される．

なお，休業補償給付，傷病補償年金，障害補償年金については，労災保険制度の**社会復帰促進等事業**を通じて**特別支給金**による上乗せ給付が行われる．例えば，休業特別支給金の場合，休業4日目から休業1日につき給付基礎日額の20％相当額が，休業補償給付に上乗せして支給される．

2 通勤災害による労災保険給付

通勤災害に被災した労働者に対する労災保険給付として，**療養給付，休業給付，傷病年金，障害年金，介護給付，遺族給付，葬祭給付**がある．給付の内容は，業務災害の保険給付とほぼ同じである（表7.5-1）．

3 その他

労働者の脳血管疾患や心臓疾患の発症を防止するために，**二次健康診断等給付**が設けられている．事業主が行った直近の定期健康診断等において，労働者が次の①，②のいずれにも該当する場合に，二次健康診断および特定保健指導が行われる．

①血圧測定，血中脂質検査，血糖検査，腹囲またはBMIの測定のすべての検査において，異常の所見があると診断されていること

②脳血管疾患または心臓疾患の症状を有していないと認められること

2 労災保険給付と他の社会保険給付との関係

労災保険は，労働者に生じた疾病，負傷，死亡等について保険給付を行うため，他の社会保険給付との関係が問題となる．健康保険法は，労災保険法上の業務災害以外の疾病，負傷，死亡等に関して保険給付を行うと定めている．このため，業務災害による傷病等に対して健康保険による給付は行われない．これに対し，厚生年金保険や国民年金における障害年金や遺族年金は，併給調整を行った上で労災保険給付とともに支給される．

3 業務災害，通勤災害の認定

1 業務災害の認定

労災保険給付は，労働者に業務上の災害が生じた場合に支給される．業務上とは，業務が原因となったということであり，業務と傷病等の間に一定の因果関係があることをいう（**業務起因性**）．

労働災害の認定は，全国の労働基準監督署が行っており，**業務遂行性**＊と業務起因性の有無に基づいて判断している．具体的に業務災害として認定されるのは，次のような場合である．

ａ 事業主の支配・管理下にあって業務に従事していた場合

就業時間中に，労働者が行っていた業務や事業場の施設・設備の管理状況の不備が原因となって業務災害が発生したような場合，業務災害と認められる．ただし，就業時間中の労働者の業務逸脱行為によって災害が発生したような場

用語解説＊
業務遂行性

被災労働者が，労働契約に基づいて事業主の支配下にある状態を指す．業務遂行性は，業務起因性を判断する上での有力な基準となる．しかし，就業時間中であっても業務逸脱行為などにより業務起因性が認められない場合がありうるため，業務起因性の有無に基づいて業務災害の認定がなされることになる．

合や，労働者が故意に災害を発生させた場合，個人的な恨みなどにより労働者が第三者から暴力行為を受けて負傷したような場合には，業務起因性があるとはいえず，業務災害として認定されない．

ⓑ 事業主の支配・管理下にあるが業務に従事していなかった場合

就業時間外であっても，労働者が事業場施設内にいる限り，事業主の管理下にあると判断される．ただし，休憩時間中のスポーツなど，私的な行為によって負傷したような場合には業務起因性は認められないが，事業場の施設・設備や管理状況の不備により生じた災害は，業務災害として認定される．

ⓒ 事業主の支配下にあるが，管理下を離れて業務に従事していた場合

出張のように，労働者が事業主の管理下を離れて業務に従事する場合がある．これは事業主の指揮命令に基づくものであり，包括的に業務遂行性が認められる．したがって，業務終了後に遊びに出かけるなど積極的な私的行為の結果として災害が生じたといった特別の事情でない限り，業務起因性があり業務災害と認定される．

2 業務上疾病の認定

業務が原因となって労働者が疾病になった場合には，労災保険給付が支給される．補償の対象となる**業務上疾病**は，労働基準法施行規則に定められている．長期間にわたって有害物質にさらされることで発症する例が多い．例えば，粉じんを飛散する場所での業務によるじん肺症などがある．

また，長時間労働により生じた脳・心臓疾患（いわゆる過労死），過重な労働や職場でのハラスメントが原因となって生じた精神障害についても，業務上の疾病と認定される．ただし，発症した労働者の基礎疾患や業務外の要因が影響することがあるため，認定判断が困難な場合も少なくない．厚生労働省が定める認定基準では，業務の過重性について発症直前から発症6カ月前までの期間にさかのぼって検討し，判断することになっている．

3 通勤災害の認定

労働者が，就業のため住居と就業の場所との間の往復で災害に遭遇した場合には，**通勤災害**として，労災保険給付が支給される．この場合の「通勤」とは，労働者が就業に関し，住居と就業の場所との間を合理的な経路および方法により移動することをいう．労働者が往復の経路を逸脱または往復を中断した場合には，逸脱または中断の間およびその後の移動は通勤とされない．ただし，逸脱または中断が日常生活上必要な行為（日用品の購入など）であって，労働省令で定めるやむを得ない事由により行うための最小限度のものである場合は，逸脱または中断の間を除いて通勤とみなされる．

労働者が複数の異なる就業場所で働いているような場合，就業場所から別の就業場所への移動についても通勤とみなされる．また，単身赴任などにより住居と家族のいる住居との間を移動するような場合にも通勤とみなされる．

重要用語

労災保険 業務災害 業務上疾病

◆ 学習参考文献

❶ **厚生労働統計協会. 保険と年金の動向. 厚生労働統計協会.**

年金保険や医療保険の基礎データがわかる. 毎年発行されている.

❷ **服部万里子. 最新 図解でわかる 介護保険のしくみ. 日本実業出版社, 2018.**

介護保険のしくみがわかりやすく解説されている.

❸ **西村健一郎ほか. 労災補償とメンタルヘルス. 信山社, 2014.**

労災保険のしくみが, 最近, 問題となっている労働災害としてのメンタルヘルス問題への対応とともに詳しく解説されている.

8 生活と福祉

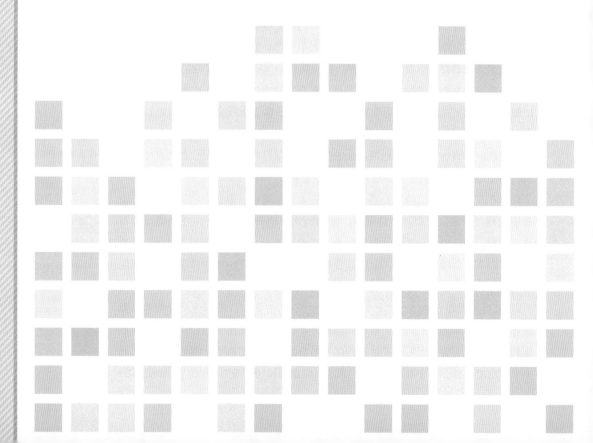

学習目標

- 地域福祉とは何かについて考え，意見を述べることができる.
- 地域における福祉と保健・医療の連携の重要性について理解できる.
- 「障害者」として社会とのつながりをもって「生きる」ことについて考え，意見を述べることができる.
- 家族をめぐる身近な出来事と社会福祉，社会保障の関係を理解できる.

1 地域で生活するということ

1 「地域に出たい．自立したい」

これまでさまざまな面から社会福祉・社会保障について考えてきた．しかし実際にはこうした制度やサービスの前に，**個々の人びとの「生」**があり，それぞれの「生活」が存在することを忘れてはならないだろう．彼らの生活を支えるために，各種の社会保障制度や福祉サービスが存在するのである．

事例❶

Aさんの思い

「……自分でアパートを借りて，好きな料理を好みの味つけで作り，自分の責任で好きな時間に眠り，散歩も許可などをとることなくできる生活をしたい．病院がいかに大きなものであっても，その中だけでは，生きるというにはあまりに狭い．地域に出たい．自由．責任．流れ作業の中に自分を委ねるのではなく，自分で，自分の責任で，自分の人生を左右する自立生活がしたい．物心ついてからそれまでの人生を施設で送ってきた．死ぬ前に一度でも，自立したい」

この文章からは，地域で生きること，「自立」することへのAさんの切実な思いが伝わってくる．この文章に対峙したとき，Aさんが男性なのか女性なのか，若者であるのか高齢者であるのか，また，どのような障害をもっているのか，家族はいるのか，ということはもはや問題ではなくなるだろう．高齢だから，障害が重いから，家族がいないからといって，誰がAさんの要求を否定することができるだろうか．Aさんが，施設あるいは病院を出て自立生活をしたいという意志をもっているのであれば，私たちはまず，Aさんの**意志を最大限に尊重**し，次にAさんの**生活を支えるためのあらゆる手段**を考えなければならないだろう．「障害者の権利に関する条約*」にも，「全ての障害者が他の者と平等の選択の機会をもって地域社会で生活する平等の権利」がうたわれている（第19条：自立した生活及び地域社会への包容）．

もちろん，ひと口に障害と言っても，先天的な障害，事故や病気・加齢による後天的な障害，また，身体障害，知的障害，精神障害など，さまざまである．また，個々のニーズも，医療ニーズ，介助ニーズなど多岐にわたる．Aさんがどのような障害をもち，どのようなニーズをもっているかによって，実際に地域で暮らすために**必要な制度・サービスも異なってくる**だろう．

近年，「施設から地域へ」というスローガンのもとに，地域生活を始める障害者が徐々に増加している．どこに住み，どのような生活を営むかを選択する権利を，すべての人がもっているのはもちろんのことである．本節では，これまで学んできたことを復習しつつ，Aさんのように障害をもつ人の「**地域生活**」

用語解説*
障害者の権利に関する条約

2006年12月国連総会において採択され，2008年5月に発効した．第1条において「すべての障害者によるあらゆる人権及び基本的自由の完全かつ平等な享有を促進し，保護し，及び確保すること並びに障害者の固有の尊厳の尊重を促進することを目的とする」とされる．日本は2007年9月に署名，2014年1月に批准した．

を支えるために，いかにして社会福祉・保健・医療が連携していけるのかを考えてみたい．

コンテンツが視聴できます (p.2参照)

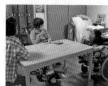

●障害者にとって自立とは
〈動画〉

2 施設から地域へ

1 「地域生活」の意味するもの

「地域生活」という言葉から，あなたは何を想像するだろうか．おそらくなんらかの障害のある人や病をもつ人が，施設や医療機関ではないところで，さまざまな援助の手を得ながら生きていくということだろう．では，施設や医療機関ではない「地域」とは，いったいどこにあるのか．さらにどのように，誰と生活することが地域で生活することを意味するのだろうか．

一つの答えとして「住み慣れた場所で生活する」というものがあるだろう．土地勘やなじみの店がある場所で，一人で，あるいは家族や友人など身近な人とともに，自宅や共同住宅で生活をすることを地域生活と呼ぶことがある．しかし，あえて自分のことを誰も知らない新天地で暮らしたいという人もいるだろうし，家族とは生活空間を別にしたいという人もいるだろう．重要なのは，地域生活のあり方に関して正しい答えなど存在しないということだ．どこに住もうと，どのように住もうと，誰と住もうと，それは**本人の選択**に委ねられることになる．

これは，多くの人が通常何気なく行っていることであろう．私たちはそれぞれの事情を考慮しつつ，どこに住むのか，誰と住むのかを，最終的には自分で決定する．しかし，障害をもっていると，この決定には時に困難が伴う．さらに，障害のある人や病をもつ人が地域で生活するときに，彼らを支える家族の存在と，その家族の役割が想定されることが多い．「医療的・身体的ケアなどが必要な人には，家族が常に付き添っている」「ホームヘルパーなどから援助を得ているとしても，主として家族がケアを行う」というように．

家族と住みたい人がいてもよいし，その人を支えたいという家族がいてもよい．ただ，地域生活において家族の存在は，必ずしも必要条件ではないことを理解しておかなければならない．「地域で生活したい」という希望をもっている人に，「家族が同居しないなら無理でしょう」と言うのではなく，一人暮らしを希望するのであれば，その意志を尊重することが前提となる．

2 「地域生活」には何が必要か

具体的にイメージしてみよう．あなたは，日常生活に手助けが必要な障害をもっていて，かつ現在は施設（病院）に入所（入院）しているが，地域で生活をしたいと希望しているとしよう．「地域生活」には何が必要だろうか．

ハード面では，まず**住む場所**である．すでに住むべき家があるのでなければ，まずこれを確保することが条件となる．また身体の状態に合わせた住宅改造が必要になることもある．

さらに，自分の生活を助けてくれる機関や人について考えなければならな

い．これは，障害の種類や程度に応じて変わってくる．一人で入浴できない，一人で食事をすることや外出をすることが困難である，他人の言うことが理解しにくいなどの状態を想定すれば，それを助ける支援者や介助者，あるいは介助サービス派遣や相談支援を行う事業所が必要だろう．医療的ニーズが高いのであれば，頼れる医師・看護師の存在，ならびに医療的サービスを提供する医療機関があることが必須の条件となる．

また，働く意志があるのであればその場所，そうでなくとも，希望があれば社会とつながりをもてる場所や，日中を過ごす場所（デイサービスや通所施設など）があることは重要だろう．**社会的な居場所**のないことのつらさは，少し想像力を働かせればわかることである．

これら全体を覆う条件として，人間的な生活を送ることができる経済面の保障が必要である．これを**所得保障**という．とりわけ環境が整っていないなどの理由で働けないのであれば（地域生活に限定した話ではないが），最低限度の所得保障が必要であることは言うまでもない．

3 住まい

1 住まいを獲得することの困難

施設や病院から出て，あるいは親元を離れて地域で生活するには，住まいと住まい環境の確保が必要不可欠である．

国は「障害者の地域生活の支援を推進」することを明言しており，そのため「グループホーム」の整備など，障害者の住まいの場の確保について取り組みを進めている[1]．また，障害者総合支援法のサービスの「自立支援給付」のうち，「相談支援」の中に「地域移行支援」が位置付けられており，入所施設に入所している障害者や精神科病院に入院している精神障害者の，住居の確保を含めた相談などを行うことができる．

➡ 障害者総合支援法の自立支援給付や相談支援については，p.163，p.165参照．

しかし，地域移行を行おうとする際には，なお壁があるという．なぜなのだろうか．まず，国が進めているグループホームを建設する際にも，近隣住民からの反対運動が起こることがあるという[2]．さらに，住まいを借りる場面を考えてみると，不動産業者で門前払いにあうことも多い．この背景には，住民や貸主の「障害者」に対する，「トラブルを起こすのではないか」「火事を出すのではないか」といった，偏見に基づいた心配などがある（これは高齢者や外国人に対しても同様である）．こうした偏見とともに，「なぜ障害者が一人暮らしなどするのか．親きょうだいに面倒をみてもらえばよいのではないか」という見方が根強くあるように思われる．

障害をもつ人が，障害をもたない他の人と同様に，地域における住まいを獲得するには，いまだ困難な状況がある．しかし一方で，障害をもつ人が一人暮らしをする中で多くのストレスを抱えてトラブルを起こし，不動産業者から立ち退きの要請があった例や，近隣住民の理解が得られず，転居を余儀なくされ

た例も報告されている[3].

　重要なことは，こうした問題を「彼らの」問題としてとらえるのではなく，支援する側，住民の側の問題でもあると認識することであろう．とりわけ自己決定に困難を抱える人の意思や行動は，周囲の人や支援者との相互作用の中で決定されることが多い．それゆえに，障害をもつ「本人の課題」として切り捨てない姿勢が肝要であろう．

2 公営住宅への期待

　こうした状況の中で，地方公共団体が国の補助を得て建設し賃貸する公営住宅や，都市再生機構により運営されるUR賃貸住宅は，障害者が暮らしていく上での大きな頼りとされてきた．その理由として，収入に応じて家賃が安く抑えられ，かつ比較的良質な住宅が提供されること，また，一般世帯よりも住宅困窮性が高いとして，障害者に対する優先入居の措置がとられていることが理由として挙げられる．ただし，入居に関しては，介護できる同居家族がいることが前提条件とされ，単身入居は基本的には認められてこなかった歴史がある．

　1990年代後半から，障害をもつ当事者が中心となり，多くの法律に設けられている欠格条項（➡p.276参照）の見直しを要求する運動が展開されてきた．この流れにのって，2000年に公営住宅法施行令が改められ，身体障害者について，常時介護が必要であっても介護を得られるのであれば単身で入居できるとされたことは，画期的なできごとであった．さらに 2006年，障害種別を問わず公営住宅単身入居が認められた．

　また近年，国により公営住宅をグループホームとして活用し，グループホームを整備していくという動きもある．

　単身入居を可能とする入居要件の緩和や優先入居，さらにバリアフリー化された公営住宅のグループホームとしての活用などは，これまでの歴史をかんがみると大きな前進である．ただし，住居としてグループホームが強調されていることについては，議論の余地があるだろう．私たちの中でも人と過ごすことが好きな人もいれば，自分の時間と空間を確保することを大切に思う人もいる．住まいとして共同生活という形態しか確保されていなければ，そこになじまない・なじめない人は，やはり住まいを失ってしまうことになる[3].

　また，障害者用の住宅がなお不足している，あるいは，公営住宅が交通の不便な場所に建設されている現状をかんがみると，民間賃貸住宅についても，障害をもつ人が自らの選択のもとで，円滑に入居できるような施策を探っていくことが必要だろう．

3 住宅改造

　住まいが確保できたとすると，次に考えるのは，いかに住まいを居心地よくするかということである．車椅子を使用するのであれば，車椅子で生活できるよう，段差をなくす，スロープを付けるなど住宅を改造する必要がある．浴室

や寝室などに移動用のリフトを付けることもある．また聴覚障害があれば，電話やドアのベルの音を光に変換する装置を取り付けることもある．

　住宅改造については，各市町村が実施主体となって費用の助成などを行っている（給付額は市町村により異なっている）．介護保険制度においても住宅改修費の給付が行われており，こちらが優先される．また，国の貸付金である**生活福祉資金貸付制度***を利用することもできる．

　K市では「やさしい住まい推進事業」を行っており，「身体障害者手帳の程度が１級，２級の人」「知能指数が35以下の人」，身体障害者手帳を有しており「障害の程度が３級かつ知能指数が50以下の人」に限って，住宅を障害の状態に応じて改良するために必要な費用が給付される（費用の負担は世帯の所得状況により定められている）．

　脳性麻痺の障害をもち，車椅子を使用して一人暮らしをしているBさんの自宅は，車椅子のままで生活できるように改造されている．玄関には昇降用のリフトが設置され，車椅子ごと部屋に入ることができる．また，浴槽やトイレには移動用リフトが取り付けられているほか，スイッチ一つで，テレビ・照明・エアコンなどをコントロールできる環境制御装置が設置されている．

　住まいが整ってこそ，介助や看護が生かされてくる．浴室にリフトを取り付けたCさんは「浴室の改造は自分自身のためだけではなく，介助者のためでもあった」と語る．Cさんは，介助者が自分の身体を支えることにより，腰を痛め，疲労の色を濃くしているのを見て，常に「申し訳ない」という気持ちを抱いていた．リフトを取り付けたことにより，介助者の身体的な負担が改善されただけではなく，Cさん自身の心理的負担も軽減したという．

　この例は，地域で生活する上で，住宅改造が住宅を「住みやすい」「使いやすい」ものにする以上の意味があることを顕著に示しているといえるだろう．住宅の確保についても，住宅改造についても，その人がどのような環境を求めているかを考えることが必要である．

4 社会との関わり

❶ 社会との関わりの必要性

　住まいが見つかり，住宅改造も無事に済んで，介助サービスや医療サービスも確保できたとしよう．さて，これで十分なのだろうか．住まいと生活が保障されたとして，すでに仕事を得ているのでなければ，あなたがはたと思い至るのは，「では，ここで自分は何をするのか？」ということではないだろうか．

　障害のあるなしにかかわらず，私たちはある程度の年齢になるまでは学校教育を受ける．義務教育が終了すれば，その後さらに教育を受けるのか，それとも就職するのかを選択し，決定する．こうした所属先が見つからないとき，私たちの多くは不安になる．それは，自らの**アイデンティティー***を見失うことを意味するからである[4]．私たちが自分の存在を確認するためには，集団に所

用語解説*
**生活福祉資金
貸付制度**

障害者世帯，高齢者世帯，低所得者世帯に対し，資金の貸付と民生委員による援助指導を行う制度．貸付資金の種類は，総合支援資金，福祉資金，教育支援資金，不動産担保型生活資金の四つである．

用語解説*
アイデンティティー

身体的特徴，経歴や肩書き，考え方や価値観や美意識，民族や人種や母語，役割や関係など，他人から自分を区別する自分らしい独特さのすべてが含まれる．所属，能力，関係などは重要な要素であり，これらを失うとき私たちは深刻なアイデンティティーの危機に直面する．

属し，社会となんらかの関わりを得ているという意識が必要なのである．

② 働く権利の保障

職業集団に所属するということは，自己のアイデンティティーを満足させる最も簡単な手段である．またこれは所得を確保するという点でも，大きな意味がある．

これまで社会は，健康で働くことのできる男性を中心としてつくられてきた．そこから高齢者や女性，障害者，病者が除外されるのは，ある意味では当然のことだったといえるだろう．だからこそ，労働基準法や男女雇用機会均等法，**障害者の雇用の促進等に関する法律（障害者雇用促進法）**といった各種の法律が，ある範囲の労働者を守るために制定されてきたといってよい．ただし，障害者の雇用状況は依然として，というより，近年ますます厳しい状況にある．学校間で差はあるが，特に重度の障害をもつ子どもの「行き場」の確保が一番の問題となっている．聴覚障害・視覚障害・病弱を除く卒業者のうち，進学者はほとんどいない（**表8.1-1**）．一般企業に就職できるのもごくわずかであり，福祉的就労ができればよいといった状態である[5]．

③ 社会および意識の改変

障害者の雇用は，法定雇用率を達成できればそれですむという話ではない．教育訓練を受ける機会を十分に保障しないことや，合理的配慮*を提供しないこと，またある部門への人選から障害者を排除することは，差別的取り扱いに該当する[6]．

法定雇用率による障害者雇用の義務付けについてはさまざまな議論があるが，職を求める人に職場を確保するという方向性自体は否定されるものではないだろう．同様の施策として，米国におけるマイノリティの雇用や，進学を促進するための**アファーマティブアクション***，北欧における女性を積極的に雇用する**ポジティブアクション**の例がある．こうした方法は，企業など雇う側の意識を変えるという意味も大きいと思われる．

また，雇用後の定着の支援を実施する事業主に対する助成金として，「障害者雇用安定助成金（障害者職場適応援助コース）」がある．**職場適応援助者**

表8.1-1　特別支援学校高等部（本科）卒業者の進路割合（令和3年3月卒業者）

区　分	卒業者		進学者	教育訓練機関等	就職者	社会福祉施設等	その他
	（人）	（%）					
視覚障害	286	100.0	33.6	5.6	8.0	44.8	8.0
聴覚障害	440	100.0	41.4	4.8	31.8	18.0	3.9
知的障害	18,992	100.0	0.4	1.4	33.4	60.8	3.9
肢体不自由	1,744	100.0	2.1	1.5	4.8	84.4	7.2
病　弱	384	100.0	6.0	6.3	16.9	59.9	10.9

*四捨五入のため，各区分の比率の計は必ずしも100%にならない．
文部科学省「特別支援教育資料（令和3年度）」．

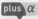

plus α
障害者雇用促進法改正

2009年4月より段階的に施行されている．これは，特に遅れがみられる中小企業における雇用状況の改善等を図るものであり，障害者雇用納付金制度が適用される対象範囲を，最終的には101人以上を雇用する事業主へと段階的に拡大するとしている．2013年の改正により，2016年4月から障害者に対する差別の禁止，合理的配慮（障害をもつ人の雇用に際しての「必要かつ適当な変更及び調整」）の提供義務等が定められた．2018年4月から精神障害者を法定雇用率の算定基礎に加えるなどの措置がとられた．

➡ 法定雇用率については，p.170 表5.2-2参照．

用語解説 *
合理的配慮

「障害者が他の者との平等を基礎として全ての人権及び基本的自由を享有し，又は行使することを確保するための必要かつ適当な変更及び調整であって，特定の場合において必要とされるものであり，かつ，均衡を失した又は過度の負担を課さないものをいう」と定義している（障害者の権利に関する条約第2条）．

用語解説 *
アファーマティブアクション

少数民族・女性・障害者など，社会的に不当な扱いを受けてきた人々に対し，雇用や教育の機会を保障するための優遇措置のこと．あくまでも差別が解消するまでの暫定的なものとされている．ポジティブアクションとほぼ同義．

（いわゆる**ジョブコーチ**）は，障害をもつ人に対しては，仕事に慣れるための支援や職場でのコミュニケーションの支援を行う一方で，事業主に対しては，障害を理解するための助言や仕事の内容についての提案などを行う．ジョブコーチは養成研修を経て，障害者を職場で2～4カ月程度支援し，その後は必要なフォローアップを行うとされている．

　2006年の障害者自立支援法施行以前は，一般企業に雇用されることが困難である人が，雇用関係を結び「福祉的就労」を行う場として「福祉工場」，訓練を受けて働く場として「法定授産施設」と「心身障害者小規模授産施設」があった．施行後は，就労継続支援施設（A型，B型）や就労移行支援施設などに順次移行された．一方で，1950年代から親たちが中心となって「無認可小規模作業所」が建設されていたが，自立支援法の施行に伴い，これらも法定事業への移行が求められた．こうした作業所は，障害をもつ人たちの生活の場として位置付けられていた面もあったが，移行と同時に利用者には原則1割負担の利用料が課せられたため，その負担の重さが指摘されている．

　障害者が働くための環境を整えることはもちろん必要である．これまで健康な男性が懸命に働くことを前提に構成されてきた労働市場全体の見直しや，企業の側の意識の変革が求められている．同時に，障害や病をもちながら「働く」ということの意味や，いわゆる「福祉的就労」のありかたについて，いま一度検討する必要があるのではないか．

4 欠格条項

　欠格条項とは，特定の地位や職業に就くこと，社会的活動に関わる資格要件を欠く事由（欠格事由）を定めて権利を制限する法令規定である[7]．例えば，障害を理由にして資格試験から排除されることがある．聴覚に障害をもち，医療関係の職業に就きたいと切望し，懸命に勉強して薬剤師の国家試験に合格した人がいた．しかしそれにもかかわらず，薬剤師免許は交付されなかったという．それは，医師法において「未成年者，成年被後見人，被保佐人，目が見えない者，耳が聞こえない者又は口がきけない者には，免許を与えない」「精神病者には免許を与えないことがある」旨の条文が存在したためであった．

　「免許を与えない」理由として，患者や関係職種とのコミュニケーションへの支障，適正に業務を行うことの困難などが挙げられてきた．しかし，これらの困難が情報機器や周囲の協力体制により解決されることは簡単に推測できる．問題は，こうした環境改善を考えることなく，「障害」を理由としてある職業への門戸を閉ざすということにある．

　欠格条項は，2000年代に入ってから，障害をもつ当事者を中心とした運動により見直しが進められている．医療関係職については障害を理由とする「絶対欠格」から，能力を問う「相対欠格」へと一応の改善がみられている．先の例でいえば，資格試験に合格したのだから能力はあると認められ，薬剤師の資格が得られることになった．しかし，いくつかの法律や省令においては，いま

だに「心身の故障」「心身の障害」「精神の機能の障害」を理由とした欠格条項が設けられている．今後も見直しの行方を見守っていく必要があるだろう．

5 社会とつながること

2013年に「障害児・者」の範囲に加えられた難病患者は，外見ではわかりづらいが，「疲れやすい」「体調が変動しやすい」などの特徴をもつ．彼らが就労する際にはこれまで述べてきたこととは別様の困難がある．詳しくみていこう．

事例 ❷

Dさんの例

ある難病に罹患する男性Dさんは，学生時代に発症したが，専門学校を卒業するころには投薬治療により症状は緩和していた．「申告したら雇ってもらえないのではないか」と考え，病気を隠して就職したが，5年ほどの間に足が思うように動かなくなった．薬を時間どおりに飲めなかったり，休憩の申し出ができなかったりすることも続き，体調を崩して退職することになった．

しばらくは働けなくなったというショックが大きく，家に閉じこもりがちであったが，症状が落ち着いてくると，同年代の友人たちが働いている姿を見て「もう一度働きたい」という気持ちが大きくなった．今度は，難病患者の就労を支援する団体に相談し，病気を明かして就職活動を行い，スーパーでの仕事を得た．ここでは体調や症状への配慮を受け，同僚が病気を受け止めてくれていると感じている[8]．

慢性的な症状を抱える難病患者の多くは，雇用環境に悩みを抱えているという．症状が改善している患者であっても，就職活動で門前払いされたり，いったん就職できたとしても，職場の理解や，通院や適切な休憩に対する合理的配慮がないために，症状が悪化し就業継続が困難になる人もいる．また，障害者手帳を取得していない難病患者を雇っても法定雇用率には算定されないため，積極的雇用のきっかけに結びつかない現状がある[8]．

一方で，働くことは単に生活の糧を得るということを意味するのではない．別の男性Eさんは，「仕事をしていると，社会とつながることができる．それが嬉しい」と言う．また，ある女性Fさんは，同じ病気の患者の役に立ちたいと，患者代表の一人として自治体の難病対策地域協議会*に出席したり，同じ病気をもつ仲間たちとの交流に積極的に取り組んでいる[8]．こうしたかたちで社会と関わることも，地域生活の重要な要素である．

さまざまな社会との関わり方をみてきたが，それぞれの場所における問題も浮き彫りにされてきた．重要なのは私たちと同じように障害のある人や病をもつ人たちも，職業に就きたいと思ったり，お金を稼ぎたいと思ったり，人と共に何かをしたいと思ったり，生きがいをもったり，たまには（あるいはしばらく）一人になりたいと思ったりすることだろう．障害をもっている，病気であるという理由のみで，その道が閉ざされるようなことがあってはならない．

5 生活を支える

いざ地域生活を始めようとするとき，障害のある人や病をもつ人が一番心を配り，気に掛けるのは**マンパワー**である．自分らしい生活を送りたいと思ったときに一番重要なのは，この介助に関わる人やシステムであるかもしれない．しかし，直接的に人と人が接する以上，摩擦や葛藤が起きやすく，問題も生じやすい．具体的な援助のあり方をみながら，彼らの生活を支えるということについて考えていこう．

1 移動や身の回りの介助ニーズが高い人への援助

マンパワーの制度として障害者総合支援法に基づく「自立支援給付」などが挙げられる．これらを利用している例をみていこう．

事例❸

Gさんの例

Gさんは，脳性麻痺のため上肢・下肢ともに障害があり，一人で車椅子に乗り降りすることが難しく，室内での移動にも介助を必要とする．1日8時間の「居宅介護」の給付を受けて一人暮らしをしており，援助の内容は身体介助（食事，着替え，入浴，排泄など）と家事援助（洗濯，食事の支度，掃除など）に大別される．

Gさんは食事にとても気を遣っており，食料の買い出しも必ず介助者とともに行く．毎週火曜日の買い出しは，楽しみの一つである．Gさんはスーパーマーケットに到着すると，自分のひざの上にかごを載せ，ゆっくりと店内を回る．目当ての物が見つかると，介助者に指示してそれを取ってもらい，じっくりと吟味する．買い物が終わるとレジに行き，介助者に車椅子の後ろに下げた袋から財布を出して支払いをすませてもらう．介助者はレシートとおつりをGさんに見せて確認をとる，といった具合である．

Gさんは，身の回りのことは，時間をかければ独力で行うことができる．ただし，例えば自分で着替えをすると，汗だくになって1時間ほどかかる．幼少時から「自分でできることはなるべく自分で」と教えられ，つい1年前までそれを実行してもいた．しかしあるとき，洗面や着替えを介助者に手伝ってもらっている人の，「自分でやったら1時間かかるが，介助者に手伝ってもらったら10分で終わる．残りの50分をもっと有意義に使いたい」という言葉を聞いて，目からうろこが落ちたという．

現在ではGさんは，着替えを介助者に手伝ってもらい10分で済ませる．食事についても同じである．援助を得たとしても，自分の生活について自ら決定していくことが自立であり，こうした積み重ねが日常生活を充実させると考えるようになった．

従来は，障害をもつ人の残存能力を生かしたかたちで，なるべく他者からの援助を少なくして生活をすることが，障害者を取り巻く多数派のめざすべき方向として示されていた．しかし近年，Gさんのように援助を生活に取り入れながら，自分の生活を組み立てていくという考え方も徐々に広がりつつある．

2 知的障害をもつ人への援助

知的障害をもつ人に対しては，身体介助とは少し異なるかたちの援助が行わ

plus α
支援を受けた意思決定

障害のある人が有する判断能力を発揮できるように，必要な支援を得ることを意味する．また，この中心に自己決定がある．障害者権利条約の採択以降，障害者への意思決定支援に関する議論が大きく展開され始め，障害者総合支援法にも「意思決定の支援」という文言が盛り込まれた．こうした決定は，環境・社会との相互作用の中で可能になるため，それを促すような環境・社会づくりも視野に入れていくことが必要である．

れることになる．例えば，家事を一人で行うことが難しい人に対して，行為を促したり，見守ったりといったことがある．

Hさんの例

　知的障害をもちながら一人暮らしをするHさんは，主に家事援助を得ている．例えば洗濯については，実際に洗濯機を回し，洗濯物を干し，取り入れ，たたみ，片付けるという一連の作業を行うのはHさんである．しかし，洗濯に関わる一連の動作を一人で行うことが難しい．洗濯物をどのように分けて洗えばよいのか，またそれぞれに合わせてどの洗剤を選べばよいのか，洗剤をどの程度入れればよいのか，さらに数ある洗濯機のボタンからどのコースを選べばよいのか，などの判断に関して，助言や行為の促しが必要である．

　また，Hさんは家計管理が苦手である．手元にあるお金をすべて使ってしまうことも多く，月末には生活費がなくなってしまう．家計簿をつける，1週間ごとにお金を管理するなどについて，助言を行うことも介助者の役割である．

3 精神障害をもつ人への援助

　精神障害者への居宅介護等事業は2002年にスタートした．精神障害をもつ人は，不安感を強くもっていることが多く，一人で外出することが困難な人も多い．また，家事などについても，具合が悪いときにはうまくこなせないこともある．

Iさんの例

　Iさんは，精神障害者保健福祉手帳*を有している．先日病院から退院したが，具合はあまり良くなく，一人で部屋の中に閉じこもっていることが多い．家事をする気力もなく，食事もろくにとっていない．こうしたとき，介助者はIさんと一緒に食事の献立を考え，買い物に出かける．そして，料理の手伝いをするのである．また清潔な環境を保つための援助が必要であることもある．介助者は掃除や整理整頓のための支援を行う．例えば重要な書類をIさんとともに整理し，ファイリングして管理することも介助者が行う仕事の一つである．また，悩みをじっくり聞いたり，必要と思われる情報を提供したり，助言をしたりすることもある．時には，黙ったままのIさんのそばで何時間も待っていることもある．

> **用語解説 ***
> **精神障害者保健福祉手帳**
> 一定程度の精神障害の状態にあることを認定する手帳である．対象となるのは統合失調症，うつ病，躁うつ病などの気分障害，てんかんなどの精神疾患である．手帳を受けるためには，その精神疾患による初診から6カ月以上経過していることが必要になる．

　これまで見てきた例から，それぞれの人の生活を成り立たせるためには，介助の手が必要不可欠であることがイメージできたと思う．しかしまた，自分のライフスタイルに合わせた介助を選択することの難しさも存在することは忘れてはならない．

4 医療ニーズが高い人への援助

　ある状態が変化しない（固定した）障害をもつ人よりは，日常的に医療機器

を必要とし，医療的ケアを必要とする人のほうが，医療ニーズが高い人であるといえる．例えば人工呼吸器を装着している人，人工透析を行っている人などがいる．

人工呼吸器を装着している人に対しては，訪問看護ステーションなど医療機関による訪問看護が年間260回まで（1週間に5回）認められている．

医療ニーズが高い人は，地域生活は困難であるとみなされることが多い．なぜなら，人工呼吸器やそれに伴う周辺機器など医療的管理を必要とする機器を使用していること，また介護量が比較的多く，24時間介助体制を必要とする場合が多いこと，したがって病院や施設ではなく地域で生活するためには，専従で介護する人が必要であると考えられてきたことがある．その一方で，病院の介護力が足りないために在宅生活を余儀なくされている例もある．この場合は，地域生活の基盤が整っていなければ，誰かの犠牲の上に成り立つ生活しかあり得ないことになる．

しかし近年，高位の脊髄損傷者，ALS患者，筋ジストロフィー患者などの中には，人工呼吸器を使用しながら，病院や施設ではなく地域で生活する人が増えている．この背景には，地域によっては24時間体制の介助システムが整いつつあること，また，どんなに重い障害をもっていても本人が望めば地域で生活することへの理解が，社会的に得られつつあることなどがある．

医療機関の中には，人工呼吸器の台数の絶対的な不足，看護師などの人員の不足が大きな問題となっているところもある．このため，「人工呼吸器を装着するには，家族の介護力は不可欠である」と宣告する医療機関もある．こうした中で，「家族に迷惑をかけるのは心苦しい」と，人工呼吸器を装着することなく亡くなっていく患者も少なくない．仮に人工呼吸器を装着したとしても，家族の負担は重い．この背景には，「ケアをする家族」を当たり前のものとみなすまなざしがある[9]．こうしたまなざしについても問い直していく必要があるだろう．

具体的に医療ニーズの高い人の生活をみてみよう．

事例❻

Jさんの例

ALS患者のJさんは，24時間の介助を必要とする．人工呼吸器を装着しながら自宅で生活をしているために，30分おきの吸引は必要不可欠である（吸引時間の間隔は個人差がある）．流動食作りも必要な介助の一つである．また人工呼吸器は機器トラブルが起こる可能性があるため，常に介助者が待機している．

ALSは進行性の難病であるため，医療機関との連携が欠かせない．Jさん宅には，訪問看護師が毎日，主治医も週1回訪問している．そのほか，週1回の歯科衛生士の訪問，月1回程度の地区担当保健師の訪問などが行われている．

Jさんの住む地域は24時間の介助を派遣する基盤が整っており，一人暮らしが可能であった．実のところJさんは，地域生活を始めるに当たって，自らこの地域を選択したのである．先にも述べたように，多くの場合には人工呼吸器を装着している人は，在宅生活は困難であり，24時間体制で介助できる家族の存在が必要不可欠だといわれることが多いからである．ALS患者の経験については，第2節「事例に学ぶ1：社会とのつながりをもって生きるALS患者」（➡p.284）も参照してほしい．

ここまでみてきて，医療ニーズが高い人が地域で生活をするには，医療と福祉の連携が必要であることが理解できたと思う．医療的サービス（訪問看護，訪問診療，訪問リハビリ）と介助派遣などの福祉的サービスがうまく提携することによって，医療ニーズが高い人であっても，家族による介助を前提とすることなく地域で暮らすことが可能になる．もちろん家族が介助を行う場合でも，こうした連携が不可欠であることは言うまでもない．

現在のところ，それが可能である地域はごく限られている．今後，医療ニーズをもちながら地域で暮らすことを望む人は増えることが予測される．医療と福祉が連携していくことが必要である．また，これが当たり前の社会になるよう，医療や福祉に従事する人たちをはじめとする私たちの意識も変えていかなければならない．

6 「地域で生きる」ということ

1 制度は存在することではなく，生かされてこそ意味がある

ここまで，具体的な例を交えながら地域で生きるには何が必要であるのかを考えてきた．住まいを確保し，住みやすいように整える，社会と関わる，直接的に援助するなど，障害をもつ人を支える制度についてみてきた．しかし，問題の一つは，制度が存在しながらも，十分に生かされていないこと，またこれらがうまく連携していないことであるように思われる．

例えば，冒頭で紹介したAさん（➡p.270）が長年の施設暮らしから，一人暮らしをしたいと決意したとしよう．もし，現在ある制度がすべてうまく生かされるならば，Aさんの生活は次のようになるだろう．

優先的な措置により，自治体が運営する障害者用の住宅に入居する．さらに住宅改造のための補助金を得，自らの身体に合わせた必要かつ十分な改造を行うことができる．また近くの通所施設に通うことが決まり，そこで多くの友人を得る．ここでの活動はAさんに合っており，やりがいもある．一方で介助者の派遣を申請し，週に3回の訪問による援助が行われる．先日，新たに知り合った人から，「ボッチャ*をやってみないか」と誘われた．面白そうなので，次の休日には見学に行ってみようと思っている．Aさんは，自分の責任で生活をやりくりする一人暮らしの生活を十分に楽しんでいる……．

用語解説 *
ボッチャ

重度脳性麻痺者，もしくは同程度の四肢重度機能障害者のために考案されたスポーツで，パラリンピックの正式種目にも登録されている．老若男女，障害の有無を問わず，すべての人が一緒に競技できる．

plus α
障害者スポーツ

これまで障害のある人にとってのスポーツは，リハビリテーションや社会参加として位置付けられてきたが，1990年代から一般にパラリンピックが認知されるようになると，競技としてのスポーツの面も強調されるようになってきた．障害者スポーツは，障害の種類や程度に応じたクラス分け，ルールや用具の変更・考案によって実施するところに特徴がある．スポーツに苦手意識をもつ子どもや高齢者等も参加可能となるため，障害のある人もない人も共に実践できるスポーツとしての可能性が期待されている．

では，制度がうまく生かされなかった場合について考えてみよう．

　　公営住宅に申し込んだものの，現在は空きがなく入居できないと言われる．ともか
　く職員の反対を押し切って施設を出ることにしたので，意に沿わないが，民間住宅の
　格安の物件を探す．アパートは見つかったが，大家さんからは住宅改造の許可が得ら
　れない．その上，部屋は狭く周りの環境も悪い．Aさんが希望する通所施設にも定員
　の空きがないと言われる．また，自治体はAさんには週に1度の援助があれば十分で
　あるという決定を行う．その1日以外は，自分で時間をかけて料理を作ったり，危険
　を覚悟して外へ出て日用品の買い物をしたりする．そうでなければ，行く場所もなく，
　居心地の悪い部屋で，1日中テレビを眺めている．Aさんは，こんなことなら施設で
　の生活を続けていればよかったと後悔する……．

　このように，制度が存在するというだけでは十分ではないことがわかる．後
者の例のように，制度が存在しながらうまく生かされないこともある．この例
ほどではなくとも，意に沿わない地域生活を営む障害をもつ人は少なからず存
在する．制度は存在することに意味があるのではなく，それが**うまく生かされ
てこそ意味がある**のだ．重要なのは，制度が先に存在するのではなく，地域生
活をする「人」が存在することを忘れず，その人に合わせて制度を運用してい
くという考え方だろう．これが，「通常の生活」であるノーマライゼーション
の意味するところではないだろうか．
　さらに付け加えるのであれば，施設や病院も制度の一つとしてとらえること
ができる．施設や病院の専門職が地域生活において果たす役割については，さ
らに検討が重ねられるべきだろう[10]．

② 「点」をいかにして「線」としてつなげるか

　前者の例のように，制度がうまく生かされた例で考えてみよう．Aさんは，
地域生活の基盤となる住まい，社会との関わり，生活の支えを手に入れること
ができた．つまり住宅確保，住宅改造，職業の獲得，介助や支援の確保につい
ての制度がうまく生かされたといえるだろう．しかし，実はこれらはAさんの
生活におけるいくつかの「点」の部分が整ったにすぎないのである．重要なの
はこうした複数の「点」が，いかにして線としてつながり，Aさんの生活全体
が地域に根づいていくかということなのだ．
　具体的にみてみよう．

　　Aさんは通所施設と自宅の往復をする際には快適に過ごしている．しかし，買い物
　に出かけたいと思ったとき，さまざまな困難にぶつかる．公共交通機関であるバスは
　利用しづらい．大通りにはノンステップバスが運行しているが，1時間に1本では不
　便であるし，それ以外のサービスは費用がかかり過ぎる．なんらかの手段によってよ

Aさんの地域生活にとって，個々の「点」が整うことは当然必要である．基盤である住まいや日常の活動の場，生活の手助けを獲得することがまず前提とされる．しかし，「点」レベルにおいて，住宅や働く場や，介助システムが整備されたとしても，それぞれの連携がないままでは，地域で生きているとは言いがたいのではないか．

障害をもちながら地域で生きるとは，単に住まいがあり，職場や通所施設に通い，援助者やホームヘルパーからの支援を受けることを意味するのではない．地域で生きるとは，顔が見える距離の中で，関係を取り結ぶことである．そしてこの関係は，それぞれの制度の連携により形成されていくように思われる．例えば地域の商店街の一角に，施設で作った品物を置いてもらう，また，施設でも地域の特産物を売るといった連携の仕方があるだろう．住宅改造についても，地域の工務店に請負とその後のメンテナンスをお願いする．そのような関わりから，地域の人たちは障害をもつ人の生活に直接触れることになる．このように，**複数の「点」としての制度が連携していくことが必要**なのではないか．こうした連携が，障害をもつ人たちが本当の意味で「地域」で生活することを可能にしていくのだろう．

商店街では障害のある人が焼いた香ばしいパンを売っており，会話を楽しみながら街の人が買っていく．カフェやレストランでは，障害のある人も病をもつ人もそうでない人もともに食事を楽しみ，床屋では理容師が車椅子に座ったお客を散髪している．そんな当たり前の関わりの中で成り立つのが「地域生活」なのではないか．

障害のある人や病をもつ人の地域生活に，何が一番必要であるのかという議論は無意味だろう．それぞれの制度が整い，うまく生かされていること，そしてそれらが連携していること．何よりもこれを受け入れる，私たちを含めた地域社会の意識の向上が必要不可欠なのである．

■ 引用・参考文献

1) 厚生労働省障害保健福祉部障害福祉課. "障害者の住まいの場の確保に関する施策について". 国土交通省. https://www.mlit.go.jp/common/001117471.pdf, (参照2023-11-15).
2) 上東麻子. "障害者施設反対, 21都府県で68件 事業者任せ「把握せず」も 全国調査". 毎日新聞. 2019-12-22.
3) 寺本晃久ほか. 良い支援? 知的障害/自閉の人たちの自立生活と支援. 生活書院, 2008.
4) 石川准. アイデンティティ・ゲーム：存在証明の社会学. 新評論, 1992.
5) 手塚直樹. 日本の障害者雇用：その歴史・現状・課題. 光生館, 2000.
6) DPI日本会議. 合理的配慮, 差別的取扱いとは何か：障害者差別解消法・雇用促進法の使い方. 解放出版社, 2016.
7) 臼井久美子. Q&A障害者の欠格条項：撤廃と社会参加拡大のために. 現代書館, 2002.
8) 蒔田備憲. 難病カルテ：患者たちのいま. 生活書院, 2014.
9) 植竹日奈ほか. 「人工呼吸器をつけますか?」：ALS・告知・選択. メディカ出版, 2004.
10) 児玉真美. 殺す親 殺させられる親 重い障害のある人の親の立場で考える尊厳死・意思決定・地域移行. 生活書院, 2019.

重要用語

地域生活	福祉的就労	マンパワー
社会的な居場所	法定雇用率	医療ニーズの高い人の在宅生活
所得保障	ジョブコーチ	医療と福祉の連携
障害者の雇用の促進等に関する法律	障害者自立支援法	

2 事例に学ぶ 1 ：社会とのつながりをもって生きるALS患者

1 はじめに：ALSという病

　2019年7月，第25回参議院選挙において舩後靖彦が初当選した. 彼は，**筋萎縮性側索硬化症**（amyotrophic lateral sclerosis：**ALS**）を患い，人工呼吸器を装着した重度障害者である. 舩後は以前から，株式会社の副社長を務め，大学の非常勤講師としても，ギタリストとしても活躍していた. 国会議員となった今は，障害者の立場から国政に限らずさまざまな分野で活動している.

　ALSは進行性の指定難病の一つである. 症状としては，手足，喉，舌の筋肉や呼吸に必要な筋肉が徐々にやせて力がなくなっていくが，筋肉を動かし，かつ運動を司る神経だけが障害を受けるため，体の感覚，視力，聴力，内蔵機能などはすべて保たれることが普通である[1]. 治療薬はなく，最後は呼吸筋が働かなくなり，大多数は呼吸不全で死亡する[1]. 人工呼吸器を使わない場合，発症から死亡までの期間はおおよそ2～5年だが，中には，十数年の長期間にわたって非常にゆっくりとした経過をたどる例もある[1]. 一方で，進行が速く初期の段階で呼吸不全を起こすタイプもあり，個別性が高い[1].

　舩後は，総合商社のセールスマンとして世界各国を渡り歩いていた42歳のとき，ALSと宣告された. その2年後の2002年に人工呼吸器と胃瘻の手術を行った. 現在は，ほとんど体を動かすことはできないが，意思伝達装置や文字

盤を使ってコミュニケーションを行う.

舩後の立候補を多くの障害者たちが応援してきたが,その中の一人に佐々木公一がいる.佐々木は,舩後から「大兄」と呼ばれ,舩後よりも10歳年上だ.彼も労働組合の職員として精力的に働いていた49歳のとき,1996年にALSの診断を受けた.その後人工呼吸器を装着し,診断を受けてから現在25年ほどになる.

病の進行はそれぞれであり,病の受け止め方も患者によって異なる.彼らと医療者は,どう向き合えばよいのだろうか.ここでは佐々木公一という一人の難病患者の人生の軌跡をたどりながら考えてみたい.

2 「障害者になる」という経験

1 佐々木公一という人

佐々木公一は,70代男性,4人の子どもは巣立ち,現在は妻と二人暮らしである.特定非営利活動法人の理事長として精力的に働き,講演活動や趣味の旅行,野球観戦とあちこち飛び回っている.60歳のときには大学院修士課程に入学し,修了した経験もあるほど向上心がある.5年ほど前に大病を患ったが,それ以外めったにかぜをひくこともなく,今どきの「元気な高齢者」である.

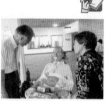

●ALS患者からのメッセージ〈動画〉

とはいえ,前述のように佐々木はALSに罹患している.通常,電動車椅子に乗っているが,自分ではその操作もできない.瞼と頬,首をわずかに動かす程度で,ほとんど全身の筋力は衰えている.日ごろの意思伝達は,頬にセンサーを当てて行うパソコン操作と,視線と瞬きを合図に行う文字盤を利用したコミュニケーションが行われる.彼の傍らには常にヘルパーが付いている.

佐々木の現在の役割は,夫,父,理事長,日本ALS協会東京都支部副支部長,大学のゲストスピーカー,そして参議院議員舩後の応援団長である.また後述するが,福島応援 on Songという福島の被災者を応援する活動の発起人でもある.佐々木は,これを「蘇る役割」と表現する.

すなわちALS患者は,罹患とともにそれまでの「役割の喪失」を経験する.しかし失うのはすべての役割ではなく,その中で継続する役割(「役割の継続」)があることに気付く.さらに新たな出会いや活動を通して「新しい役割」を得ることで,社会の一員という実感を得て,アイデンティティーが再構築される[2].今の状況は,罹患によって失ったはずの役割が,新たなかたちで得られる「蘇る役割」というわけだ.現在の幸福度+満足度は,罹患前を100とした場合,140ぐらいだそうだ.発病以前よりも現在の度合いが高いのは,さまざまな経験の後に役割が蘇ったことに起因している.

そんな佐々木も,これまでの人生で幸福度0を3回経験している[3].

2 発病,そして闘病:初めての幸福度0

働き盛りの40代後半,佐々木はALSを発病した.佐々木と妻は,それぞれ

子もちで再婚したが，二人の間に新たに生まれた息子が4歳になったところだった．

最初は右手に異常を感じた．腱鞘炎と思い込み，湿布を貼る程度でごまかした．佐々木のポジティブさが表れているのは，この状況をむしろ左手を鍛えるチャンスだととらえ，利き腕を変える勢いで左手を使ったことだ．だが，友人から右手の母指と示指間の筋肉の減少を指摘され，気功治療に行くと，手に負えないから専門病院に行くようにと言われた．自らも「ただ事ではない」と気付いたが，そのころは長時間立った後に右足にも違和感を覚えた．

佐々木は，総合病院を受診し，その間に医学書を読みあさった．症状から探し当てた病気の説明には，「原因不明，治療法なし，予後3～5年」とあきれるほど同じことが書いてあった．総合病院から専門病院へ転院し，検査を受けた．検査に次ぐ検査の毎日だったが，その間もひたすらリハビリに励んだ．病院が決めた日課はもちろんのこと，10階までの階段の昇降，数キロメートルの散歩など自主メニューをこなした．しかし症状は一向に改善しなかった．

4カ月後，主治医，看護師，看護師長，ソーシャルワーカー，リハビリ担当者同席の下，佐々木と妻にALSと病名が告げられた．これまで読んできた文献と同じ説明を受けたため，佐々木に大きな動揺はなかった．

しかし，その後に妻だけに説明された内容は，とても過酷なものだった．医師は「自分が患者だったら人工呼吸器はつけない」と言った．「とにかく大変だから」と．当時は自宅療養の体制も整っていなかった．病院で人工呼吸器につながれてただ生きているだけのように患者をみていた医師には，人工呼吸器をつけて生きる意味が見いだせなかったのだろう．人工呼吸器をつけないのなら数年で死ぬ．それは死の宣告と同じだった．

一方の佐々木も，ジョギング中などふとしたときに，息子とキャッチボールもできなくなると思うと涙が出て止まらなかった．仕事は休職と復帰を繰り返し，復帰のたびにできることが減っていった．転んで前歯を3本折った．顔面を5針縫った．後頭部に傷を負った．連続していくつものけがをし，歩くことに困難を覚え，やがて杖を使い始めた．排泄も間に合わなくなった．歩行が困難になり車椅子の利用を始めた．人に会いたくない，惨めな体を見せたくない，それまで果たしてきた役割が失われていくときであり，幸福度は0になった．

3 新たな「役割」の模索

1 患者との出会い

佐々木は，告知後医師の勧めで日本ALS協会*を訪ねた．ALSを取り巻く状況，医療や新薬の現状などについて説明を聞き，将来についてかすかに可能性を感じるとともに，病気そのものを比較的客観的にみることができるようになった．

用語解説*
日本ALS協会
ALS患者の療養生活の向上と治療法の確立を目的とし，1986（昭和61）年に設立された．当事者団体として政策提言やピアサポートなどを展開している．2020年現在，全国に42の支部があり，患者や家族にきめ細かな相談・支援を行っている．http://www.alsjapan.org/（参照2023-11-15）．

その後，佐々木は家族を伴って，秋田在住の松本茂（当時日本ALS協会会長）と，東京都練馬区在住の橋本操を訪ねた．共に人工呼吸器を装着し，松本は秋田という地方で，橋本は練馬という都会で，それぞれの社会資源を利用しながら懸命に生きていた．松本は足の屈伸運動などのリハビリの実際のほか，入浴場面まで見せてくれ，ALS患者として生きるノウハウを教えてくれた．佐々木は松本からの「生きられる．生きろ」という必死のメッセージを感じた．

このころ佐々木の妻は，介護のために仕事の継続をあきらめるべきかと考えていた．しかし，橋本がほぼ24時間，他人介護で子育てしながら生活している様子を目の当たりにして，仕事の継続を決断した．つまり，佐々木と妻は，ALSを拒否する，受け入れられない状況にありながら，同時に，患者との出会いの中で，ALS患者として生きるという可能性があることを認識したのである．

2 「希望の会」と「わの会」

佐々木は活動を開始した．人工呼吸器をつけた，最重度の障害を抱えた先輩たちの奮闘ぶりに接する中で，まだ体の動く自分がなすべきことは何か．

まずは患者同士の情報交換のために「希望の会」を創設し，機関誌『希望』の発行を開始した．自分を含めて多くのALS患者は孤立した状態に置かれ，医療や薬剤の情報などもなく，高価な健康補助食品などを試している例もあることを知り，患者同士の交流が極めて重要であると実感したのである．

さらに同時期，「府中地域福祉を考える・わの会」を結成した．当初は障害者・高齢者を対象とした親睦会のような活動であったが，2003年に法人格を取得し，相談支援事業，デイサービスやホームヘルパー派遣など，在宅福祉サービスの提供および介助者養成を行うようになった．

佐々木は，人生の途中で罹患し，障害者として生きることとなり，苦しみも不自由さも経験している自分だからこそできるサービスがあると考えた．与えられた条件の中で，新しい役割を模索し始めたのだった．

3 講演の講師

絶望の淵に追いやられ，ALSの進行に驚き，悩み苦しむ一方で，人々との出会いの中で一歩を踏み出した佐々木を，さらに前進させた経験がある．講演である．地元保健所が主催する難病団体の会合で，講師として話してほしいという依頼を受け，発病から2年目に「神経難病ALSと向き合って」という講演を行った．

原稿作成の過程で，発症後の経過を細かく整理し，つらいこと，悲しいことにもありのままに向き合った．何度も書き直してようやく原稿ができ上がり，そして講演で自分とALSについて語った．そのとき，「ALSが闘いの相手ではなく，付き合いの相手になった」．これが佐々木の「ALS人生物語のはじまり」であり，「絶望の淵からの本当の脱出」となった．

このとき佐々木は，「新しい役割」を得て幸福度は70にまで持ち直した．

4 絶望と再生

1 人工呼吸器の装着：再びの幸福度 0

　佐々木が人工呼吸器を装着したのは，発病後４年目であった．当初は気管切開の手術だったが，３カ月の長期入院となり，退院するときには人工呼吸器の装着が欠かせなくなっていた．

　医師が勧めた手術は咽頭分離手術といい，咽頭を摘出して気管と食道を完全に分けるものだった．この手術のおかげで，人工呼吸器をつけてからも10年以上，佐々木は口から食事をとることができた．現在も少量の飲み物を口にすることができる．

　しかし同時に，この手術は永遠に声を失うことを意味した．常に人の輪の中にいた佐々木にとって，声を失うことは大きな損失であり，恐怖だった．今後，もし治療薬が発見されたとしても，この手術をしてしまったら一生声を出すことはできない．医師の説得に，意味はわかっても同意書に判を押すことができなかった．泣き崩れる佐々木を妻が支えた．

　納得できないまま手術を受けた佐々木に，手術の失敗が追い打ちをかけた．１カ月後に再手術が必要となり，その間に院内感染と，佐々木を追い詰める出来事が続いた．忍耐はほぼ限界に達し，あきれるほど涙もろく弱い自分に遭遇した．佐々木に頼まれて，妻は初めて仕事を休んで病院で付き添った．このときの佐々木の幸福度は再び０になった．

2 吸引問題

　３カ月の地獄の入院を経てようやく退院し，在宅生活が始まると最も困難を極めたのが「吸引*」の問題であった．

　佐々木が退院した2000年１月は，介護保険制度が始まる年だった．当時，「吸引」は公式的には医師か看護師が行う医療行為*であり，彼ら以外は唯一家族だけが実施できた．しかしながら，在宅のALS患者にとって「吸引」は日常的な行為である．痰を詰まらせて窒息することもあり得ると考えると，その場にいる者が行うべき救命行為でもある．そのため，ALS患者の在宅生活では，患者本人および家族のほか，患者の退院時に看護師などの医療者が，同意した介護者に「吸引」を行えるよう，指導することがあった．すなわち，介護者による医療行為は，いわばグレーゾーンとして認知されていたのである．

　ところが介護保険制度の開始をきっかけに，こうした個別的な関係が許されないようになってきた．事業者の方針によって，「（今までしてもらっていた）吸引がしてもらえなくなった」という患者が現れた．日本ALS協会は，ヘルパーによるALS患者への喀痰吸引を認めるよう，国に訴える署名活動を始めた．佐々木も賛同し，5,500人もの署名を集めた．全国では17万人を超えた．厚生労働省は，2003（平成15）年にALS患者に，２年後の2005（平成17）年にはALS以外の患者にも対象を広げて，家族以外の者による吸引を許可し

用語解説 *

吸引

吸引には，口腔内，鼻腔内および気管内吸引がある．気管切開および人工呼吸器を装着している場合，喀痰ができないため気管内吸引が必要であり，主にそのことを指す．

用語解説 *

医療行為

医師や看護師など医療者が反復継続して業務として行う行為．治療を目的とし，承認された方法を用い，かつ患者本人の承諾があることを条件としている．無資格者であっても，業として行うものでなければ，心肺蘇生法などの応急処置を行うことができる．

た．そして2011年，「介護サービスの基盤強化のための介護保険法等の一部改正による法律」が制定され，これに伴い「社会福祉士及び介護福祉士法施行規則」の一部改正が行われ，一定の研修を修了した介護職が「吸引」を業務として行うことが盛り込まれ，2012（平成24）年4月から施行された．

　佐々木は以後，事業として吸引ができる介護者の養成にも携わっている．また，行政から支給されるヘルパー派遣時間の確保にも力を注いでいる．これも骨の折れる取り組みであるが，介護者の養成とともに実際にサービスを提供できる体制の整備がなければ，絵に描いた餅になるからだ．佐々木は現実的に生きられるしくみをつくり出してきた．

❸ 大学院への進学

　60歳に差し掛かろうというとき，大学から共同研究の申し出を受け，佐々木は大学院進学を志すことになった．このころの佐々木の幸福度は100．罹患前の状態に戻っていた．ALSに罹患した自らの経験に加え，2003年に立ち上げた介護事業所（わの会）の運営で感じた福祉制度の矛盾など，研究したいことは山のようにあった．

　試験は筆記と面接だった．筆記は，佐々木が自分の意見を文字盤を通してヘルパーに伝え，ヘルパーがそれを読み上げ，妻が解答用紙に書き上げた．面接もヘルパーが文字盤を読み上げた．試験は2倍の時間が与えられた．2週間後，佐々木の大学院合格は新聞にも報じられ，「難病の59歳，大学院合格　目線で文字盤を指し受験」と話題を呼んだ．

　修士論文のタイトルは，「ALS療養者ができることを見いだすきっかけと促進要因」である．70名のALS患者にメールでアンケート調査を行い，ALS患者の意欲や生き方，活動について，その原動力を調べるものだった．そのころの佐々木の満足度は120～140．論文の執筆を通して，自らの経験やALS患者の経験をまとめ，社会に貢献したいという佐々木の思いがかたちになりつつあった．

　佐々木はこの研究において，ALSに罹患したとしても，その人の本質は変わらないこと，また，社会と積極的に関わることでさまざまな役割を担うことができ，それが生きがいにつながることを証明した．

5　絶頂とどん底，そして蘇る

❶ 福島応援 on Song の活動

　2011年3月11日，東日本大震災が起こった．翌12日，福島第一原子力発電所は水素爆発を起こした．佐々木はそのときのきのこ雲を見て，「お前は何をやっているのか」「やれることはないのか」と怒鳴られているように感じたという．大学時代は平和運動に熱心に取り組んでいた．駆り立てられるように約30冊の原子力発電の関連書を読みあさり，何かをしなくてはと仲間に声を掛けた．

2011年12月11日，佐々木を含む数人が発起人となり，「福島に向き合うことは日本の未来を考えること」として，自分たちにできる応援は何かを考え，月命日の11日，14～15時の1時間，府中駅前で童謡や民謡，演歌など，さまざまな歌を歌いながら募金活動を開始した．

　これに加えて福島の人々へ向けたメッセージを書いた657枚の色紙を集め，送り届けた．同時に福島のALS患者を訪問，あるいは招いて話を聞き，彼らの生活支援を試みた．「おいしい空気を，心配することなく思い切り吸いたい」「自由に外に出て散策したい」という思いを実現するために，「プチ移住」と称して，山梨の別荘を借り，福島のALS患者を招待したり，「文字盤キャラバン」と称して，文字盤を持った学生たちとともに被災した病院に入院している患者を訪問して，色紙を渡し，一緒に歌ったりといった活動を行った．

　活動を通して知ったこと，原発，これからの日本の未来について，語り合う場を設けることも忘れなかった．2013年2月には市民ホールを貸し切って，講師を呼んで原発のない社会を構想するための講演会を行った．6月には放射能について学び，12月には活動に参加した学生たちの活動報告会，交流会も行った．各月の記録は機関紙『福島応援 on Song』の発行，ブログの更新で公開してきた．

　「ふるさと」を口ずさむとき，誰もが涙を目に浮かべる．街頭で出会う福島の人は特にそうだ．あの野山はもう戻ってこない．そのことを忘れないために，活動を止めることはできない．2020年3月11日，100回目の街頭募金活動を最後に，新型コロナウイルス感染拡大防止のため，活動は控えているが，今後も新しい方法を模索中である．

② 思いがけない大病：3度目の幸福度0

　2016年，60代の最後に佐々木は十二指腸潰瘍の手術をした．きっかけは胆嚢炎だった．右脇腹に痛みを訴えたが，最初の診察では原因がはっきりしなかった．しばらくそのままにしている間に炎症がひどくなっていた．

　当初は簡単な手術で済むはずだったが，入院して3日目に大量下血をし，十二指腸潰瘍の併発が明らかになった．嘔吐や失禁も伴うような苦痛のある内視鏡処置を繰り返し行い，ようやく潰瘍を取り除くことができた．しかし，その間に何度も下血し，一時は生命の危機をも経験した．故郷から親族が呼ばれ，佐々木のベッドの周りを囲んだこともあった．

　46日間の入院に打ちのめされたが，佐々木は驚異の忍耐力と決してあきらめない精神力によって回復し，再び家に戻ってきた．しかし，この経験は幸福度を再び0にした．

③ そして今

　福島応援 on Songの活動を始めたころの佐々木の幸福度は160だった（これまでの最高）．その後，前述の入院で幸福度0に，そして今，生活が再建され140になった．

発病前，仕事上での困難や相談事に対し，佐々木の信条は「なんとかなる．なんとかする」ことだったが，ALSに罹患し「流れに身を任す．けれどもあきらめない」に変化した．これを，佐々木は「やや情けない状況に変わった」と表現した．そして，福島応援 on Songの活動の継続，福島への約20回の訪問を通して，再び「なんとかなる．なんとかする」に戻ってきたという．

佐々木の役割は，ALSの罹患にまつわるさまざまな経験の中で失われ，新たに生まれ，そして今，蘇っている．コロナ禍の中でも佐々木は日常を生きている．2020年5月には独立した子どもたちとオンラインでつながり，誕生日会を行った．大学のオンライン授業にも参加した．ヘルパーの研修も2回実施した．だから満足度は140．おそらくまた変化するだろう．しかし，最後まで丁寧に生きる．それが佐々木のこれからである．

6 おわりに：ALSに向かう医療者の態度

2020年7月，京都で，ALSに罹患した女性に対する嘱託殺人の罪で2人の医師が逮捕された．女性はかねてから安楽死を望んでいたという．だがその一方で，他の患者には「治る希望をもってほしい」というメッセージも送っていた[4]．

plus α

安楽死と尊厳死

安楽死は，①消極的安楽死：苦しむのを長引かせないため，延命治療を中止して死期を早めること，②間接的安楽死：苦痛を除去・緩和するための措置をとるが，それが同時に死を早めること，③積極的安楽死：苦痛から逃れさせるため意図的積極的に死を招く措置，と定義される．尊厳死は，延命治療の停止を意味し，上記の消極的安楽死と同一ととらえられるが，ときに重症者への致死量の薬剤投与も「尊厳死」と表現されることがあり，混同して使用されている．

今回の事件を受けて，舩後は自身のホームページに，事件については，正確な事実関係がわからないためコメントは控えるとした上で，安楽死の議論を加速させるような発言に対する懸念を表明した．自身も，ALS罹患当初はできないことが増え死を希望していたこと，しかしピアサポート活動を通して新たな役割に気付き，人工呼吸器装着を選んだことを明かした．

佐々木の場合もそうだ．役割を喪失し，幸福度が0になった後，患者と出会い，活動を起こすことで新しい役割を得，満足度が上昇した．大学院に行き，他の患者の思いを論文にまとめ，また福島を救う活動を始めたとき，佐々木の満足度はさらに上がった．「誰かのために役に立つ」，そう言うと何かができなければならないように思うかもしれないが，そうではない．佐々木は言う．

「すべての命は，存在することに価値があります．たとえ体中どこも動かすことができず，目さえ閉じ，ただベッドに横たわるだけの体であっても，母であり，父であり，妻であり，夫であり，わが子なのです．かけがえのない家族であり，欠かすことのできない社会的存在なのです．私はすべての患者に，だから生きられるだけ生きてほしい，と心から願います」

佐々木の幸福度が0になったのは，いつも医療と関わるときだった．そんな厳しい状況にある患者ばかりをみる医療者の中には，彼らの生きる意味を見いだせなくなることもあるのかもしれない．むろん，そうでない医療者もいる．

「患者が望む告知は『一緒に頑張ります』の姿勢だ．治療薬はまだ完成していないけれども．私の入院した都立神経病院初代院長椿先生は『奇跡の一人目は必ず居る』と患者・家族を励ました．『目が見えなくなったらめがねをかけ

る．足が折れたら松葉杖を使う．息が苦しくなれば呼吸器を着ける』．元院長林先生はお話しされる．こんな明快な話が何故できないのか？」[5]

　苦しみの先にあるまだ見ぬ世界を，医療者は患者に見せなくてはならないのではないか．そのためには医療者自身に，患者のもつ可能性を共に見つけ出そうとする姿勢が求められるのではないだろうか．

　佐々木の新しい役割の獲得を可能にしたのは，佐々木の持ち前のバイタリティーと努力，しかしそれだけではない．吸引問題にみられたように，介護体制の充実が欠かせない．それは支給量の充実だけでなく，実際に人が来ること，患者の意見をくみ取り，伝える役割を果たせる人材が傍らにいること，が可能にならなければ意味がない．その体制を築くことなしに，佐々木の充実した人生はあり得ない．

　「『死ぬ権利』よりも，『生きる権利』を守る社会にしていくことが，何よりも大切です．どんなに障害が重くても，重篤な病でも，自らの人生を生きたいと思える社会をつくること」[6]

　障害のある人々が自分自身の力を信じて，障害とともに「生きる」ために，われわれに何ができるのか，何をしなければならないのか，改めて考えること，そして実践していくことが重要である．

 引用・参考文献

1) 難病情報センター．筋萎縮性側索硬化症（ALS）（指定難病2）：病気の解説（一般利用者向け）．https://www.nanbyou.or.jp/entry/52，（参照2023-11-15）.
2) 隅田好美．筋萎縮性側索硬化症（ALS）患者の役割認識の変化：非連続性から連続性へのプロセスを通して．社会福祉学．2014, 55（3），p.41-52.
4) 玉居子泰子．世界はまた彩りを取りもどす：難病ALS患者佐々木公一が拓いた「普通に生きる」．ひとなる書房，2019, p.201.
5) "安楽死したALS患者女性の語った言葉とは　京都安楽死事件，医師2人逮捕"．京都新聞．2020-07-23.
6) 佐々木公一．"第456号"．『週刊/ALS患者のひとりごと』2019．2019-08-31．http://www.arsvi.com/m/sk19.htm#456，（参照2023-11-15）.
7) 舩後靖彦．"事件の報道を受けての見解"．舩後靖彦Official Site．2020-07-23．https://yasuhiko-funago.jp/page-200723-2，（参照2023-11-15）.

 重要用語

ALS	人工呼吸器	生きる権利
幸福度	吸引	
役割	安楽死	

事例に学ぶ2：身近な生活の社会福祉と社会保障

　ここまで「社会福祉」「社会保障」のさまざまな制度やしくみなどを学んできた．その時々の生活の課題に対応するために制度が新たにつくられ，改正されて，国民がより生活しやすいようなしくみに変化してきていることが理解できたのではないかと思う．

　ここで，身近な生活にどんな社会福祉や社会保障制度が関わっているか，事例を通して復習してみよう．

1 私（看護大学1年生）と家族（田中家）の紹介

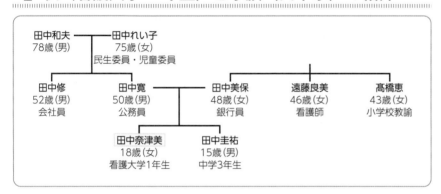

　私（奈津美）は，看護師を目指して看護大学に入学した大学1年生です．中学生のときの職場体験で，病院で1日，看護師さんに付いて回らせてもらいました．看護師の仕事って大変だけれど，やりがいがあると思って看護の道に進むことにしました．入学して3カ月．今は専門以外の科目をたくさん履修しているところです．「社会福祉と社会保障」の科目も始まりました．病院で働く看護師は，職場体験やドラマなどでなんとなくイメージできますが，社会福祉や社会保障と看護がどう結びつくのか……．普段の生活にも関係したりする科目なのでしょうか……．

2 事例紹介

1 児童福祉をめぐる事例

|1| 児童虐待に関して

田中家に叔母の恵さんが遊びに来ている．

- 恵　この前，子どもが育児放棄にあって亡くなったっていう事件が報道されていたわね．
- 母　最近，児童虐待が増えているっていうわね．おばあちゃんは民生委員・児童委員をやっていて，地域の人から「親が子どもを叱って，その子がものすごい泣き声でずっと泣

慧 いている」って相談があるみたいなのよ.

慧 そうね. 暴力をふるわれるだけじゃなくて, ネグレクトも大きな問題ね.

弟 ネグレクトって何?

慧 児童虐待の一つで, 食事を与えないとか, 子どもを無視するとか, 必要な育児を放棄することよ.

弟 そういえば, 僕, 子ども会で行事の手伝いしているんだけど, いつも汚れた洋服を着て, 靴もボロボロで気になる子がいたんだよね.

慧 そうなの? 私の小学校にも圭祐君が気にしているような子どもがいるのよね. あとね, 私の学校の学区内に児童養護施設があって, そこから通学している子どもたちもいるのよ.

弟 児童養護施設って?

慧 親が病気や虐待をしたりして, 子どもを育てられなくなった家庭の子どもを預かる施設よ. そこの子どもがこの前けがをしたので, 病院に連れて行ってもらおうと連絡したら, 施設の看護師さんが迎えに来てくれたっけ.

> 「児童虐待はこの前の授業のテーマだったっけ. 児童養護施設にも看護師がいるのかな?」

∴ 看護との関わり

児童養護施設は, 予期できない災害や事故, 親の離婚や病気, また不適切な養育を受けているなど, さまざまな事情により家族による養育が困難な2歳から18歳くらいの子どもたちが, 家庭に代わって生活, 養育する施設である. すべての児童養護施設に看護師が配置されているわけではないが, 日常の投薬管理や健康管理, 感染症の予防など医療的ケアが必要な児童に適切に対応するため, 看護師の配置が拡充されている. 児童養護施設への入所は, 児童相談所の措置によって決定される. 厚生労働省は, 各児童相談所に保健師が配置されることを目標に掲げている.

➡ 児童虐待については,
p.145参照.

児童虐待の防止のため, 市町村には**要保護児童対策地域協議会**が設置され, 市町村保健センターや子ども家庭支援センターの保健師, 医療機関, 民生委員・児童委員などが集まり, 地域で対策が検討されている.

|2| 子育て支援に関して

私 今日は保育園の実習だったんだ. 子どもたちが「せんせーい」って抱きついてきたりして, かわいかった. 私が通ってた若草保育園でお世話になった先生が, 園長先生になってたよ.

母 あー, 懐かしいわね. 本当に奈津美は保育園に育ててもらったようなものよ.

私 給食もおいしかったなー. そういえば, 保育園の先生はみんな保育士さんだと思っていたら, 看護師さんもいたんだね.

母 そうね. 子どもたちの健康管理が一番のお仕事だけど, 保育士さんと一緒に子どもたちのお世話もしてくれていたものね.

私 そうなんだね．今日は看護師の役割についてもお話しが聞けたよ．ずっと落ち着きがなくて，集団で遊ぶときもずっと走り回ったり，みんなの輪には入らなかったりしている子がいて，看護師さんはその子がけがをしたりしないようにしっかりみていたわ．

母 そう．今，発達障害っていう発達に課題があって，いろいろな苦手をもっている子どもが増えているみたいね．

「子どもの発達の勉強はまだだけど，子どもが安全に，その子のできることを伸ばしてあげるサポートを，保育士と一緒にしているんだって言ってたっけ」

∴ 看護との関わり

保育所には保育士の配置基準はあるが，看護師については定められていないため，すべての保育所に看護師が配置されているわけではない．しかし，課題を抱える子どもたちが増え，より専門的なケアを行える人材が求められている．

発達に課題を抱える子どもに児童発達支援，小学生には放課後等デイサービスといった支援がある．

2 介護保険制度をめぐる事例

1カ月前，私の祖父が倒れてしまい，救急車で運ばれた．脳梗塞だったが，幸い早期に治療を始められたので命に別状はなかったが，リハビリが必要な状態である．

父 おじいちゃんは入院している病院から，もうそろそろ自宅に帰るか，ほかの病院に移ることを考えてほしいと言われたよ．

母 もう退院？

父 今の病院は3カ月以上はいられないらしいよ．

母 自宅に戻るっていっても，おばあちゃんとお義兄さんと3人でしょ．今，お義兄さんは仕事のことで大変でしょ．

父 でも，おじいちゃんは家に帰りたがっているんだよ．

母 そう．確かに家に帰りたいわよね．

「この前の授業では介護保険のことをやったな……．おじいちゃんがうちに帰れるために，介護保険をどうやって使うのかな？」

おじいちゃんは入院中に，多少の介助があれば日常生活動作をなんとか行えるまでになりました．家に帰りたい一心で，おじいちゃんはリハビリを頑張ったのだと思います．介護保険サービスを使うと，在宅生活に必要な福祉用具を借りたり，デイケアに通ってリハビリを受けたりすることができると，病院の医療ソーシャルワーカー（MSW）さんが教えてくれました．そこで，まずは

お父さんが市役所へ要介護認定の申請へ行くことになりました.

　1カ月ほどすると，要介護2という認定結果が届きました. 訪問看護師として働いている良美叔母さんが紹介してくれたケアマネジャー（介護支援専門員）さんに，ケアプランを作成してもらうことが決まりました. ケアマネジャーさんが病院にいるおじいちゃんを訪問して，いろいろと質問したり希望を聞いたりしていったそうです. このケアマネジャーさんは元は看護師だったそうで，身体のこともよくわかってくれ，とても安心です.

　自宅近くに介護老人保健施設があるため，そこを利用すればどうかというのが，伯父さんからの発案です. 早速問い合わせてみると，通所利用者の枠に空きが出ていることがわかりました. そこで，ケアマネジャー，病院のMSW，利用予定の介護老人保健施設の理学療法士が集まって，おじいちゃんの在宅生活へ向けて会議が開かれたそうです. 授業で，福祉と保健の連携を習ったけれど，こういうことを言うのかな.

　おじいちゃんをみてくれた理学療法士さんの提案で，歩行器をレンタルし，自宅の玄関・トイレ・お風呂場などに手すりの取り付けを行う予定です. どちらも介護保険サービスで利用できるそうです.

　私も学校が休みのときにはおじいちゃんの家に行って，何か役に立てるといいなあ. そのためにも介護関係のニュースや情報などに，日ごろから注意してみようと思います. うちのおじいちゃんの場合は家族の協力もあって早くに物事を進めることができたけれど，これがもし1人暮らしのお年寄りだったらどうなるんだろう…. 次の授業で質問してみるつもりです.

∵ 看護との関わり

　介護保険制度ができる前は，訪問看護師は在宅で療養する人々を支え，市町村の保健師が，地域の関係機関の調整，サービスの調整を行うケアマネジャーの役割を果たしてきた. 介護保険制度ができてから，施設サービス，訪問系サービスのどちらのサービスにも多くの看護職が関わっている. 特別養護老人ホーム，老人保健施設，介護付老人ホームなどの施設に看護師が配置され，介護職と連携をとりながら入所者の健康管理や医療的ケアを行っている.

➡ 介護保険制度については，p.237参照.

❸ 医療保険制度をめぐる事例

㊙ この前の授業は医療保険制度の講義だったんだけど，なんだかたくさん種類があって，ちんぷんかんぷんだったよー. でも先生が国家試験に必ず出ますからねって…….

㊭ じゃあ問題. お父さんの入っている保険は何でしょうか？

㊙ えー，家でも勉強！　うーんと，公務員は…….

㊭ お父さんは地方公務員だから，地方公務員等共済組合っていうやつだ.

㊙ そういえば，この前，歯医者さんに行ったとき保険証を見たんだよね…….

㊭ 病気，けが，出産のときとか，保険給付されるって習わなかったか？

㊙ そうそう，現金給付と償還払いってやつでしょ. 覚えてたー.

父　卒業して病院で働くことになったら，奈津美の給料は，診療報酬の収入が元手になるんだぞ.

私　お父さん詳しいねえ.

父　これぐらい常識だよ.

「えー，医療保険のことをもっとちゃんと勉強しなきゃ！」

∴・看護との関わり

　看護師にとって医療保険制度を理解することは，自分たちの報酬元を知り，患者の負担を知る最も基本的なことである．例えば，入院するとどれだけの費用が発生し，患者がそのことをどう受け止めているのかを確認することで，MSWへの相談につなぐなどの支援ができる.

➡ 医療保険制度については，p.219参照.

8

生活と福祉

◆ 学習参考文献

❶ 安積純子ほか. 生の技法:家と施設を出て暮らす障害者の社会学. 第3版, 生活書院, 2013.

❷ 松井亮輔・川島聡編集. 概説 障害者権利条約. 法律文化社, 2010.

❸ 小川喜道・杉野昭博編著. よくわかる障害学. ミネルヴァ書房, 2014.

❹ DPI日本会議編. 合理的配慮, 差別的取扱いとは何か:障害者差別解消法・雇用促進法の使い方. 解放出版社, 2016.

❺ 児玉真美. 私たちはふつうに老いることができない:高齢化する障害者家族. 大月書店, 2020.

❻ 寺本晃久ほか. ズレてる支援!:知的障害/自閉の人たちの自立生活と重度訪問介護の対象拡大. 生活書院, 2015.

❼ NHKアーカイブス. 2015年度「未来への選択」:第6回 障害者福祉~共に暮らせる社会を目指して. https://www2.nhk.or.jp/archives/shogenarchives/postwar/bangumi/movie.cgi?das_id=D0001820050_00000. (参照2023-11-15).

❽ NHKアーカイブス. 中西正司「自立とは 自分の生活を 自分の意思で決められる事」. https://www2.nhk.or.jp/archives/shogenarchives/postwar/shogen/movie.cgi?das_id=D0001810429_00000. (参照2023-11-15).

❾ べてる式俺の居場所 池松靖博の場合 Re:ベリーオーディナリーピープル 2019. 中島映像教材出版, 2019.

❿ 道草. 映画「道草」製作委員会, 2020.

⓫ インディペンデントリビング. ぶんぶんフィルムズ, 2020.

⓬ 山口摩耶. マドンナの首飾り:橋本みさお, ALSという生き方. 2006.

⓭ 「生きる力」編集委員会. 生きる力:神経難病ALS患者たちからのメッセージ. 岩波書店, 2006.

⓮ 川口有美子. 逝かない身体. 医学書院, 2009.

⓯ 佐々木公一. やさしさの連鎖. ひとなる書房, 2006.

⓰ たかおまゆみ. わたしは目で話します. 偕成社, 2013.

⓱ 立岩真也. ALS不動の身体と息する機械. 医学書院, 2004.

⓲ 玉居子泰子. 世界はまた彩りを取りもどす:難病ALS患者佐々木公一が拓いた「普通に生きる」. ひとなる書房, 2019.

※以下に掲載のない出題基準項目は，他巻にて対応しています．

必修問題

目標Ⅰ．健康および看護における社会的・倫理的側面について基本的な知識を問う．

大項目	中項目（出題範囲）	小項目（キーワード）	本書該当ページ
1．健康の定義と理解	B．健康に関する指標	総人口	p.175-176
		年齢別人口	p.175-176
		将来推計人口	p.175-176
		世帯数	p.140-141，185
		婚姻，家族形態	p.138-141
		出生と死亡の動向	p.138-139
		平均余命，平均寿命，健康寿命	p.175-176
3．看護で活用する社会保障	A．医療保険制度の基本	医療保険の種類	p.222-223
		国民医療費	p.235-236
		高齢者医療制度	p.232-234
		給付の内容	p.225-231
	B．介護保険制度の基本	保険者	p.239
		被保険者	p.240-241
		給付の内容	p.244-248
		要介護・要支援の認定	p.242-243
		地域支援事業	p.248-250

目標Ⅱ．看護の対象および看護活動の場と看護の機能について基本的な知識を問う．

大項目	中項目（出題範囲）	小項目（キーワード）	本書該当ページ
9．主な看護活動の場と看護の機能	A．看護活動の場と機能・役割	訪問看護ステーション	p.75，180，226
		介護保険施設	p.66-67，183，245-246
		地域包括支援センター	p.80，186-187，249

健康支援と社会保障制度

目標Ⅰ．社会生活を視点とした個人・家族・集団の機能や変化について基本的な理解を問う．

大項目	中項目（出題範囲）	小項目（キーワード）	本書該当ページ
1．社会・家族機能と生活基盤の変化	A．生活単位の変化	人口構造	p.138-139，175-176
		家族，世帯	p.140-141，185
	C．ライフスタイルの変化	女性の労働	p.140
		少子化，晩婚化，晩産化	p.138-141
2．社会の中の集団	A．地域や職場における機能	ソーシャルサポートネットワーク	p.27-28，93-94
		フォーマルサポート，インフォーマルサポート	p.84-85
	B．労働と健康	雇用の分野における男女の均等な機会及び待遇の確保等に関する法律〈男女雇用機会均等法〉	p.140

目標Ⅱ．社会保障の理念，社会保険制度および社会福祉に関する法や施策について基本的な理解を問う.

大項目	中項目（出題範囲）	小項目（キーワード）	本書該当ページ
3．社会保障制度の基本	A．社会保障の理念	目的と機能	p.22-23，32-34
		日本国憲法第25条	p.36
		ノーマライゼーション	p.34，153-154
	B．社会保障制度	社会保障給付費	p.42-44，55
		社会保障制度の変遷	p.44-55
		地域包括ケアシステム	p.82，181-182，252
4．社会保険制度の基本	A．社会保険の理念	目的と機能	p.37-39
		国民皆保険	p.47-48，221
	B．医療保険制度	目的と機能	p.219-220
		健康保険法	p.222-225
		高齢者医療制度（高齢者の医療の確保に関する法律〈高齢者医療確保法〉）	p.177，232-234
		被用者保険，国民健康保険	p.222-225
		公費医療制度	p.150-151，168-169，231-232
	C．介護保険制度	基本理念	p.51，237-239
		介護保険法	p.176-178，238-239
		保険者，被保険者	p.239-242
		要介護認定と給付の仕組み	p.242-248
		地域包括支援センター	p.186-187，249
		介護予防・日常生活支援総合事業	p.249-250
	D．年金制度	制度の体系	p.212，214-216
		国民皆年金	p.47-48，213
	E．その他の関係法規	雇用保険法	p.253-263
		労働者災害補償保険法	p.263-266
5．社会福祉の基本	A．社会福祉制度	目的と機能	p.38-39，50-51
		社会福祉法	p.24-25，115-118
	B．社会福祉に関わる機関	目的と機能	p.62
		福祉事務所	p.63，136-137
		児童相談所	p.63，136，149，164
		更生相談所	p.63-64
		社会福祉施設	p.66-67，137-138
	C．社会福祉における民間活動	民生委員，児童委員	p.65，137
		社会福祉協議会	p.64-65，124-125
		ボランティア活動	p.65
	D．生活保護に関する制度	生活保護法	p.194，207-209
		扶助の種類と内容	p.194-199
	E．障害者（児）に関する制度	障害者基本法	p.155
		障害者の日常生活及び社会生活を総合的に支援するための法律〈障害者総合支援法〉	p.159-163，165-169
		身体障害者福祉法	p.155-156
		知的障害者福祉法	p.156
		精神保健及び精神障害者福祉に関する法律〈精神保健福祉法〉	p.156-158
		発達障害者支援法	p.158
		障害者の雇用の促進等に関する法律〈障害者雇用促進法〉	p.170-171

		障害を理由とする差別の解消の推進に関する法律〈障害者差別解消法〉	p.174
		障害者虐待の防止，障害者の養護者に対する支援等に関する法律〈障害者虐待防止法〉	p.173
	F．児童に関する制度	児童福祉法	p.132-133，163-165
		児童虐待の防止等に関する法律〈児童虐待防止法〉	p.148-149
		母子及び父子並びに寡婦福祉法	p.135
		次世代育成支援，少子化対策	p.143
	G．高齢者に関する制度	老人福祉法	p.176-180，183-184
		高齢者虐待の防止，高齢者の養護者に対する支援等に関する法律〈高齢者虐待防止法〉	p.191
	H．その他の制度	配偶者からの暴力の防止及び被害者の保護等に関する法律〈DV防止法〉	p.151-152

目標Ⅲ．公衆衛生の基本，保健活動の基盤となる法や施策および生活者の健康増進について基本的な理解を問う．

大項目	中項目（出題範囲）	小項目（キーワード）	本書該当ページ
9．保健活動の基盤と制度	B．母子保健	母子保健法	p.149-151
		母子健康手帳	p.150
		保健指導，訪問指導	p.150
		健康診査，健康教育	p.150
	C．精神保健	精神保健医療福祉の施策	p.156-158
		精神障害者（児）の医療と福祉	p.156-158
		こころの健康対策，自殺対策	p.57
		発達障害に関する医療と福祉	p.158
		自殺対策基本法	p.57
	E．その他の保健活動の基盤となる法や施策	難病の患者に対する医療等に関する法律〈難病法〉	p.277

目標Ⅳ．人々の健康を支える職種に関する法や施策およびサービス提供体制について基本的な理解を問う．

大項目	中項目（出題範囲）	小項目（キーワード）	本書該当ページ
11．人々の健康を支える職種やサービス提供体制に関する法や施策	B．医療や社会福祉の関連職種に関する法	社会福祉士及び介護福祉士法，精神保健福祉士法	p.68-72
	C．サービスの提供体制	訪問看護ステーション	p.75-76，80

社会福祉と社会保障

デジタル看護教科書®
DIGITAL
NURSINGRAPHICUS
デジタル ナーシング・グラフィカ【iPad 版】

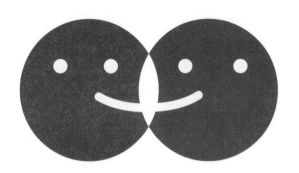

観る
動画がオフラインで
さくさく再生！

読む
いつもの本を
読むように！

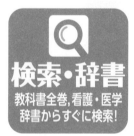
検索・辞書
教科書全巻，看護・医学
辞書からすぐに検索！

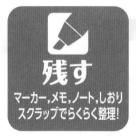
残す
マーカー，メモ，ノート，しおり
スクラップでらくらく整理！

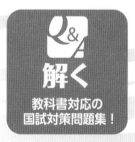
解く
教科書対応の
国試対策問題集！

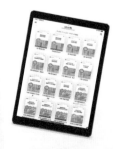

わかりやすいイラスト図解・図表が豊富な
「ナーシング・グラフィカ」紙面そのまま！

表紙デザイン：株式会社金木犀舎

本文デザイン：クニメディア株式会社

図版・イラスト：有限会社デザインスタジオEX
スタジオ・エイト 吉野浩明＆喜美子
よしとみあさみ

ナーシング・グラフィカの内容に関する「更新情報・正誤表」「看護師国家試験出題基準対照表」は下記のウェブページでご覧いただくことができます．

更新情報・正誤表
https://store.medica.co.jp/n-graphicus.html
教科書のタイトルをクリックするとご覧いただけます．

看護師国家試験出題基準対照表
https://ml.medica.co.jp/rapport/
#tests

ナーシング・グラフィカ 健康支援と社会保障③

社会福祉と社会保障

2005年 2月20日発行	第1版第1刷
2008年12月25日発行	第2版第1刷
2013年 1月20日発行	第3版第1刷
2015年 1月15日発行	第4版第1刷
2021年 1月15日発行	第5版第1刷
2023年 1月15日発行	第6版第1刷Ⓒ
2024年 1月20日発行	第6版第2刷

編　者　増田 雅暢　島田 美喜　平野かよ子
発行者　長谷川 翔
発行所　株式会社メディカ出版
〒532-8588
大阪市淀川区宮原 3-4-30
ニッセイ新大阪ビル16F
電話　06-6398-5045（編集）
0120-276-115（お客様センター）
https://store.medica.co.jp/n-graphicus.html
印刷・製本　株式会社広済堂ネクスト

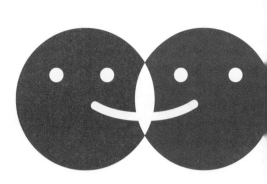